医学人文素质案例精粹

毛春 张小红 肖虹 ——主编

U0302902

华中科技大学出版社
http://press.hust.edu.cn
中国·武汉

图书在版编目(CIP)数据

医学人文素质案例精粹/毛春，张小红，肖虹主编. —武汉：华中科技大学出版社，2023.10
ISBN 978-7-5772-0050-7

Ⅰ.①医…　Ⅱ.①毛…　②张…　③肖…　Ⅲ.①医学教育－人文素质教育－案例　Ⅳ.①R-05

中国国家版本馆CIP数据核字（2023）第178586号

医学人文素质案例精粹
Yixue Renwen Suzhi Anli Jingcui

毛春　张小红　肖虹　主编

策划编辑：饶　静
责任编辑：刘　静
封面设计：琥珀视觉
责任校对：王亚钦
责任监印：朱　玢
出版发行：华中科技大学出版社(中国·武汉)　　电话：(027)81321913
　　　　　武汉市东湖新技术开发区华工科技园　　邮编：430223
录　　排：孙雅丽
印　　刷：武汉科源印刷设计有限公司
开　　本：889mm×1194mm　1/16
印　　张：16.25
字　　数：376千字
版　　次：2023年10月第1版第1次印刷
定　　价：69.00元

华中出版

本书若有印装质量问题，请向出版社营销中心调换
全国免费服务热线：400-6679-118　竭诚为您服务
版权所有　侵权必究

编　委　会

主　编　毛　春　张小红　肖　虹

副主编　肖　娟　孔令瑜　邱　丽　操　帅　曹锋生

编　者（按姓氏笔画排序）

毛　春　湖北文理学院

尹艳华　襄阳市中心医院（湖北文理学院附属医院）

孔令瑜　湖北文理学院

石小盼　湖北文理学院

史崇清　武汉科技大学

李　菊　湖北文理学院

肖　虹　襄阳市中心医院（湖北文理学院附属医院）

肖　娟　湖北文理学院

邱　丽　襄阳市中心医院（湖北文理学院附属医院）

沈志娟　襄阳市中心医院（湖北文理学院附属医院）

张　露　襄阳市中心医院（湖北文理学院附属医院）

张小红　襄阳市中心医院（湖北文理学院附属医院）

张连辉　襄阳职业技术学院

张晓红　襄阳市中心医院（湖北文理学院附属医院）

罗先武　武汉大学

赵　荻　襄阳市中心医院（湖北文理学院附属医院）

胡　慧　湖北中医药大学

胡婷婷　襄阳市中心医院（湖北文理学院附属医院）

曹锋生　襄阳市中心医院（湖北文理学院附属医院）

龚　俊　襄阳市中心医院（湖北文理学院附属医院）

龚爱萍　长江大学

操　帅　襄阳市中心医院（湖北文理学院附属医院）

前　言

医学人文（Medical Humanities）是一个探讨医学价值、医学源流和医学规范以及与医学有关的其他社会文化现象的学科群，包括医学哲学、医学史学、卫生法学、医学伦理学、医学社会学及卫生经济学等等。医学生人文素质属于医学职业素养范畴，是指医学生在医学人文各方面所具有的综合品质。

《中共中央国务院关于深化教育改革全面推进素质教育的决定》中明确指出，要以培养学生的创新精神和实践能力为重点来实施素质教育。世界医学教育联合会在"全球医学教育最低基本要求"中提出：世界各地医学院校所培养的医学毕业生，必须具有扎实的理论素养及开展临床实践等方面的能力，使得不管在世界哪个国家培养的医生都能够达到在医学知识与技能、职业态度、行为和价值观等方面的最基本的要求，在7个领域和具体的60条标准中有2个领域20条标准涉及医学人文素质。教育部临床医学专业认证工作委员会《中国本科医学教育标准—临床医学专业（2016版）》对临床医学专业毕业生提出的基本要求分为4个方面，共计34项具体要求，其中7项标准对医学生职业素养提出明确要求。这就要求医学生不仅要具备扎实的专业知识和熟练的操作技能，还应该具备丰富的医学人文素养，即良好的心理素质、较强的人际沟通能力、高尚的职业道德和锐意创新的科研能力等人文素质。北京协和医学院2007年开始"医学生职业素养培育工程"，将职业素养的培育融入知识和技能的传授中，建立全员、全程、全方位、整合式的职业素养培育体系。各医学院校都逐步重视医学生医学人文素质教育。

目前我国医学生医学人文素质教育中存在一些不可忽视的问题。①"第一课堂"的医学人文课程设置以理论课程为主，如护理学导论、护理伦理学、医患沟通，重理论轻实践的教学方式使得学生只是学到了部分抽象的人文社会科学知识，而对人文精神的理解以及人文知识在医疗实践中的渗透和应用还停留在表浅的层面上，从而导致了医学生素质教育与医疗实践的脱节。②"第二课堂"的医学素质教育大多利用现有的资源或教师的特长与兴趣开设一些课程，或对课程进行叠加、扩充，或进行表层的调整，或随机开展一些活动，缺乏学科的整体性规划，课程及活动的内容变动性大，教学内容与临床实践结合不够紧密。③医学生人文素质不尽如人意，在知识方面，重视医学的专业知识，忽视医学的人文社科知识，甚至阙如贴近临床的部分人文知识，导致在医疗、护理等临床工作中对待病人的病痛疾苦冷漠，常常是"见病不见人"；在能力方面，表达能力、沟通能力及协调能力较差，对于不同需求的病人，不能够具体地、分层地、有效地进行沟通和处置，安全意识和法律意识不够，常常是"见物不见人"；在修养方面，对病人的关爱不够，达不到"人民至上、生命至上"的服务理念，往往以自我为中心，不善于处理医疗团队之间的各种人际关系，常常是"见己不见人"。

我们遵循实用性、探索性原则，组织医学部和大型医院相关教育专家和部分大学医疗护理行业专家，在原来编写的《医学人文素质·案例版》基础上，共同编写《医学人文素质案例精粹》教材，一改传统医学人文素质教材的写法，以案例来佐证医学人文相关内容及观点，提高可读性，帮助医学生及医务工作者理解相关理论、观点及标准和要求，使枯燥、刻板的内容与深奥的观点变得浅显直白，对医学生及医务工作者教育意义重大。本教材包括"第一课堂""第二课堂"和课程思政三大部分内容，试图为探索解决医学生医学人文素质教育中存在的问题，贡献一点力量。

第一部分"第一课堂"本着教会学生"先做人，后做事"的原则，涵盖"做人篇"与"行医篇"。"做人篇"以医学生誓言、诸葛亮的《诫子书》及反映孔子人文思想的《论语》为主；"行医篇"包括医务人员医德规范、医疗机构工作人员廉洁从业九项准则、现代医院人际关系、中华人民共和国医师法、护士条例、医疗核心制度、医疗事故处理条例、民法典等内容。

为了更加贴近临床，本教材规范了"第二课堂"的基本教学内容，主要阐述了人文大讲堂（开设人文大讲堂的意义、人文大讲堂的组织安排及主要内容）、口才大讲堂（开设口才大讲堂的意义、口才大讲堂的组织安排及主要内容）、医学人文学术交流（学术论文的概念及重要性、学术论文的分类及格式、学术论文的选题、学术交流会议安排）的内容。

课程思政是素质教育的重要内容之一。由于社会对护理专业人才的需求量日益增加，本书在《医学人文素质·案例版》的基础上，增加了第三部分——护理核心课程的课程思政相关内容，指导教师将课程思政内容贯穿每门课程的教学，融素质教育于课程教学，内容丰富，实用性强。

教材的编写样章以案例为主，经广泛调查分析后，选择医疗机构特色鲜明的案例，体系新颖，便于理解和掌握。教材以问题为导向，文中紧随案例或重要观点及时提出思考题，为学生或读者提供思考的方向，激起思想火花，激发创造性的思维。实施启发式教学，激发学生的兴趣，增强学习效果，并拟根据国家对医疗行业行风建设的最新要求以及国内外最新先进医学人文理念对本教材及时进行修订，更好体现"卫生职业精神""伟大抗疫精神"。这本案例版人文素质教材的出版，既是教师教育教学经验的总结，也是高校办学特色的体现。

本教材主要涉及临床实际工作中的医学人文必备知识，具有较强的针对性、职业性、先进性。教材中所涉及的临床实践人文知识较丰富，内容全面，具有较强的实用性。本教材案例丰富，生动有趣，严肃活泼，具有较强的可读性。主要供我国高等院校的临床医学、护理学等专业普通教育本科生使用，也可供高等专科、高等职业教育及临床医务工作者使用和参考。

在本书编写过程中，得到各有关学校及大型三级甲等医院医疗与护理专家、教授的大力支持，北京大学医学人文研究院院长张大庆教授，湖北文理学院、襄阳市中心医院等多位老师、研究生参与本书文稿的审阅、整理和校对等工作，在此一并表示真诚的感谢！

本书的全体编者都以高度负责的工作态度参与了编写，但因能力有限，考虑不够成熟、不够全面，其内容难免会有不当之处。殷切期望各院校师生及广大临床医务工作者在使用本书的过程中，及时提出意见和建议，以期再版时改进和完善相关内容。

目 录

第一部分 第 一 课 堂

第二部分　第二课堂

第三部分　课程思政

第一部分

第一课堂

第一章 绪 论

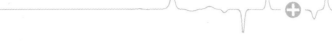

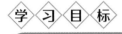

学习目标

1.掌握医学人文素质的概念。

2.了解医学人文教育的重要性。

3.了解"全球医学教育最基本要求"产生的背景及意义。

4.熟悉"全球医学教育最基本要求"的内容。

5.熟悉医学人文素质的学习内容、方法和要求。

第一节 医学人文教育的重要性

医学人文是一门医学和人文学的交叉学科,研究医学与人文之间的关系,从人文的观念角度出发,对各种医学的现象、医学的事件进行思考和总结。自文明创始以来,人类文明对于生命和健康的思考从未停止过,因此,有关于医学人文的思想和言论自古有之。但较早时期,医学人文仅仅只是医学的一个小小分支,通常是由长期或者曾经从事医务工作的人员自主进行思考和总结得出一些心得或结论,早期的医学人文长期处于无正式定义的阶段。

近些年来,随着医学科学技术的迅猛发展,人类对于生命的思考越来越深刻,对于医学及其人文性的思考也越来越多,这为医学人文的诞生提供了很重要的理论基础。随着医务工作人员整体综合素质的不断提高,医务工作者对于工作的总结与思考也日益增多,其质量也在日益提高,这为医学人文的诞生提供了十分重要的学术基础。可见,医学人文学是一门年轻的、对人类发展具有重大意义的学科,并在不断地探索中逐渐发展。

国外对医学生人文素质教育方面的研究起步早,投入也比较多。目前,美国医学院校高度重视医患关系方面的课程研究以及医生核心能力的研究;日本的医学人文课程研究者将医学和人文课程并在一起开设,称之为医学概论,第五学年还开设续医学概论课程;德国的医学素质教育研究者提高了医学人文课程在医学教育中的比重;俄罗斯的医学教育研究者重视传统文化对医学生执业素质和执业能力的影响,形成尊师重教的氛围。可见,目前国外对医学生人文素质教育的探讨,多停留在对课程的研究上,其医学生人文素质教育核心课程主要有医学史、医学哲学、医学伦理学等等，教学内容主要是在长期教学实践中逐渐形成的，注重当前医学领域的社会问题以及对问题的调查研究分析及解决办法，值得借鉴。但是，在医学生人文素质教育的实施过程中，未将"第一课堂"和"第二课堂"有效地结合起来，未形成有效的医学生及医务人员职业素质教育机制。

我国医学生人文素质教育相对于国外而言，起步较晚，投入不足。

目前，中国台湾地区医学院校在人文素质教育方面[4]，着重探讨了"人文教育和医学教育融合体系"、医学院校"第二课堂"的建设等，取得了比较好的效果。但是，大多数工作局限于理论分析层面，未能解决医学生人文素质教育的制度化、系列化等问题，并且，其"第二课堂"太过重视学生的自主性，品种多样而针对性不强，形式太过繁杂，致使收效不佳。

中国大陆医学生人文素质教育[5]目的明确，主要集中在分析调研学生素质现状、设置课程、建设"第二课堂"等方面，提出了创新和重构人文课程体系、在专业教学中渗透人文教育、注重社会实践等观点，值得医学院校教育工作者借鉴。但是，也存在一些问题：对医学生综合素质教育的研究主要集中在研究生层面，对医学生人文素质的研究主要集中于在职的医务工作者层面，涉及医学本科生的研究甚少。随着人类社会文明的不断进步，医学人文显得越来越重要，医学人文素质教育须从医学生教育开始。在医学生的医学人文素质教育方面，大部分院校目前主要开设有医学导论、医学伦理学等课程。医学导论[6]从整体的角度出发，分析医学的起源及发展、性质和特征、体系结构与内在联系，是一门以医学本身为研究对象的科学，它阐明医学学习的策略、特点和方法，考察医学在社会上的地位及其功能，研究医学在发展过程中存在的一些问题，旨在帮助刚刚步入医学院校的学生们，建立起一个初步的医学科学的整体概貌。无论是医学导论还是护理学导论，都只是使学生对这个专业有一个整体的印象，只是起到一个引路、引导的作用，并没有深入临床的实际应用。《医学伦理学》是运用伦理学的理论及方法研究医学领域中的人与人、人与社会、人与自然关系之间的道德问题的学科，它是伦理学的一个分支，是使用一般的伦理学原则来解决医疗卫生行业实践活动中的医学道德问题及分析医学道德现象的一门学问，但在这门课程的教育教学中存在诸多问题[7]，比如医学伦理学教学把职业道德教育判定为人文教育、政治教育，与临床专业课教学、医学基础课教学无关，而从事医学伦理学教学的教师在教学中也脱离医学专业的实际来讲授医德理论及医德规范。

目前，国内各大医学院校在诸如护理学导论、护理伦理学等涉及医学人文素质教育学科的课程内容与课时设置之间也存在着较大的矛盾。其教材大多是十二章以上，每章一般有三至五节，这样的课程内容，即使不对所有的内容进行讲解，也需要三十多学时，如果加上案例讨论教学及实践教学，至少需要三十至三十五学时。但是，目前大部分的医学院校，由于客观教学条件限制如多媒体安装不足、教室不足、教师配备不符合要求，以及主观因素的影响等，课时往往只有十八学时左右，致使诸如护理学导论、护理伦理学等涉及医学人文素质教育的课程显得远远没有解剖、病理生理、药理等医学专业基础课程重要，所以大多此类课程都是考查课或选修课；同时，因为是考查课、选修课，教师、学生都不是很重视，为了在短短的十八学时左右的课时中按照教学大纲的要求讲授如此庞大的知识体系，只能挑选重点知识进行浅层次的讲授，或者是缩短与学生课堂讨论的时间，如此，既不利于学生对课堂所授知识的掌握，也不利于课堂教学氛围的营造，由此，理论教学完全成为课本知识的填鸭式灌输。课程思政教学内容无统一规定，随意而杂乱，大多流于形式。而且，大部分院校中，真正的"双师型"教师甚少，临床经验不够丰富，既不能完全选择实用性的内容讲解，也没有生动的实际案例穿插到讲解中，致使初学医者理解困难，学生感到抽象、空洞，教学的实效性差。医学人文素质教育作为医学人文的传播手段和方式，旨在培养高素质的医务人员，它是一个系统工程，而我国目前的这种教育现状，将专业课教学与人文教育分割开来的倾向，偏离了医学人文素质教育循序渐进、持之以恒的基本原则，其结果必然是教育实效性大打折扣。本教材《医学人文素质案例精粹》将人文与医学有机结合起来，对理论与实践起到很好的衔接作用，可弥补前述医学人文素质教育中存在的不足，提高教育教学的实效性。

医学（medical）是一门涉及人的生老病死的学问，所有人一生中都必然会遭遇医学。医学专门研究人类健康，医学知识体系是科学与人文紧密结合的知识体系，并与实践活动相关联。现代医学科学和技术日新月异，人们在为医学成就喝彩、陶醉，公众对医疗的抱怨却在与日俱增，对医学怀疑的气氛日渐浓厚，绝大部分来自对医学人文的失望。医学自古以来就被认为是最具有人文传统的一门学科，医学被称为"人学"，医术被称为"仁术"。随着人类科学的不断发展，医学领域不断扩大，出现了很多的分支，如临床医学专业、护理专业、检验专业、放射专业、口腔专业、美容专业等等，从事医学领域工作的专业人员，统称为医务工作者。医务工作是最富含人情味的一种职业，医院的兴起与发展无不与仁爱和关怀息息相关。医术是一切技术中最美和最高尚的技术，医务工作中爱人与爱技术是并行的。以前，西医"望、触、叩、听"和中医"望、闻、问、切"，医务人员与病人交流都是触摸和交谈，很好地体现了人性化的特点。当今，病人到了医院之后，医务人员往往根本没有足够的时间和病人深入地交谈，病人面对的只是一堆检查单、各种检查仪器等冷冰冰的东西，人性化的医患关系被复杂的仪器设备和先进的技术代替了。所以，当前，医院的医务工作者主要不是缺乏医学专业知识和专业技能，而是缺乏人文精神以及对病人的人文关怀，人们受到越来越多的医学悖人性化和唯技术化的负面影响。

医学运用医学专业知识和技术来解决人的健康问题，故，医学必须包含医学技术要素和医学人文要素，二者缺一不可。医方应该给患方提供规范的医疗技术服务和科学的医学人文关怀。有大量文献显示，现代医疗行业一直以来都没有足够注重医务人员人文知识的教育。而随着人类文明的不断进步，病人对人文关怀的要求越来越高，医务人员如果缺乏沟通、伦理、心理、法律和礼仪等方面的人文医学技能，就容易产生医患矛盾。面对当前医疗环境医患矛盾较多的现状，医学院校重视学生人文素质的培养，显得尤为重要。

> **讨论：** 医学院的学生为什么要学习医学人文素质这门课程？

第二节　人文及医学人文的概念界定

人文（humanity）通常是指人类社会的各种文化组合在一起的一种特殊形式结构和内容，主要是指其中的精神文化，包括人文主义、人文思想、人文精神、人类知识、人文知识、科学知识、人文科学、思维科学、社会科学及自然科学等，是人类文化中先进的价值观及其规范。人文，集中体现的是尊重人、关心人、爱护人。历来，人们对人文的研究，包含了人文的客观的现象与规律、主观的感受与想象、"无情的"和"有情的"内容等。可见，人文的根本，就是一切以人为中心，人的生命、思想、情感应当受到尊重与关注。人文，就是重视人的文化，人文的核心是人，应该以人为本，尊重人、关心人、爱护人，要承认人的价值，尊重人的个人利益，包括精神的利益及物质的利益。科技是一把双刃剑，它可以造福于人，也可以毁灭人类。科技既可以开启天堂之门，也可以开启地狱之门，想要打开天堂之门，则有赖于人文的指导。人文是引领、是导向，人文也是调节、是制约。

医学人文（Medical Humanities）是以伦理、哲学、社会、心理、历史和艺术等人文学科的观点来理解健康、疾病与医学的一门学科。医学人文素质是研究医学人文的本质、目的、价值和医务人员专业精神，在医学教育研究和医疗服务中彰显人文精神与人文关怀，体现医务人员人文素质的学科。目的是促进医学与人文相融的临床医疗、教育与研究，从而使得卫生行业服务对象获得人性化的、优质的医疗卫生服务。

医务人员的人文素质包含医学史、医学哲学、医学与宗教、医学伦理学、医学与语言学以及医学与艺术等内容，体现了医学与人文的相融。医务人员在医疗过程中，与病人之间可以从"陌生人"的关系转换为"熟人"的关系，其中介就是医务人员的人文素质。病人需要医疗技术的同时，也需要人文关怀，所以，医务人员在运用医学技术解决病人问题的同时，应该给病人更多的人文关怀。这是构建和谐医患关系的良好基础。人文关怀就是要关注人的生存与发展，人文关怀就是要做到关心人、尊重人、爱护人，医患之间互相尊重、互相信任。医疗卫生行业的医务工作者应该为服务对象提供疗效好、损伤小的医疗技术服务，也应该提供热诚、便捷的优质服务，营造一种关爱的人文环境，让服务对象把想讲的话充分地表达出来，医务人员要讲的话也应该讲得明白清楚。医学人文素质中的医学伦理、社会医学、医疗法律法规等内容，在行医过程中也起着重要作用。医疗机构的管理，在各环节上应该同时维护服务对象和医务人员两方的利益，对医患沟通基本内容、医患沟通模式、医务人员专业精神等要有明确的规定。医学生在进入社会之前，就应该具备团队沟通、团队合作、化解团队冲突的技能，应该具备应对压力的技能、为病人解释病情的技能、采集病史的技能、与病人建立良好关系的技能、与病人共同制定治疗计划的技能、应对难缠病人的技能、依法维护病人与自己权益的技能，还应该具备向病人通告坏消息的技能等，这就需要认真学习本书《医学人文素质案例精粹》。

⊕ **案例 1-2-1**

宋××，男，57岁，某医院监护室住院病人。

宋先生因低钾血症入院，入院时已经出现心律失常，遵医嘱住进了医院的监护室进行心电监测。按照医院管理的规章制度，妻子无法亲自照料和陪护，每天15：00时可探视一次，每次不得超过1小时。3天后，宋先生提出要求妻子陪护，没有得到科主任的批准。于是，他在监护室的整个住院过程中，显得很烦闷。出院后，就写了一篇名为"被陌生人照顾的感受"的文章，发表在当地都市报刊上，声讨医院制度不合理。他在文章中写道："当一个人病魔缠身，躯体和心理遭受打击时，医院恰恰要撤走他原有的亲情支撑，把他从原来的生活圈中拉出，交给一群陌生人，去苦其心志……"

请思考： 医院应该如何处理这件事？

第三节　全球医学教育最基本要求

随着全球经济的一体化以及医学科学的飞速发展，人们对于医疗服务的要求越来越高，越来越多的学者们注意到全球各地医学教育的内容和标准的不统一，医学毕业生的知识能力结构及职业素质参差不齐。这种现象与"医学是全球同一的一种职业，世界各地病人有权获得同样的基本医疗服务"的信念之间存在着尖锐的矛盾。医学作为一种全球性职业，必然有共同的核心价值观、核心专业知识与技能。基于这样的一种认识，近些年来，国外有不少的全国性和国际性的医学教育机构对医学教育的共同标准进行了积极的探讨，致力于推动医学教育的国际化。其中，国际医学教育组织（Institute for International Medical Education，以下简称IIME）制定的"全球医学教育最基本要求（Global Minimum Essential Requirements in Medical Education，以下简称GMER）"对医学毕业生核心（基本）能力进行了界定，在其7个领域中有两个领域涉及医学人文素质方面，可见医学人文素质教育的重要性。

一、GMER产生的背景和意义

为60亿世界居民提供医疗服务的医生大约有600万名，这些医生毕业于遍及全球的1800余所学校，其所学习的医学教育的课程看似相似，但在教学内容上存在着较大的差别，这些医学生的知识、技能、职业态度、伦理及价值观等难以进行统一的研究和比较。20世纪，对所有的医学生在完成医学院学业后以及进入专业培训或毕业后培训前应当具备的核心能力，以及应该具备的最基本的技能和能力，还未有过统一的权威界定。

在某些国家里，缺少教育质量保证的新办医学院正在不断地增加，与此同时，由于医疗卫生保健系统资金的匮乏，卫生服务及医疗实践正在发生着深刻的变化，比如医疗价格不断上升、有关遏制价格的政策的出台等，均会对医务人员的人道精神及价值观产生很大影响。因此，在经济压力和工作压力日益增加的情况下维护社会利益和社会公平，显得特别重要。信息技术、生物医学科学及生物技术正在迅速地发展，这些发展既给医学带来新的社会伦理及法律方面的挑战，也要求科学发展和医疗技术发展之间保持一定的平衡。医学教育的一项重要的任务，就是培养未来的医生具有进行医疗实践的能力，并能够适应卫生保健环境的迅速变化。因此，医学教育界所面临的挑战，就是如何把全球化作为契机，有效提高医学教育及医疗服务的质量。

随着世界经济与科技的发展，全球化力量在医学教育中的作用变得越来越明显，因为医学逐步成为一门全球性的职业，医学知识及科学研究已经超越了传统的国界，医学生们可以在不同的国家学习医学，医务人员可以在不同的国家为人类提供卫生保健服务。此外，人类的创造力也需要全球化，包括知识领域和文化领域活动的全球化，各种多边协议及条约的签订为全球性的交流打开了方便之门，促进建立共同的教育标准，促进相互承认专业执业资格和执照的颁发过程。"地球村"的概念被广泛接受，新世纪翻开了崭新的一页，对全球医师应该具备的核心能力以及最基本的能力进行定义、探索、研究与实施的时机已经成熟了。

> 讨论：国际医学教育组织（IIME）为什么要制定"全球医学教育最基本要求（GMER）"？

二、GMER的制定

1999年6月9日受美国纽约中华医学基金会的资助，IIME在纽约成立，其主要的任务之一就是在定义"全球医学教育最基本要求"方面发挥领导作用。通过落实这个"最基本要求"，使得无论哪个国家培养的医生都能够在医学知识与技能、职业态度、职业行为及价值观等方面达到医学最基本的要求。此外，该组织还建立了全球1800多个医学院校的基本信息资料库，对医学教育的全球化具有重要的意义（IIME的网址：http：www.iime.org）。

IIME的委员及专家来自数十个国家和地区，他们代表了全世界诸多权威的医学教育机构，如美国医学会、欧洲医学教育协会、非洲医学会、美国医学院协会、加拿大医学院协会、日本医学教育协会、美国外国医学毕业生教育委员会、美国国家医学考试委员会、中国医学院校、俄罗斯高级研究院、世界医学教育联合会（WFME）及世界卫生组织（WHO）等。

经过IIME的委员及专家们3年多的不懈努力，GMER终稿于2002年4月正式发表于*Medical Teacher*杂志，在全球范围内产生了很大的影响。

三、"全球医学教育最基本要求"的内容

IIME将"最基本要求"归纳为7个领域和具体的60条标准，其主要内容包括。

1.医学职业价值、态度、行为和伦理

敬业精神和伦理行为是医疗实践的核心，敬业精神不仅包括医学知识和技能，而且也包

括对一组共同价值的承诺并自觉地建立和加强这些价值，以及维护这些价值的责任等。此列为整个标准体系之首，可见其特别重要。该方面共设11条具体标准：

（1）认识医学职业的基本要素，包括这一职业的基本道德规范、伦理原则和法律责任；

（2）正确的职业价值包括：追求卓越、利他主义、责任感、同情心、移情、负责、诚实、正直和严谨的科学态度；

（3）懂得每一名医生都必须促进、保护和强化上述医学职业的各个基本要素，从而保证病人、专业和全社会的利益；

（4）认识到良好的医疗实践取决于在尊重病人的福利、文化多样性、信仰和自主权的前提下，医生、病人和病人家庭之间相互理解，建立和谐的关系；

（5）用合乎情理的说理及决策等方法解决伦理、法律和职业方面问题的能力，包括由于经济遏制、卫生保健的商业化和科学进步等原因所引发的各种冲突；

（6）自我调整的能力，认识到不断进行自我完善的重要性和个人的知识和能力的局限性，包括个人医学知识的不足等；

（7）尊重同事和其他卫生专业人员，并且具有和他们建立积极合作关系的能力；

（8）认识到提供临终关怀，包括缓解症状的道德责任；

（9）认识有关病人文件、知识产权的权益、保密和剽窃的伦理和医学问题；

（10）能计划和处理自己的时间和活动，面对事物的不确定性，有适应各种变化的能力；

（11）认识对每个病人的医疗保健所负有的个人责任。

2.医学科学基础

毕业生必须具备常见医学科学基础知识，并能够应用这些知识解决医疗的实际问题。毕业生必须懂得医疗决策和行为的各种原则，并且能够因时、因事而异地做出必要的反应。因此，医学毕业生必须掌握以下10条知识内容（标准）：

（1）人体作为一个复杂的、具有适应性的生物系统的正常结构和功能；

（2）疾病发生时机体结构和功能出现的各种异常改变；

（3）决定健康和疾病的各种重要因素和影响健康的危险因素；

（4）人类同自然和社会环境之间的相互影响；

（5）维持机体平衡的分子、细胞、生化和生理机制；

（6）人类的生命周期及生长、发育、衰老对个人、家庭和社会的影响；

（7）急、慢性疾病的病因学和发生发展的过程；

（8）流行病学和卫生管理；

（9）药物作用的原理和使用原则、不同治疗方法的疗效；

（10）在急、慢性疾病防治、康复和临终关怀中，恰当地使用药物的、外科的、心理的、社会的各种干预措施。

3.交流与沟通技能

医生应当通过有效的沟通创造一个便于与病人、病人亲属、同事、卫生保健队伍其他成员和公众进行相互学习的环境。为了提高医疗方案的准确性和病人的满意度，毕业生必须达到以下9条标准：

（1）注意倾听，收集和综合与各种问题有关的信息，并能理解其实质内容；

（2）会运用沟通技巧，对病人及他们的家属有深入的了解，并使他们能以平等的合作者的身份接受医疗方案；

（3）有效与同事、教师、社区、其他部门及公共媒体进行沟通和交流；

（4）通过有效的团队协作与涉及医疗保健的其他专业人员合作共事；

（5）具有教别人学习的能力和积极的态度；

（6）对有助于改善与病人及社区之间关系的文化和个人因素，具有敏感性；

（7）有效地进行口头和书面的沟通；

（8）建立和妥善保管医疗档案；

（9）能综合信息，并向听众介绍适合他们需要的信息，与他们讨论关于解决个人和社会重要问题的、可达到的、可接受的行动计划。

4.临床技能

设10条标准，强调能及时、有效地诊断和处理病人病情：

（1）采集包括职业卫生等在内的相应病史资料；

（2）进行全面的体格和精神状态检查；

（3）运用基本的诊断和技术规程，对所获得的观察结果进行分析和解释，确定问题的性质；

（4）运用循证医学原则，在挽救生命的过程中采用恰当的诊断和治疗手段；

（5）进行临床思维，确立诊断和制定治疗方案；

（6）识别危及生命的紧急情况，处理常见的急症病例；

（7）以有效果的、有效率的和合乎伦理的方法，对病人做出包括健康促进和疾病预防在内的处理；

（8）对病人的健康问题进行评价和分析，并指导病人重视生理、心理、社会和文化的影响健康的各种因素；

（9）懂得对人力资源和各种诊断的干预，医疗设备和卫生保健设施的适宜使用；

（10）发展独立、自我引导学习的能力，以便在整个职业生涯中更好地获得新知识和新技能。

5.群体健康和医疗卫生系统

医学毕业生应当知道他们在保护和促进人类健康中应起的作用，并能够采取相应的行动，他们应当了解卫生系统组织的原则及其经济和立法的基础，也应当对卫生保健系统的有效果和有效率的管理有基本的了解。设9条标准：

（1）掌握对一个群体的健康和疾病起重要作用的生活方式、遗传、人口学、环境、社会、经济、心理和文化的各种因素的知识；

（2）懂得在预防疾病、伤害和意外事故中，以及在维持和促进个人、家庭和社区健康中应起的作用，并懂得应该、能够采取的行动；

（3）了解国际卫生状况，具有社会意义的慢性病的发病和病死的全球趋势，迁移、贸易和环境等因素对健康的影响，各种国际卫生组织的作用等；

（4）认识到其他卫生人员和与卫生相关的人员在向个人、群体和社会提供卫生保健服务中的作用和责任；

（5）理解在健康促进干预中需要各方面共同负责，包括接受卫生服务的人群的合作、卫生保健各部门之间的合作，以及跨部门的合作；

（6）了解卫生系统的各种基本要素，如政策、组织、筹资、针对卫生保健费用上升的成本遏制、卫生保健服务的有效管理原则等；

（7）了解卫生保健服务的公平性、效果和质量的各种机制；

（8）在卫生决策中，运用国家、地区和当地的调查，以及人口学和流行病学的资料；

（9）在卫生工作中，当需要和适宜时，应乐于接受别人的领导。

6.信息管理

医疗实践和卫生系统的管理有赖于有效的、源源不断的知识和信息。计算机和通信技术的进步，为教育和信息的分析与管理提供了有效的工具和手段，使用计算机系统有助于从文献中寻找信息，分析资料和联系病人，因此，毕业生必须了解信息技术和知识的用途及其局限性，并能够在解决医疗问题和决策中合理应用这些技术，本项设5条标准：

（1）从不同的数据库和数据源中检索、收集、组织和分析有关卫生和生物医学信息；

（2）从临床医学数据库中检索出特定病人的信息；

（3）运用信息和通信技术帮助诊断、治疗和预防疾病，帮助对健康状况的调查和监控；

（4）懂得信息技术的运用及其局限性；

（5）保存医疗工作的记录，以便进行分析和改进。

7.批判性思维

对现有的知识、技术和信息进行批判性的评价，是解决问题所必须具备的能力，因为医生如果要保持行医的资格，就必须不断地获取新的科学知识和新的技能，进行良好的医疗实践，必须具有科学思维能力和使用科学的方法。本项设6条标准：

（1）在职业活动中有根据地怀疑，表现出有分析和批判的精神，具有创造精神和对事物进行研究的态度；

（2）懂得根据从不同信息来源所获得的信息，在确定疾病的病因、治疗和预防中进行科学思维的重要性和局限性；

（3）应用个人判断来分析和评论问题，主动寻求信息而不是等待别人提供信息；

（4）根据从不同来源所获得的相关信息，运用科学思维去识别、阐明和解决病人的问题；

（5）理解在做医疗决定时应考虑到问题的复杂性、不确定性和概率；

（6）提出假设，收集并评价各种资料，从而解决问题。

总之，医学院校在完成本科医学教育教学时，需使医学毕业生能够显示出以下专业能力：

（1）在所有环境中领会和关注病人的适应性，在卫生保健的监控下提供最佳服务的能力；

（2）为病人及公众提供有关健康、疾病和危险因素的教育、建议及咨询的能力；

（3）在团队中协作共事及进行领导的能力；

（4）把对疾病及损伤的处理与健康促进、疾病预防相结合的能力；

（5）能够认识自身的不足，认识到进行自我评价、同行评估的需要，能进行自主学习并在职业生涯中不断完善自我的能力；

（6）能够在维护职业价值及伦理的最高准则的同时，适应变化中的疾病谱、医疗实践条件及需求，适应医学信息技术发展、科技进步和卫生保健组织体系变化的能力。

> **讨论**：GMER 的 7 个领域和具体的 60 条标准中，哪些是属于医学人文素质教育方面的要求？

第四节　医学人文素质的学习内容、方法和要求

《医学人文素质案例精粹》（*Medical Humanities Quality Case Edition*）以国家政策为依据，以就业为导向，结合医学特点，包含"第一课堂""第二课堂"和专业课课程思政案例三大部分内容。"第一课堂"是指学校里的课堂教学，是依据教材及教学大纲，在规定的教学时间里进行的课堂教学活动。"第二课堂"是相对课堂教学而言，是指在"第一课堂"外的时间进行的且与"第一课堂"相关的教育教学活动，是对"第一课堂"的补充，目前已经成为大学生素质教育的重要载体。指导教师将课程思政内容贯穿每门课程的教学，融素质教育于课程教学。通过案例分析和问题引导，启发学生思考，活跃学生思维，可提高学生看书学习的效果。

医学人文素质（Medical Humanistic Quality）是一门理论联系实际的课程，分为以理论融入思政内容为主的"第一课堂"教育和以实践提升为主的"第二课堂"教育两部分，以问题为导向，通过课堂案例教学、专家教授讲座、情景剧扮演、实践活动参与、人文学术交流等

方法，将"第一课堂"与"第二课堂"相结合，进行开放式、互动式教学，需学生主动参与、互动启发、分享经验，促进学生职业认同感提升，真正理解和提高自身医学素质。

通过医学人文素质课程的学习，要求学生能够达到以下目标要求。

1.知识目标

（1）了解医学人文素质的基本含义，正确地理解医学目的，建立正确的医学观和人文观，逐步树立人文精神；熟悉全球医学教育最基本要求，克服单纯的技术主义倾向；了解医学人文素质教育的意义和基本途径。

（2）熟悉"做人篇"的具体内容知识，首先学会做人，将人文精神与科学精神整合在一起，使科学技术的研究和发展回归人类、回归社会，提高思维能力、心理素质和社会适应能力。

（3）熟悉"行医篇"的医学人文素质教育内容，掌握医务工作者必备的人文素质理论知识，并能够将知识点应用于"第二课堂"。

（4）了解设置"第二课堂"的意义及具体要求，熟悉"第二课堂"的主要内容，并能够运用课堂知识完成"第二课堂"的实践内容。

（5）熟悉医学人文学术论文撰写的基本步骤及格式。

2.能力目标

（1）通过学习医学人文知识，提高自身医学人文素养。在对病人进行检查、治疗、护理的过程中，能够应用医学人文知识，体现良好的人文素养，做一名优秀的医务工作者。

（2）具有医务工作者必备的沟通能力，建立和谐医患关系。在医疗护理过程中能够与病人进行良好的沟通，得到患者的理解、配合与支持，建立一种相互理解、彼此信赖的和谐医患关系。

（3）具备良好的医德修养，具有无私奉献精神。能够抵御社会上一些可能的不良风气，认识到生命不可逆性，自愿为守卫生命而奉献自己的一切。

（4）具有医疗安全意识，杜绝医疗事故。能够依法执业，以实现个人医疗生涯"0事故"为目标，确保医院医疗安全。

（5）能够将科学素质内容和人文素质内涵有机结合在一起，锻炼一定的就业竞争力。

初入学的新生，对医学这个职业尚无清晰的认识，故，重点对其实施"做人篇"的教育，使学生先学会做人。从第二学年开始至毕业，重点实施"行医篇"的素质教育内容。不仅注重"第一课堂"的《医学人文素质案例精粹》中的人文理论教学以及专业课程教学中的人文关怀渗透，而且开设与"第一课堂"教学相结合的"第二课堂"素质教育课程，规避理论与实践的脱节，最大限度地保证素质教育教学的效果。毕业时的学术交流，不仅可促使学生理论联系实际，而且可以有效培养学生的创新能力。所以，医学人文素质课程的学习，对促进医学生全面发展、培养合格的医务工作者具有重要的现实意义。

第二章 做人篇

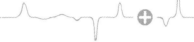

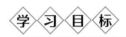

1. 掌握医学生誓言，并能够在临床工作中运用医学生誓言精神为病人服务。

2. 熟悉《论语》、诸葛亮《诫子书》的内容。

3. 能够在临床工作中体现《论语》和诸葛亮《诫子书》的人文精神。

第一节 医学生誓言

一、希波克拉底誓言（The Hippocratic Oath）

1. 中文版

医神阿波罗、埃斯克雷彼斯、海及娅及天地诸神作证，我——希波克拉底——发誓：

我愿以自身判断力所及，遵守这一誓约。凡教给我医术的人，我应像尊敬自己的父母一样，尊敬他。作为终身尊重的对象及朋友，授给我医术的恩师一旦发生危急情况，我一定接济他。把恩师的儿女当成我希波克拉底的兄弟姐妹；如果恩师的儿女愿意从医，我一定无条件地传授，更不收取任何费用。对于我所拥有的医术，无论是能以口头表达的还是可书写的，都要传授给我的儿女，传授给恩师的儿女和发誓遵守本誓言的学生；除此三种情况外，不再传给别人。

我愿在我的判断力所及的范围内，尽我的能力，遵守为病人谋利益的道德原则，并杜绝一切堕落及害人的行为。我不得将有害的药品给予他人，也不指导他人服用有害药品，更不答应他人使用有害药物的请求。尤其不施行给妇女堕胎的手术。我志愿以纯洁与神圣的精神终身行医。因我没有治疗结石病的专长，不宜承担此项手术，有需要治疗的，我就将他介绍给治疗结石的专家。

无论到了什么地方，也无论需诊治的病人是男是女，是自由民是奴婢，对他们我一视同仁，为他们谋幸福是我唯一的目的。我要检点自己的行为举止，不做各种害人的劣行，尤其不做诱奸女病人或病人眷属的缺德事。在治病过程中，凡我所见所闻，不论与行医业务是否有直接关系，凡我认为要保密的事项坚决不予泄漏。

我遵守以上誓言，目的在于让医神阿波罗、埃斯克雷彼斯、海及娅及天地诸神赐给我生命与医术上的无上光荣；一旦我违背了自己的誓言，请求天地诸神给我最严厉的惩罚！

2.英文版

I swear by Apollo Physician and Asclepius and Hygeia and all the gods and goddesses, making them my witnesses, that I will fulfil this oath and covenant by my abilities and judgments:

I will hold the one who has taught me this art as equal to my parents and live my life in partnership. I will share my property if necessary, and regard his offspring as equal to my brothers in lineage and to teach them this art-if they desire to learn it—for free and without conditions; I will not share my medicine except for his and my offspring as well as any other who swear to observe this oath.

I will try my best to obey the ethics for the benefit of patients within my judgement, away with all the decadence and harm. I will never give deadly drug to anybody who asks for it, nor will I suggest to. Similarly, I will not give women the abortive remedy. I will guard my life and my art in a pure and holy way. I will not hold stone operations for I'm not good at it. I will lead them to experts if needed.

I will seek for their happiness whatever they are, wherever they are. I will mind my behaviour from harm, sexual crime with patients as well as their relatives. I will keep what I see during the treatment, no matter whether it is related to my work.

If I fulfil this oath and do not violate it, may it be granted to me to enjoy life and art, being honored with fame among all men for all time to come; if I transgress it and swear falsely, may the opposite of all this be my lot.

二、中国医学生誓言（Chinese Medical Oath）

1.中文版

健康所系、性命相托！

当我步入神圣医学学府的时刻，谨庄严宣誓：

我志愿献身医学，热爱祖国，忠于人民，恪守医德，尊师守纪，刻苦钻研，孜孜不倦，精益求精，全面发展。

我决心竭尽全力除人类之病痛，助健康之完美，维护医术的圣洁和荣誉。救死扶伤，不辞艰辛，执着追求，为祖国医药卫生事业的发展和人类身心健康奋斗终生！

2.英文版

Health related，life entrusted!

The moment I step into the hallowed medical institution，I pledge solemnly：

I will dedicate myself to medicine with love for my motherland and loyalty to the people.

I will scrupulously abide by the medical ethics, respect my teachers and discipline myself.

I will strive diligently for the perfection of technology and for all‐round development of myself.

I am determined to strive diligently to eliminate human's suffering，enhance ones health conditions and uphold the sanctity and honor of medicine.

I will heal the wounded and rescue the dying, regardless of the hardships.

I will always be in earnest pursuit of better achievements.

I will work all my life for the development of national medical career as well as mankind's physical and mental health.

三、南丁格尔誓言（The Nightingale Pledge）

1.中文版

余谨以至诚，
于上帝及会众面前宣誓。
终身纯洁，忠贞职守。
勿为有损之事，
勿取服或故用有害之药。
尽力提高护理之标准，
慎守病人家务及秘密。
竭诚协助医生之诊治，
务谋病者之福利。

2.英文版

I solemnly pledge myself before God and in the presence of this assembly，

to pass my life in purity and to practice my profession faithfully.

I will abstain from whatever is deleterious and mischievous，

and will not take or knowingly administer any harmful drug.

I will do all in my power to maintain and elevate the standard of my profession,

and will hold in confidence all personal matters committed to my keeping and all family affairs coming to my knowledge in the practice of my calling.

With loyalty will I endeavor to aid the physician in his work,

and devote myself to the welfare of those committed to my care.

> **讨论**：学习南丁格尔誓言之后，您有何感想？

第二节 论 语

《论语》是儒家经典著作之一，集中体现了孔子的人生哲学及教育思想，它与《中庸》、《大学》和《孟子》并称为"四书"，几千年来对中国人的思想产生了深远影响，是最具有中国特色的通识人文知识读本，对医学人文也具有指导意义。其原文摘录如下。

1. 学而第一

【原文】子曰："学而时习之，不亦说乎？有朋自远方来，不亦乐乎？人不知而不愠，不亦君子乎？"

【译文】孔子说："学了又时常地温习及练习，不是一件很愉快的事情吗？有志同道合的人从远方而来，不是令人高兴的事吗？如果人家不了解我，我不怨恨，也不恼怒，不也算是一个有德的君子吗？"

【原文】有子曰："其为人也孝弟，而好犯上者，鲜矣；不好犯上，而好作乱者，未之有也。君子务本，本立而道生。孝弟也者，其为仁之本与！"

【译文】有子说："对父母孝顺，对兄长顺从，然而喜好触犯上级，这种人是很少见的。不喜好触犯上级却喜好造反的人是没有的。君子专心于根本的事务，建立了根本，道就会产生。所以，孝顺父母和顺从兄长是仁的根本啊！"

【原文】子曰："弟子入则孝，出则弟，谨而信，泛爱众，而亲仁。行有余力，则以学文。"

【译文】孔子说："弟子们在父母跟前，就要孝顺父母；出门在外，则要顺从师长，言行需要谨慎、诚实可信，寡言少语，博爱众人，并且亲近那些有仁有德的人。这样，躬行实践之后，如果还有余力的话，就再去学习知识。"

【原文】子曰："君子不重则不威，学则不固。主忠信，无友不如己者，过则勿惮改。"

【译文】孔子说："君子，如果不庄重就没有威严；即使读书，学到的东西也不会巩固。要以忠和信为主，不要同那些不如自己的人交朋友；有了过错，就不能怕改正。"

【原文】子曰："父在，观其志；父没，观其行；三年无改于父之道，可谓孝矣。"

【译文】孔子说："当他的父亲在世的时候，（由于他无权独立行动）要观察他的志向；在他父亲去世之后，要考察他的行为；假若他对他父亲的合理之处长期不加改变，此种人可以说是尽孝了。"

【原文】子曰："君子食无求饱，居无求安，敏于事而慎于言，就有道而正焉，可谓好学也已。"

【译文】孔子说："真正的君子，饮食不要求足饱，居住不要求舒适，对待工作勤劳、敏捷，说话却是小心谨慎，亲近有道德的人来匡正自己，这样，可以说是好学了。"

【原文】子曰："不患人之不己知，患不知人也。"

【译文】孔子说："不怕别人不了解自己，就怕自己不了解别人。"

⊕ **案例2-2-1**

周××，女，23岁，某三级甲等医院神经内科护士。

近期医院为了加强人文建设，组织全院医护结合工作学习相关内容，同时对更新的压疮护理知识重新进行规范。周护士因为家里有事，没能参加学习。

16：00，学习开始时，护士长发现周护士未到科室，便给她打电话，周护士说："压疮知识我都学过好几遍了，我都知道！"护士长说："子曰'学而时习之，不亦说乎？'"周护士却不耐烦地说："什么之乎者也的，我家里有事，忙着呢！"随后将电话挂断。

第二天周护士上班，恰好遇到新入院的病人院外带入压疮，经评估已为Ⅲ期。而周护士作为责任护士，马上端起了治疗盘准备到床旁去护理，护士长看到了，问她："你去进行压疮护理，为什么不准备物品？"周护士回答："我先去用碘附进行消毒，待干。"这时护士长把最新的压疮护理规范拿出来给周护士看，原来压疮护理最新的规范中，皮肤组织损伤后应该先用生理盐水冲洗，若用碘附会刺激皮肤，影响愈合。

护士长就此对周护士不参加科内学习的事进行了严肃的批评。旁边一位护士议论此事，说："子曰：'不患人之不己知，患不知人也。'"另一位护士说："子曰：'出则弟，谨而信'。"

请思考：护士长是否应该批评周护士？为什么？护士们对此事的议论是否有道理？

2.为政第二

【原文】子曰："为政以德，譬如北辰，居其所而众星共之。"

【译文】孔子说："（周君）通过道德教化来治理政事，就会像北极星一样，它自己居于一定的方位，而群星都会环绕在它的周围。"

【原文】子曰："道之以政，齐之以刑，民免而无耻；道之以德，齐之以礼，有耻且格。"

【译文】孔子说："若用法制禁令来引导百姓，运用刑罚去约束他们，百姓只会为了求得免于犯罪的惩罚而失去廉耻之心；用道德教化去引导百姓，运用礼教来统一百姓的言行，百姓不仅会产生羞耻之心，而且会变得守规矩。"

【原文】子曰："吾与回言终日，不违如愚。退而省其私，亦足以发，回也，不愚。"

【译文】孔子说："我整天给颜回讲学，他从来不提出反对的意见和疑问，就像个蠢人。等他退下之后，我考察了他私下的言论，发现他对于我所讲的内容有所发挥，由此可见颜回其实并不蠢。"

【原文】子曰："温故而知新，可以为师矣。"

【译文】孔子说："在温习旧知识的时候，能够产生新发现、新体会，那么他就可以当老师了。"

【原文】子贡问君子。子曰："先行其言，而后从之。"

【译文】子贡问怎么样去做一个君子。孔子说："对于你想要说的话，先实行了，然后再说出来（这就足够说明是一个君子了）。"

【原文】子曰："君子周而不比，小人比而不周。"

【译文】孔子说："一个君子，合群而不与人勾结，而小人则与人勾结而不合群。"

【原文】子曰："学而不思则罔，思而不学则殆。"

【译文】孔子说："如果只读书学习而不思考问题，就会惘然无知，没有收获；如果只是空想而不读书学习，就会困于疑惑而精神疲殆。"

【原文】哀公问曰："何为则民服？"孔子对曰："举直错诸枉，则民服；举枉错诸直，则民不服。"

【译文】鲁哀公问："怎么样才能够使百姓服从呢？"孔子回答说："把邪恶不正的人置于一旁，把正直无私的人提拔起来，那么，百姓就会服从了；把正直无私的人置于一旁，把邪恶不正的人提拔起来，那么，百姓就不会服从统治了。"

【原文】季康子问："使民敬、忠以劝，如之何？"子曰："临之以庄则敬，孝慈则忠，举善而教不能，则劝。"

【译文】季康子问道："想要使百姓对当政的人尊敬、尽忠，并努力干活，应该怎样去做呢？"孔子说："你若用庄重的态度对待百姓，他们就会尊敬你；你若对父母孝顺并对子弟慈爱，百姓就会对你尽忠；你若选用善良的人，且教育能力差的人，百姓们就会互相勉励而加倍努力了。"

⊕ **案例2-2-2**

李××，女，30岁，某三级甲等医院普外科护士。

李护士工作3年余，由于学历高（硕士），被护士长提拔为科室教学组长。李护士某天值夜班时，一名当日手术术后的病人反复诉伤口处疼痛，她查看了伤口敷料，未见渗血，认为自己学历高、知识丰富，便未遵照病情报告制度告知医生，只凭借以往的经验，自行给病人半颗双氯芬酸钠栓塞肛门止疼，并对病人说："身上有伤口嘛，疼痛是难免的！一遍又一遍地叫唤，烦不烦！病区这么多病人，忙着呢！"第二天医生查房时，发现此病人面色苍白，询问情况，病人再次诉伤口疼痛，医生立即对其行影像学检查，结果显示病人的手术部位有较大面积的内出血，需要紧急进行再次手术。

护士长了解事情经过后，严肃批评了李护士，将其从科室教学组长降为普通护士，并把此事上报到护理部，护理部在医院局域网内进行了通报批评，告诫全院护士引以为戒。科内有一位与李护士关系很要好的小护士问护士长："有必要对李护士处罚得这么重吗？"护士长说："子曰：'举直错诸枉，则民服；举枉错诸直，则民不服。'护理工作直接接触病人，人命关天，必须严格管理。"

请思考：您认为护士长的观点正确吗？

3. 里仁第四

【原文】子曰："里仁为美。择不处仁，焉得知？"

【译文】孔子说："跟有仁德的人住在一起，才是美好的。假如你选择的住处不是跟仁德之人在一起的，怎么能够说你是明智的呢？"

【原文】子曰："苟志于仁矣，无恶也。"

【译文】孔子说："一个人如果立志于仁，他就不会做坏事了。"

【原文】子曰："富与贵是人之所欲也，不以其道得之，不处也；贫与贱是人之所恶也，不以其道得之，不去也。君子去仁，恶乎成名？君子无终食之间违仁，造次必于是，颠沛必于是。"

【译文】孔子说："富裕及显贵是人人都想得到的，但不用正当的办法得到它，就不会去享受；贫穷和低贱是人人都厌恶的，但不用正当的方法去摆脱它，就不会摆脱。君子假若离开了仁德，又怎么能够叫君子呢？君子不会有一顿饭的时间背离仁德，就是在最紧迫的时刻，也必须按仁德办事，就是在颠沛流离的时候，也一定会按照仁德去办事。"

【原文】子曰："君子之于天下也，无适也，无莫也，义之与比。"

【译文】孔子说："作为君子，对于天下的人和事，没有特定的厚薄亲疏，只是按照义去做。"

【原文】子曰："君子喻于义，小人喻于利。"

【译文】孔子说："君子明白大义，而小人只知道小利。"

【原文】子曰："见贤思齐焉，见不贤而内自省也。"

【译文】孔子说："遇见贤人，就应该向他学习、向他看齐，见到不贤之人，就应该进行自我反省（自己有没有与他类似的错误）。"

【原文】子曰："事父母几谏。见志不从，又敬不违，劳而不怨。"

【译文】孔子说："侍奉父母时，（父母如果有不对的地方）应委婉地劝说他们。（表达了自己的意见后）见父母心里不愿听从，还是应对他们恭恭敬敬，并不违抗，替他们操劳而不能怨恨。"

【原文】子曰："君子欲讷于言，而敏于行。"

【译文】孔子说："君子一般说话谨慎而行动敏捷。"

【原文】子游曰："事君数，斯辱矣；朋友数，斯疏矣。"

【译文】子游说："侍奉君主若太过烦琐就会受到侮辱，对待朋友太过烦琐就会被疏远。"

⊕ 案例2-2-3

杨××，女，45岁，某三级甲等医院护理部主任。

杨主任每月会收集整理医院各科室护士的工作亮点以及护理不良事件等方面的案例，并定期举行交流分享会。医院护士们纷纷表示，感触良多，收获颇丰，对工作有很多启发。其他医院的一位护理部主任听说后问杨主任："您是怎么想到这个好方法的？"旁边的陈护士长替杨主任解释说："子曰：'见贤思齐焉，见不贤而内自省也。'"对医务人员来说，"工作亮点"即"贤"，"不良事件"即"不贤"。

请思考： 陈护士长的解释是否正确？

4.公冶长第五

【原文】或曰："雍也，仁而不佞。"子曰："焉用佞？御人以口给，屡憎于人，不知其仁，焉用佞？"

【译文】有人说："冉雍这个人有仁德却不善辩。"孔子说："何必要善辩能言呢？依靠伶牙俐齿与人辩论，常常会招致别人的讨厌，我不知道冉雍是不是做到了仁，但何必要能言善辩呢？"

【原文】宰予昼寝。子曰："朽木不可雕也，粪土之墙不可圬也，于予与何诛？"子曰："始吾于人也，听其言而信其行；今吾于人也，听其言而观其行。于予与改是。"

【译文】宰予在白天睡觉。孔子说："已腐朽的木头无法雕刻，用粪土垒的墙壁无法粉刷。对宰予这个人，去责备他还有什么用呢？"孔子说："起初我对于一个人，只是听了他说的话就相信他的行为；现在我对于一个人，在听了他讲的话之后还要观察他的行为。在宰予这里，我改变了观察人的方法。"

【原文】子贡曰："我不欲人之加诸我也，吾亦欲无加诸人。"

【译文】子贡说："我不愿别人将事情强加于我，我也不愿将事情强加于别人。"

【原文】子曰："伯夷、叔齐不念旧恶，怨是用希。"

【译文】孔子说："伯夷和叔齐两个人，不记过去的仇恨，（别人对他们的）怨恨因此也就少了。"

【原文】颜渊、季路侍。子曰："盍各言尔志？"子路曰："愿车马、衣轻裘，与朋友共。敝之而无憾。"颜渊曰："愿无伐善，无施劳。"子路曰："愿闻子之志。"子曰："老者安之，朋友信之，少者怀之。"

【译文】颜渊、子路两人侍立在孔子的身边。孔子说："你们何不说说各自的志向呢？"子路说："我愿意拿出自己的车马、衣服和皮袍，与我的朋友共同使用，用坏了我也不抱怨。"颜渊说："我愿意不夸耀自己的优势，不表白自己的功劳。"子路对孔子说："愿意听一听您的志向。"孔子说："（我的志向就是）让老人安心，让朋友信任我，让年轻的子弟得到关怀。"

⊕ **案例2-2-4**

孔××，女，37岁，某三级甲等医院肿瘤科护士长。

孔护士长被派往新开科肿瘤二病区工作，她去报到之前对科室护士情况进行了摸底了解，发现科室护士大多为"80、90后"，面对这样一支年轻的护理团队，孔护士长报到后首先召开了一个情感交流会，让各位护士谈谈自己对护理工作的期望。有的护士说，只要上班期间不出护理差错就好；有的护士说，希望能与各位同事和谐相处，愉快工作；有的护士说，希望通过自己努力，成长为一名护理管理人员……最后孔护士长说："大家都说得非常好，我会尽力帮助大家实现自己的愿望。我现在说说我对咱们科室护理工作的期望——我希望我们大家团结互助，共同学习，让医生对我们信任，让病人对我们满意，让大家工作更加舒心愉快。"

护士们纷纷鼓掌赞同，在护士长的带领下为病人提供优质服务，干劲十足。科内一位年轻护士问张护士（科内的一位护士）："这位护士长刚来就得到了大家认同，她为什么这么厉害？"张护士说："你看过《论语》吗？子曰：'老者安之，朋友信之，少者怀之。'这位护士长对孔子的思想行为十分了解啊。"

请思考：张护士对孔护士长管理思路的解释对不对？

5.雍也第六

【原文】子曰："贤哉回也！一箪食，一瓢饮，在陋巷。人不堪其忧，回也不改其乐。贤哉回也！"

【译文】孔子说："颜回的品质多么高尚啊！一箪饭，一瓢水，住在陋巷，别人都忍受不了这种清苦穷困，颜回却不改变他好学的乐趣。颜回的品质多么高尚啊！"

【原文】子游为武城宰。子曰："女得人焉尔乎？"曰："有澹台灭明者，行不由径。非公事，未尝至于偃之室也。"

【译文】子游在武城做了长官。孔子说："你在那里找到人才了吗？"子游答说："有一个名字叫澹台灭明的人，从来不走邪路，没有公事从来不进我屋子里。"

【原文】宰我问曰："仁者，虽告之曰：'井有仁焉。'其从之也？"子曰："何为其然也？君子可逝也，不可陷也；可欺也，不可罔也。"

【译文】宰我问说："对于有仁德的人，如果别人告诉他井里掉下去一位仁人，他会跟着下去吗？"孔子说："为什么要这么做呢？君子可以到井边去救人，却不可陷入井中；君子可能会被欺骗，但不可能被迷惑。"

【原文】子曰："中庸之为德也，其至矣乎！民鲜久矣。"

【译文】孔子说："中庸作为一种道德，应该是最高的了吧！人们缺少这种道德已经很久了。"

> **⊕ 案例2-2-5**
>
> 　　方××，女，23岁，某三级甲等医院儿科护士。
>
> 　　方护士工作一年余，某日，方护士作为责任护士一直精心护理的某白血病患儿，因为病情突然发生变化，经抢救无效死亡。方护士伤心不已，情绪十分低落。事发两周后，方护士还一直沉浸在悲伤中，无法自拔，导致工作时精力不集中，有时无法完成日常的护理工作，偶尔也会延误病区其他患儿日常护理措施的落实。为此，护士长对其进行了耐心的抚慰及引导，同时也对她进行了批评。
>
> 　　科室有两位小护士觉得方护士心肠好，不应该被护士长批评。另一位护士听到后，替护士长解释说："你们学过《论语》吗？子曰'君子可逝也，不可陷也'。"
>
> 　　**请思考：**这位护士的解释正确吗？

6.述而第七

【原文】子曰："默而识之，学而不厌，诲人不倦，何有于我哉？"

【译文】孔子说："默默地记住（所学习的知识），学习知识不觉得厌烦，教育别人不知道疲倦，这对我来说有什么难的呢？"

【原文】子曰："德之不修，学之不讲，闻义不能徙，不善不能改，是吾忧也。"

【译文】孔子说："（许多人）对于品德不去修养，对于学问不去探求，听到义又不能去做，有了不善的事情不能改正，这些都使我忧虑。"

【原文】子谓颜渊曰："用之则行，舍之则藏，唯我与尔有是夫！"子路曰："子行三军，则谁与？"子曰："暴虎冯河，死而无悔者，吾不与也。必也临事而惧，好谋而成者也。"

【译文】孔子对颜渊说："任用我呢，我就去干；不任用我，我就隐藏起来。恐怕只有我和你才能做到这样吧！"子路问孔子说："老师，如果让您统率三军，那么您愿和谁在一起共事呢？"孔子说："赤手空拳与老虎搏斗，徒步涉水过河，死了都不知道后悔的人，我是不会与他在一起共事的。我要找的人，一定是遇事谨慎、小心，善于谋划而能够完成任务的人。"

【原文】子曰："饭疏食饮水，曲肱而枕之，乐亦在其中矣。不义而富且贵，于我如浮云。"

【译文】孔子说："吃着粗粮，喝着冷水，弯着的胳膊当枕头，乐趣也就在其中了。采用不正当手段得来的富贵，对于我来说，就像是天上的浮云一样。"

【原文】子曰："三人行，必有我师焉。择其善者而从之，其不善者而改之。"

【译文】孔子说："三个人一起行走，其中必定有人可做我的老师。我选择他善的品德向他学习，看到他不善之处就作为参照，改掉自己的缺点。"

【原文】子曰："盖有不知而作之者，我无是也。多闻择其善者而从之，多见而识之，知之次也。"

【译文】孔子说："有这样的一种人，他可能什么都不懂，却在那里凭空创造，我从来没有这样做过。多听一听，选择其中好的来学习；多看一看，然后记在心里，这是次一等的智慧。"

【原文】子曰："若圣与仁，则吾岂敢？抑为之不厌，诲人不倦，则可谓云尔已矣。"公西华曰："正唯弟子不能学也。"

【译文】孔子说："如果说我圣与仁，那怎么敢当！我不过（向圣与仁的方向）努力并不感厌烦地去做，教诲别人也从来不感觉疲倦，才会有人这样说的。"公西华说："这正是我们所学不到的。"

➕ **案例2-2-6**

陈××，男，52岁，某三级甲等医院院长。

该院长看到了2016年12月24日央视《新闻30分》的"高回扣下的高药价"专题报道之后，第二天早上一上班就召开全院科主任会议，要求科主任们自查自己的科室是否存在同样的问题，以达到自纠、自律的目的。

在会议上，该院长说："子曰'志于道，据于德，依于仁，游于艺'，所以，医务人员必须按照医德规范行医，严格遵守医疗卫生行风建设'九不准'。"科主任们纷纷赞同，议论说："子曰：'饭疏食饮水，曲肱而枕之，乐亦在其中矣。不义而富且贵，于我如浮云。'"大家觉得该院长的这个会议开得非常成功。

请思考：您对此事有何见解？

7.泰伯第八

【原文】曾子有疾，召门弟子曰："启予足！启予手！《诗》云：'战战兢兢，如临深渊，如履薄冰。'而今而后，吾知免夫，小子！"

【译文】曾子患病，把他的学生们召集到身边来，说："（掀开被子）看看我的脚（有没有损伤）！看看我的手（有没有损伤）！《诗经》上说：'谨慎呀，小心呀，就好像站在深渊旁边，好像踩在薄冰上面一样。'从今以后，我知道我的身体不再会受到损伤了，弟子们！"

【原文】曾子有疾，孟敬子问之。曾子言曰："鸟之将死，其鸣也哀；人之将死，其言也善。君子所贵乎道者三：动容貌，斯远暴慢矣；正颜色，斯近信矣；出辞气，斯远鄙倍矣。笾豆之事，则有司存。"

【译文】曾子生病，孟敬子去探望他。曾子对他说："鸟若快死了，它的叫声是悲哀的；人若快死了，他说的话是善意的。君子应该重视的'道'，有三个方面：使自己的容貌严肃庄重，这样可避免粗暴、放肆；让自己的脸色一本正经，这样就显得接近于诚信；使自己说话的言辞和语气小心谨慎，这样就可避免粗野、悖理。至于祭祀和仪式礼节，自有主管这些事务的官吏来负责。"

【原文】曾子曰："士不可以不弘毅，任重而道远。仁以为己任，不亦重乎？死而后已，不亦远乎？"

【译文】曾子说："士不可以不宏大刚强而且有毅力，因为他的责任重大，道路遥远。把实现仁作为自己的责任，难道还不够重大吗？终生奋斗，死而后已，难道路程还不够遥远吗？"

【原文】子曰："如有周公之才之美，使骄且吝，其余不足观也已。"

【译文】孔子说："（一个上位的君主）即使有周公那般美好的才能，假如骄傲自大而又小气吝啬，那其他方面也就不值得一看了。"

【原文】子曰："不在其位，不谋其政。"

【译文】孔子说："不在那个职位上，就不要考虑那个职位上的事。"

⊕ **案例2-2-7**

宋××，男，40岁，某三级甲等医院医务处处长。

医务处处长观看了2016年4月4日央视新闻频道的《新闻直播间》栏目播出的"家国清明"特别节目之后，组织全院科主任学习这个特别节目的内容。新闻《生死"器"约》中报道了襄阳市某医院的一位大爱医生的故事，该医生"生前医术治病，死后器官救人"。其妻子含泪讲述了丈夫遭遇车祸后不幸脑死亡，在复苏无望的情况下，家人们忍痛捐出了他的肝脏、心脏和双肾，成功救治了4名危重病人。央视的主持人朱广权说："人体器官捐献移植，穿越生与死。对于不幸离世的器官捐献者来说，其生命在陌生人身上得到了延续；对于接受了捐献器官并成功移植的人来说，他们重获新生。"

宋处长在这次全院科主任会议上感叹地说："我们大家作为医生，任重而道远，曾子曰：'士不可以不弘毅，任重而道远。仁以为己任，不亦重乎？死而后已，不亦远乎？'"

请思考：医务处处长对医生的医德提出了什么样的要求？

8.子罕第九

【原文】子绝四：毋意，毋必，毋固，毋我。

【译文】孔子一生杜绝了四种弊病：没有主观的猜疑，没有一定要实现的期望，没有固执己见的举动，没有自私之心。

【原文】太宰问于子贡曰："夫子圣者与？何其多能也？"子贡曰："固天纵之将圣，又多能也。"子闻之，曰："太宰知我乎？吾少也贱，故多能鄙事。君子多乎哉？不多也。"

【译文】太宰问子贡说："孔夫子是一位圣人吧？为什么会这么多才多艺呢？"子贡说："这本是上天想让他成为圣人，使他多才、多艺。"孔子听到以后，说："太宰怎么可能会了解我呢？我是因为少年时候地位低贱，所以才会许多的卑贱技艺。君子会有这么多的技艺吗？是不会的。"

【原文】子在川上曰："逝者如斯夫，不舍昼夜！"

【译文】孔子在河边说："消逝的时光就好像这河水一样啊，不分昼夜地往前流去！"

【原文】子曰："岁寒，然后知松柏之后凋也。"

【译文】孔子说："到了寒冷的季节，才会知道松柏是最后凋谢的。"

【原文】子曰："可与共学，未可与适道；可与适道，未可与立；可与立，未可与权。"

【译文】孔子说："可以在一起学习的人，未必都能够学到道；能学到道的人，未必能坚守道；能坚守道的人，未必能随机应变。"

➕ **案例2-2-8**

冯××，女，35岁，某医院急诊科护士长。

某晚，冯护士长对护士工作的排班：护士B值夜班、护士A值备班。护士A和B都是在急诊科工作了5年以上的护士。昨夜护士B值班时，附近路段突然发生交通事故，急诊送来了5名病人。护士B面对突来的情况非常慌乱，马上通知了备班护士A。护士A到达现场后冷静沉着，按照科室突发事件应急预案立即投入了工作，一边安排护士B打电话通知护士长、科主任、医院总值班请求人力支援，一边对5名病人的伤情进行快速的分诊判断，对伤情进行分级，合理安排到相应的区域并协助医生进行处理。

抢救结束以后，冯护士长对护士A给予表扬，对护士B提出批评。护士B虽然工作7年了，并且经过考试已经晋升为护师，但在此之前经常受到此类批评。

科主任知道后建议护士长把护士B调走，冯护士长不明白科主任为什么会有这样的想法，科主任说："子曰：'可与共学，未可与适道；可与适道，未可与立；可与立，未可与权。'"也许，护士B不适合在急诊科工作。

请思考：科主任给冯护士长的建议是否合适？

9.乡党第十

【原文】孔子于乡党，恂恂如也，似不能言者。其在宗庙朝廷，便便言，唯谨尔。

【译文】孔子在本乡的地方上，显得很恭敬温和，好像是不会说话的样子。但是，他在宗庙里，在朝廷上，却非常善于言辞，只是说得比较谨慎而已。

【原文】入公门，鞠躬如也，如不容。立不中门，行不履阈。过位，色勃如也，足躩如也，其言似不足者。摄齐升堂，鞠躬如也，屏气似不息者。出，降一等，逞颜色，怡怡如也。没阶趋进，翼如也。复其位，踧踖如也。

【译文】孔子走进朝廷的大门时，恭敬而谨慎，就好像没有他的容身之地。站，他不会站在门的中间；走，也不踩着门槛。经过国君的座位时，他的脸色立刻变得庄重起来，脚步也加快起来，说话也好像是中气不足一样。提起衣服的下摆向堂上走的时候，是谨慎恭敬的样子，憋住了气，就好像不呼吸一样。退出来时，走下台阶，脸色就舒展开了，是怡然自得的样子。走完了台阶的时候，就快快地向前走几步，姿态好像鸟儿展翅一样。回到自己的位置时，则是恭敬而又不安的样子。

【原文】食不语，寝不言。

【译文】吃饭时不说话，睡觉时也不说话。

【原文】乡人饮酒，杖者出，斯出矣。

【译文】行乡饮酒的礼仪结束以后，（孔子）一定要等到老年人先出去，然后自己才走出去。

【原文】君命召，不俟驾行矣。

【译文】国君召见（孔子）时，（孔子）不等车马驾好，就自己先步行走去了。

【原文】见齐衰者，虽狎，必变。见冕者与瞽者，虽亵，必以貌。凶服者式之，式负版者。有盛馔，必变色而作。迅雷风烈，必变。

【译文】（孔子）看见着丧服者，即使是关系很亲密的人，也一定会把态度变得严肃起来。看见当官的人和盲人时，即使是常常在一起的人，也一定会有礼貌。在乘车的时候，若遇见穿丧服的人，就俯伏在车前的横木上（以示同情）。若遇见背负邦国图籍的人们，也这样做（以示敬意）。（做客时）假如有丰盛的筵席，就神色一变，并且站起来致谢。遇见迅雷和大风，一定会改变神色（以示对上天敬畏）。

⊕ **案例2-2-9**

魏××，女，27岁，某三级甲等医院儿科护士。

魏护士今天值小夜班（16:00至24:00）。19:00，门诊送来一位气管异物的男童住院，经过治疗、护理，患儿病情稳定，准备明天再检查一下，若无其他情况就出院。

此男童及其家属非常高兴，夜里23:00，病室里的患儿们均已就寝，而此男童及其家属仍在被窝里叽叽喳喳，同病室的患儿及家属找到魏护士要求解决。魏护士对此男童说："小朋友，你明天可能就要出院了，我来给你做一个出院指导（即健康教育），子曰'食不语，寝不言'，你一定要记好哦！"

请思考：魏护士的健康教育是否正确？

第三节　诚　子　书

《诚子书》（*The Book of Admonitions*）是三国时期著名的政治家诸葛亮在54岁的时候写给8岁的儿子诸葛瞻的一封家书。诸葛亮既是政治家，也是一位品格高洁、才学渊博的父亲，他对儿子的殷殷教诲与无限期望尽在此书中。通过这些简练严谨、智慧理性的文字，将普天下为人父者的爱子之情表达得十分深切。它可以看作是诸葛亮对其一生的总结，成为后世历代学子修身立志的名篇，也是最具楚襄阳特色的人文文化精粹，对医学生及医务工作者做人做事具有指导作用。

1.《诚子书》原文

夫君子之行，静以修身，俭以养德。非淡泊无以明志，非宁静无以致远。夫学须静也，才须学也。非学无以广才，非志无以成学。淫慢则不能励精，险躁则不能治性。年与时驰，意与日去，遂成枯落，多不接世。悲守穷庐，将复何及？

2.《诚子书》注释

诫：警告，劝人警惕。

淡泊：清静而不贪图功名利禄。

宁静：安静，集中精神，不分散精力。

致远：实现远大目标。

接世：接触社会，承担事务。

淫慢：过度的享乐，懈怠。

治性：陶冶性情。

穷庐：破房子。

将复何及：又怎么来得及。

3.《诚子书》译文

有道德修养的人，他们以静思反省来使自己尽量做到尽善尽美，用俭朴、节约的行为来培养自己高尚的品德，做不到清心寡欲就不能使自己的志向明确而坚定，做不到清静安定就不能够长期刻苦努力以实现远大的理想。要知真知必须使身心处于宁静中进行研究探讨，人们的才能是在不断地学习中积累起来的，如果不下苦功夫学习，就不可能增长与发扬自己的才干，没有坚定不移的意志就不能够使学业成功。纵欲放荡、消极怠慢就不能勉励心志使自己精神振作；冒险草率、急躁不安就不能陶冶性情，做不到节操高尚。年华随着时间流逝，意志随着时间消磨，人最终就会像枯枝落叶一样一天天地衰老，这样的人不会有益于社会，故而也不会为社会所用。只能悲伤地困守在自己的穷家破舍里，到那时候再后悔又怎么来得及？

> ⊕ **案例2-3-1**
>
> 汪××，男，70岁，某县中医院返聘退休医生。
>
> 汪医生退休前不仅是一名好医生，还是该院的副书记、副院长。他怀着对医术的崇高追求，一直致力于疑难病的探索和研究，退休以后被该院返聘。如今，他尽管已经退休多年，却仍然没有停止学习与探索，依然坚持在医院为病人解除病痛，并且经常是早上班、晚下班，治病救人，行医数十年如一日，被他攻克的各类疑难病数不胜数。他通过大胆创新与研究治疗方法，在中医治疗肝硬化腹水、结核性腹膜炎、不孕不育等疾病方面积累了丰富的经验，产生多项科研成果。
>
> 记者在采访他时，问："您是如何养成一生爱学习、爱钻研的习惯的？"汪医生回忆说，在他小时候，他父亲就经常拿着诸葛亮的《诫子书》对他说："非学无以广才，非志无以成学……"后来高中毕业上了医学院，父亲又常说："医本仁术，而不以利计，不为名取，为古今医者所崇尚……"汪医生说，父亲的这些"诫子语"与自己在学校里学到的医学生誓言、医德规范等有很多相似之处，所以，他认为他爱学习、爱钻研的习惯，得益于良好的家庭教育和学校教育。
>
> **请思考：**您是否赞同汪医生的答记者问？

第三章 行医篇

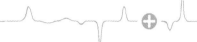

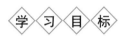

1.掌握医务人员医德规范。

2.熟悉医疗卫生行风建设"九不准"（中华人民共和国国家卫生健康委员会），学会应用国家关于医疗卫生行风建设的最新标准处理行医过程中的行风事宜。

3.能够正确处理现代医院中的各种人际关系。

4.掌握《中华人民共和国医师法》。

5.掌握中华人民共和国《护士条例》。

第一节 医务人员医德规范

⊕ 案例3-1-1

秦××，男，57岁，某医院肝病科住院病人。

秦先生因"乙型肝炎，肝硬化失代偿期，门静脉高压症"于10年前在医院行"肝移植术"。手术至今，患者移植的肝脏一直处于良好状态，未出现严重排斥反应，肝功能正常，移植手术获得成功，达到了预期治疗目的。但是，术后，病人一直拒绝缴付在医院治疗中所产生的费用。6年前，病人因感染导致肾功能障碍之后，病人和家属更是变本加厉，动辄以死要挟，拒绝缴付任何医疗费用。近10年期间，病人在医院进行的治疗费用已达200余万元（包括透析和嵌顿疝等与移植无关的治疗）。医院始终出于人道主义精神，在医疗条件允许的情况下继续为其治疗，于是，引发了人们对于医院最初该不该对该病人实施"肝移植术"，以及后来应不应该继续对病人进行治疗的问题的争论。

请思考：您对此事有何看法？

医学生将来必定是要走上工作岗位的，在医疗机构的岗位上工作、为病人服务，俗称为"行医"（Medical Action）。

随着医学模式的转变，新型的生物—心理—社会医学模式，对医疗护理人才的培养提出了新的要求，要求医学教育不仅要注重专业知识和技能的教育，而且要重视人文素质的培养，即专业素质与人文素养缺一不可。

医德（Medical Ethics）即医务人员的职业道德，是医务人员应具备的思想品质，是医务人员与病人、社会以及医务人员之间关系的总和。医德规范是指导医务人员进行医疗活动的思想和行为准则。

一、中华人民共和国《医务人员医德规范及实施办法》

第一条　为了加强卫生系统社会主义精神文明建设，提高医务人员的职业道德素质，改善和提高医疗服务质量，全心全意为人民服务，特制定医德规范及实施办法（以下简称"规范"）。

第二条　医德，即医务人员的职业道德，是医务人员应具备的思想品质，是医务人员与病人、社会以及医务人员之间关系的总和。医德规范是指导医务人员进行医疗活动的思想和行为的准则。

第三条　医德规范如下。

（一）救死扶伤，实行社会主义的人道主义。时刻为病人着想，千方百计为病人解除病痛。

（二）尊重病人的人格与权利，对待病人，不分民族、性别、职业、地位、财产状况，都应一视同仁。

（三）文明礼貌服务。举止端庄，语言文明，态度和蔼，同情、关心和体贴病人。

（四）廉洁奉公。自觉遵纪守法，不以医谋私。

（五）为病人保守医密，实行保护性医疗，不泄露病人隐私与秘密。

（六）互学互尊，团结协作。正确处理同行同事间的关系。

（七）严谨求实，奋发进取，钻研医术，精益求精。不断更新知识，提高技术水平。

第四条　为了使本规范切实得到贯彻落实，必须坚持进行医德教育，加强医德医风建设，认真进行医德考核与评价。

第五条　各医疗单位都必须把医德教育和医德医风建设作为目标管理的重要内容，作为衡量和评价一个单位工作好坏的重要标准。

第六条　医德教育应以正面教育为主，理论联系实际，注重实效，长期坚持不懈，要实行医院新成员的上岗前教育，使之形成制度。未经上岗前培训不得上岗。

第七条　各医疗单位都应建立医德考核与评价制度，制定医德考核标准及考核办法，定期或者随时进行考核，并建立医德考核档案。

第八条　医德考核与评价方法可分为自我评价、社会评价、科室考核和上级考核，特别要注重社会评价，经常听取患者和社会各界的意见，接受人民群众的监督。

第九条　对医务人员医德考核结果，要作为应聘、提薪、晋升以及评选先进工作者的首要条件。

第十条　实行奖优罚劣。对严格遵守医德规范、医德高尚的个人，应予表彰和奖励。对于不认真遵守医德规范者，应进行批评教育。对于严重违反医德规范，经教育不改者，应分别情况给予处分。

第十一条　本规范适用于全国各级各类医院、诊所医务人员，包括医生、护士、医技科室人员，管理人员和工勤人员也要参照本规范精神执行。

第十二条　各省、自治区、直辖市卫生厅局和各医疗单位可遵照本规范精神和要求，制定医德规范实施细则及具体办法。

第十三条　本规范自公布之日起实行。

讨论：中华人民共和国医务人员医德规范的具体内容有哪些？

⊕ **案例3-1-2**

靳××（1979—2015），男，生前系某医院主治医师。

靳医生出生于1979年3月，中共党员，生前系湖北襄阳市某医院主治医师；张医生，女，该医院眼科医生，靳医生妻子。丈夫遭遇车祸脑死亡，妻子忍痛决定捐献其器官。2月5日，靳医生的心脏、肝脏和双肾成功移植到4名病人体内，拯救了4个人的生命。"他是去完成医生的天职，救人去了。"靳医生家庭的深明大义，让人无不为之动容。

1.大爱医生，用生命挽救生命

1月17日周日，14：00左右，靳医生一个人出门去取修理的电脑。不料，在万达广场过斑马线时，被一酒驾司机撞伤昏迷，被送往医院抢救。半个多月里，从医的张医生看着丈夫逐渐失去了自主呼吸，心里很清楚，丈夫即便是成为植物人的可能性也微乎其微。她想起，大学时，她和靳医生不止一次谈到生死问题。在靳医生看来，人如果死后能把好的器官捐献出来，让更多的人活下去，会更有意义。靳医生离世前，家属决定捐献器官帮助4名重病病人。"这么做也是在完成他的心愿。"张医生说。"是这个医院培养了我儿子，把他的器官捐献出来，拯救更多的病人，是儿子更愿意看到的！"靳医生的父亲老泪纵横。2月6日，武汉同济医院器官移植研究所传来消息，靳医生捐献的心脏、肝脏、双肾四大脏器器官的移植手术已成功完成。"心血管给血、空跳。""空跳良好。""心脏给血，撤掉体外循环机。""砰、砰砰……"张医生对着一段视频，泪流满面。那正是移植手术成功后的心脏彩超视频。靳医生的心脏在受损病人、64岁的老吕的胸腔里逐渐稳健、有力地跳动起来……除了心脏外，靳医生的肝脏和双肾也被同济医院成功移植到3名30多岁的病人身上。

2. 寒门学子，因为梦想所以无畏

靳医生和妻子张医生，都是襄阳市某医院医生。他们在上学的时候相识、相知、相爱，有着很多共同点。他们都家境贫寒，求学之路异常艰辛，学费都是亲戚东拼西凑、四处借来的；他们都有着救死扶伤、大爱无疆的人生理想，要通过自己的努力回报家庭、回报社会。靳医生和张医生先后来到该医院工作。2011年，两人喜结连理，借贷几十万元买了套二手房。5年来，小两口省吃俭用，不仅还清了房贷，还帮靳医生家里还清了10多万元债务。靳医生夫妇处处想着家人，靳医生的姐姐心脏有杂音，靳医生强拉着姐姐去医院检查，姐姐被诊断为室间隔缺损，属于先天性心脏病，因家里贫困一直无钱医治。2014年，在靳医生夫妇的帮助下，姐姐做了"补心"手术。父亲被诊断为肺癌，需要切除部分肺叶，因为需要2万元手术费，父亲断然拒绝，靳医生在医院跪下，抱着父亲的双腿求他去做手术。对妻子，靳医生也是处处贴心，平时出门都会牵着她的手，提醒她注意车辆。她感冒打针，靳医生会不厌其烦提醒大夫做皮试。她下夜班，靳医生会送上热腾腾的早饭；遇到一起下班，他则会在科室等她……张医生说，靳医生还跟她商量，等过两年家里条件改善一点，夫妻俩也去襄阳的大山里帮助一些家庭贫困的孩子，支持他们上学改变命运。

3. 医者仁心，"挥刀"为民服务

靳医生的QQ个性签名为："挥刀为人民服务！"身为党员的靳医生是众人眼里的好医生。从医近9年，靳医生没有接到过一起病人投诉，是个"零投诉"医生，平时基本上泡在医院里，手机和电脑里的照片除了儿子的，就是病人的。靳医生3岁的儿子是早产儿，住在ICU病房时，儿子浑身长满疹子，可靳医生每天照常上班、接诊。因为工作忙，靳医生连续两年没有回老家和家人团聚。多年来，他耐心细致对待每一名前来就诊的病人，帮助他们树立生活的信心。两年前，谷城县一名女孩做除狐臭手术。术后，病人伤口愈合情况不好，并对部分药物有过敏症状。靳医生每天用微信跟踪了解其情况，而且不断调整药物和剂量，直至一个月后这名病人康复。"他走了，才知道他平时有多累。"靳医生所在的整形美容科年门诊量6000多人次，年手术量3000多台次。科室只有6名医生，并有一名怀孕休假，医生的工作量很大。按照规定，手术前，需要病人签署手术知情同意书。许多医生都是简单地读一读条款，几分钟就完事，而靳医生每次都会逐条逐句地向病人细致讲解，热心回答每一个疑问，直到病人完全理解，才会让其在知情同意书上签字。2014年，靳医生所在的该医院门诊党支部到保康马桥林川村和黄龙观村义诊。当天下着小雨，山路陡峭湿滑，医护人员们乘坐的车陷在泥泞中无法前行，靳医生带头和几名男医生来到车后推车，车轮卷起的泥巴溅了大家满满一身。到达马桥林川村村委会后，看到近百名淳朴村民们一双双期待的眼睛，靳医生和同事们立即投入到义诊活动中。义诊结束后，他还在村支部留下"靳医生"三个字的签名……

二、医学道德修养（Medical Moral Cultivation）的基本途径

1.医学道德的教育

这里所说的医学道德教育（Medical Ethics Education）是指系统的医学道德教育学习，即作为医学生、医务工作者，在学校、医院或社会其他部门的组织下，进行有目的、有计划的医学道德规范相关知识的培训和学习。医学生、医务工作者通过系统的医学道德教育，将道德修养引向正确的方向，并将其内化于心，转化成内在的医德信念和道德品质。

2.医学楷模的学习

从古至今，能称之为医德楷模的医者不胜枚举，他们技艺精湛，无私奉献，奏响了无数救死扶伤的颂歌，他们鲜明的个人形象和医德修养可以作为所有医者的榜样。同时，普通医务工作者也要以身边兢兢业业的医务工作者为榜样，学习他们身上的医德修养素质和坚定的医德目标理想，努力提高自身的医德修养。

3.自励自省、躬身实践

首先，作为医务工作者，需要树立一个合乎医学道德的愿望和目标，对自己的行为是否符合医德标准进行不断地检查与自省。

其次，医德素质的养成必须与实践相结合。一方面，只有在工作实践中不断地用医德标准要求自己，才能有的放矢地进行医德方面的修养；另一方面，医德修养的所得成果只有在进一步医疗实践中才能得到验证和检验。

所以，作为医学生和医务工作者，应当按照医务人员道德规范的要求从事医疗工作和社会实践，努力使自己的行为符合要求。

> 讨论：结合您的实际情况，您打算做一个什么样的医务工作者？怎样才能成为一名医德高尚的医务工作者？

⊕ 案例3-1-3

吴××，男，湖北襄阳市某医院心血管内科主治医师。

吴医生是一名医学博士，凡是他救治的病人，都说他是一个心里时刻装着病人的好医生。在岗的每一分钟，他都忠实履行着医务人员的神圣职责，以精湛的医术解除病人的病痛，让许多家庭延续团圆与欢乐。他是年轻的心脏守护者。

1.潜心钻研，救治病患

医疗卫生事业是一项技术性很强的工作，只凭一颗仁慈而善良的心是不能救死扶伤的，同时拥有精湛的医术才是病人真正的福音。作为一名年轻的医生，不仅需要把"健康所系、性命相托"牢记在心，还要以高标准严格要求自己，不断进步，以更好的技术和态度为病人服务。吴医生始终把学习当作一种追求，一种习惯，不懈努力，不断追求。攻读硕士期间他系统地学习了心血管方面的专业知识，经常和同学、老师相互探讨，开阔眼界，验证所学，为从事心血管临床工作打下了坚实的基础。工作之后，为更快速地成长起来，吴医生经常向工作经验丰富的同事、主任请教，还在工作之余阅读心血管专业书籍，学习最新的临床指南，了解学科的进展，并逐步学习心血管介入手术的相关知识。凭借着扎实的临床医学知识，刻苦钻研、精益求精的学习精神，吴医生迅速积累了丰富的临床经验，熟练掌握了心血管常见病、少见病和急危重症的处理技术。还掌握了动静脉穿刺、心包穿刺、冠脉造影、射频消融等临床操作和手术技能，具备了处理各种临床疑难、复杂、危重病例和一般介入手术的能力，逐渐成为科室不可或缺的业务骨干。

2.工作科研，两翼齐飞

吴医生不仅在业务上勤勤恳恳，还在工作之余探索生命科学的真谛。在攻读硕士期间，他就一直致力于冠心病心肌缺血与血管再狭窄方面的研究，在导师江洪教授的指导下，他参与了国家自然科学基金的研究，深入探讨了心肌缺血再灌注与交感神经重构的关系及相关机制。他在读博期间，从有"生命之胶"之称的整合素入手，详细研究了其对血管再狭窄的影响及其作用机制，进一步阐明心肌缺血和血管内膜增生的机制，为冠心病、动脉粥样硬化和内膜增生的防治提供新思路和新靶点，相关的研究成果已在中华医学和SCI期刊上发表。截至目前，吴医生已在国内外核心期刊上作为第一作者或通讯作者发表论文20余篇，其中SCI收录5篇。吴医生主持申请了多项市级科研项目，并于2012年获得襄阳市科技进步奖二等奖。目前，吴医生正在积极申请国家自然科学基金委员会青年科学基金项目，以期在科研方面获得新的突破。

3.心系病人，胸存大爱

吴医生经常说："医生是一种病人以生命相托的职业，每一个决定都直接关系到病人的安危和一个家庭的幸福，作为医生，我必须负责。"他是这样说的，也是这样做的。作为一名医生，需要具备吃苦耐劳、勇于奉献的精神。吴医生没有像教师那样桃李满天下的骄傲，也没有明星那样耀眼的光环，更没有丰厚报酬的喜悦，有的是年复一年重复而有些单调的工作，有的是一个接一个眼中充满期待的病人。他为了工作，没有白天和黑夜之分，也没有双休条件，常常远离节假日的欢声笑语和亲人的陪伴，更多的是坚守在病人的身旁，守护他们的健康，无怨无悔。他从医以来一直坚持在临床第一线，兢兢业业，数年如一日，急病人所急，想病人所想，随叫随到，从不推诿，从不计较个人得失。吴医生所在的科室是心血管内科，经常要收治患有急性心肌梗死、主动脉夹层、急性左心衰等急危重症的病人。特别是急性心肌梗死的病人，抢救起来更是刻不容缓，因为一旦出现心肌梗死后，"时间就是心肌，时间就是生命"，需要行急诊PCI术或溶栓等特殊治疗。因此电话需24小时保持通畅，一旦病人选择手术，不管白天或黑夜，都需以最快的速度赶到医院，配合主任为病人实施手术，开通血管，保证心脏的正常供血，为病人尽快缓解病痛，使病人恢复健康。急性心肌梗死的发病比较急，很多家属和病人来不及有思想准备，一听说病危或者手术，家属往往六神无主。这时候，吴医生都会耐心、快速地为家属讲解心肌梗死的发病机制和治疗效果的优劣，并详细告知治疗方案，争分夺秒，挽救病人的心肌和生命。碰到一些犹豫的病人家属，看着时间一分一秒地流逝，病人心肌细胞一个一个地坏死，他比病人家属更急，只能在焦急和煎熬中等待病人家属的决定。还有一些病人，知道心肌梗死的危害，选择手术比较干脆，但是手术费用交不上来，吴医生就和科室主任商量先做手术，抢救病人为先，费用的事让病人家属术后尽快补上，他的信任也获得病人及家属的尊重，从医7年来，他接诊的急性心肌梗死病人手术后没有一个恶意欠费的。让他印象最深的是一个从老河口转过来的女病人，入院时已是2：00左右，病人的状况非常糟糕，确诊为急性广泛前壁心肌梗死，并且存在心源性休克，吴医生详细了解病人的病情后，建议立即实施急诊PCI术，但是病人的子女在外地无法赶回，只有老伴在陪护，而且只交了2000元住院费用。他一边向病人老伴详细讲解病情，一边和病人子女取得联系，最终家属们一致同意手术。术中造影见病人左主干完全闭塞，证实了吴医生的判断，左主干急性闭塞抢救不及时的死亡率接近100%。吴医生和同事冒着巨大风险为其植入了一枚救命支架后，病人病情逐渐稳定，最终转危为安。当病人的子女感动地掏钱感谢他救命之恩时，吴医生郑重地说："这是我们医生应尽的职责，这钱还是留着给病人作后期治疗吧。"病人一批接一批，吴医生在岁月流逝中治疗着一个又一个受损的心脏，让病人不再付出丧失劳动能力和生命的代价，心甘情愿地当着心脏的守护者。

第二节　医疗机构工作人员廉洁从业九项准则

中华人民共和国国家卫生健康委员会同国家医疗保障局、国家中医药管理局于2021年11月12日发布《关于印发医疗机构工作人员廉洁从业九项准则的通知》（国卫医发〔2021〕37号），要求严格落实主体责任、深入开展学习培训、切实加强督查落实、坚决查处违规行为、强化刚性约束考核。《医疗机构工作人员廉洁从业九项准则》具体内容如下。

一、合法按劳取酬，不接受商业提成

依法依规按劳取酬。严禁利用执业之便开单提成；严禁以商业目的进行统方；除就诊医院所在医联体的其他医疗机构，和被纳入医保"双通道"管理的定点零售药店外，严禁安排患者到其他指定地点购买医药耗材等产品；严禁向患者推销商品或服务并从中谋取私利；严禁接受互联网企业与开处方配药有关的费用。

⊕ **案例 3-2-1**

湖北省咸宁市某人民医院。

该院自2004年5月以来，对医院内部的各科室实行经济效益目标责任制管理，将科室的收入与医务人员的收入分配挂钩，采取超劳奖励的方式，向医院干部和职工发放开单提成奖金。经过统计，2008年5月至11月该院采取这种方式共发放奖金19.1万元。咸宁市监察局责令该医院停止违规发放开单提成的行为；责令此医院院长成××作出深刻的检查。

请思考： 为何责令此医院院长成××作出深刻的检查？

⊕ **案例 3-2-2**

浙江省绍兴市某医学院附属医院。

该院内科医生包××，应医药公司销售代表的请求，先后侵入该学院附属医院及绍兴市其他两家医院的计算机系统，非法获取3家医院的数据库内相关信息，并将获取的保密的"统方"数据予以销售，从中获利11.6万元。经过调查研究，该学院给予包××开除公职的行政处罚。人民法院以"非法获取计算机信息系统数据罪"判处包××有期徒刑3年，缓刑4年6个月，没收违法所得，并且处以罚金5万元。

请思考： 内科医生包××是否应该受到这些处罚？

⊕ **案例 3-2-3**

鄂西北某医院。

该院自2004年7月以来在院内设立开放式大药房，以制作广告牌匾和提供药品展示区为由，向药品供应单位和生产厂家收取每个药品品种120—150元不等的"新药费"和"广告费"，至2005年6月共收取了费用36913元。尽管收取的各种费用已经入账，但当地工商部门仍然认定该院的此行为构成了商业受贿，没收其违法所得并处以5万元的罚款。

请思考： 当地工商部门对该医院的处罚是否合适？

⊕ **案例3-2-4**

河南省灵宝市某医院。

该院普外科原主任马××未经医院集中招标采购，私自购进可吸收性生物夹，并由该科其他5名医生向病人推荐使用并出售。马××受到留党察看一年的行政处分，并暂停8个月执业活动；医院医务科的科长因监管不力受到党内严重警告处分；其他5名医生均受到警告的行政处罚。

请思考：河南省灵宝市某医院普外科原主任马××等为什么会受到处罚？

⊕ **案例3-2-5**

安徽省某儿童医院。

2017年5月9日合肥电视台《晚间播报》栏目曝光，该院眼科医生叶××在给患儿看病后，介绍家长外出购药，指定了药名和药店，并为患儿家长画了去药店的示意图。经研究决定，该儿童医院开除叶××，不再返聘，并扣除其3个月绩效奖金，在全院作出通报。

请思考：该院眼科医生叶××受到的处罚是否合适？为什么？

二、严守诚信原则，不参与欺诈骗保

依法依规合理使用医疗保障基金，遵守医保协议管理，向医保患者告知提供的医药服务是否在医保规定的支付范围内。严禁诱导、协助他人冒名或者虚假就医、购药、提供虚假证明材料、串通他人虚开费用单据等手段骗取、套取医疗保障基金。

⊕ **案例3-2-6**

湖南省湘西土家族苗族自治州凤凰县某医院。

该院自2016年7月至2018年7月，以挂空床、延长住院天数、虚假用药等手段，骗取医保基金达5690000元。2021年9月，湘西土家族苗族自治州中级人民法院做出终审判决，判处医院原法人吴××犯诈骗罪，处有期徒刑15年，追缴违法所得，没收个人财产1000000元，对其他涉案人员吴××、田××等医师、护理、财务等共11人，均以诈骗罪分别予以刑事处罚。同时湖南省凤凰县人民法院对1名与此案相关的违法公职人员予以刑事处罚。县纪委监委对9名监管履职不到位的公职人员进行党纪政纪处分。目前，凤凰县医疗保障局已解除与该院签订的医保定点协议，损失的医保基金5690000元已全部追回。

➕ **案例3-2-7**

河南省郑州市某医院。

该医院于2021年4月被河南省郑州市医疗保障局根据实名举报线索调查，发现该院存在椎弓根螺钉使用手术记录与实际植入不符的问题，造成医保基金损失1741491.5元。依据有关规定，当地医保部门处理结果如下：

(1) 取消该院骨科主任陈××、骨结核科主任钱××等责任人医保服务支付资格；

(2) 自2021年4月28日0：00起，中止该院骨科和骨结核科的医保基金结算；

(3) 追回损失的医保基金，并处以5倍罚款；

(4) 相关问题线索移交郑州市纪委监委派驻市卫生健康委员会纪检监察组、市公安局和市市场监督管理局等。

目前，郑州市纪委监委派驻市卫生健康委员会纪检监察组已对该院骨科主任陈××、医学装备科科长雷××予以立案审查（调查）；郑州市公安局二七分局已对该线索立案侦办；损失的医保基金1741491.5元已全部退回，5倍罚款8707457.5元已全部执行完毕。

请思考： 案例3-2-6和案例3-2-7说明了什么问题？

三、依据规范行医，不实施过度诊疗

严格执行各项规章制度，在诊疗活动中应当向患者说明病情、医疗措施。严禁以单纯增加医疗机构收入或谋取私利为目的过度治疗和过度检查，给患者增加不必要的风险和费用负担。

➕ **案例3-2-8**

陕西省紫阳县某医院。

该院在2014年1月的医院工作人员绩效工资考核分配中，将医疗卫生人员的个人收入与药品、医学检查收入挂钩，在医学检查、药品处方等医疗服务中实行开单提成，违规、超额发放绩效工资。有关卫生行政主管部门责令该医院对这种情况进行限期整改，院长陈××受到行政记过处分。

请思考： 有关卫生行政主管部门对此医院的处罚是否合理？请说明理由。

➕ **案例3-2-9**

北京市某医院急诊科。

据一位北京市民反映，其在该市某医院急诊科就诊时，仅验血和输液（两瓶生理盐水）就被收取7200元医疗费用，认为医院收费极不合理，要求查处。经过调查，举报人反映的问题属实，该医院的医疗服务价格收费标准未做到明码标价，而且收取的急诊费用高于该医院在网站上公示的相关价格。市场监督管理局根据《中华人民共和国价格法》第三十九条和第四十一条、《价格违法行为行政处罚规定》第九条和第十六条的规定，没收该医院违法所得60.06万元，处以60万元罚款，并责令其立即整改。

请思考： 市场监督管理局对该院的处罚是否合适？请说明理由。

四、遵守工作规程，不违规接受捐赠

依法依规接受捐赠。严禁医疗机构工作人员以个人名义，或者假借单位名义接受利益相关者的捐赠资助，并据此区别对待患者。

➕ **案例3-2-10**

山东省青岛市某医院。

该院2003年11月与青岛市某公司签订了购货合同，购买彩色多普勒超声诊断仪一台，总价120万元。医院要求该公司赞助6万元购买相关设备。该公司于当年11月，通过银行转账的方式支付给医院赞助费6万元。该市的工商局认为，医院收取赞助费的做法违背了《关于禁止商业贿赂行为的暂行规定》以及《中华人民共和国反不正当竞争法》的规定，依法没收该医院的违法所得6万元，并给予罚款4万元的行政处罚。

请思考： 目前看来，该医院的行为是否应该受到处罚？为什么？

五、恪守保密准则，不泄露患者隐私

确保患者院内信息安全。严禁违规收集、使用、加工、传输、透露、买卖患者在医疗机构内所提供的个人资料、产生的医疗信息。

➕ **案例3-2-11**

北京市某医院。

患者存××于2006年4月26日至同年5月23日因混合痔、肛裂在该医院住院治疗，2012年5月得知在该医院就医的部分病历被制作成光盘在网上发布出售的信息。之后，患者存××及家人从网上购买了这套手术类视频光盘（名称为"移动医学院卫生部视听教程大量实践技能手术资料1000g移动硬盘"），其中有患者存××在该医院就医的部分病历，患者找到该院要求联系网站删除相关信息，并给予其一定数额的经济补偿。

2012年7月，在公安部门的协助下，医院删除了部分网页。其后还能在网上搜到出售手术类视频光盘的相关信息，但只是以网页的形式存在，网页上显示教学光盘已下架，不能进行交易。在豆丁网等多家网站的网页上，"手术类视频目录"中还能显示"存××、痔裂"的内容。

庭审中，患者称因医院的侵权行为给其造成了精神压力，经常失眠、记忆力下降、脾气暴躁，造成哺乳期间突然断奶，致使刚出生半年的婴儿失去母乳。患者请求法院判令被告赔偿原告精神损害抚慰金10万元，诉讼费用由医院承担。

法院认为，医疗机构导致患者就医病历外泄，对患者的姓名权、隐私权造成一定伤害，对此负有过错，应对患者承担一定的赔偿责任。判决北京市某医院赔偿患者存××精神损害抚慰金1.2万元。

请思考： 北京市某医院是否应该承担此赔偿责任？为什么？

六、服从诊疗需要，不牟利转介患者

客观公正合理地根据患者需要提供医学信息、运用医疗资源。除因需要在医联体内正常转诊外，严禁以谋取个人利益为目的，经由网上或线下途径介绍、引导患者到指定医疗机构就诊。

⊕ **案例3-2-12**

成都市郫都区某人民医院。

该院原急诊科主任张××，自2018年开始，接受四川某私立医院业务员陈×的请托，向四川某私立医院介绍患者，并收取转诊病人医疗费用20%的"感谢费"。2018年至2020年间，先后两次将成都市郫都区某人民医院的病人介绍给该私立医院，共收取"感谢费"5300元。成都市纪委监委将此案例作为专项治理典型案例，对该医院进行了通报批评。

2022年4月，成都市郫都区某人民医院原急诊科主任张××受到了党内警告处分，其违纪所得也被收缴。

请思考： 张××受到处分的原因是什么？

七、维护诊疗秩序，不破坏就医公平

坚持平等原则，共建公平就医环境。严禁利用号源、床源、紧缺药品耗材等医疗资源或者检查、手术等诊疗安排收受好处、损公肥私。

⊕ 案例3-2-13

天津市某大药房连锁公司。

该公司实际控制人张××、贾××及其下属药店的店长苏××、王××，自2020年1月21日开始提高药店所售疫情防护用品、药品的价格，趁疫情防控之机牟取暴利。该公司下属7家药店，大幅提高20多种疫情防护药品、用品的价格，并对公众进行销售。其中，将疫情发生前售价2元的84消毒液提价至38元，将进价12元（每件）的口罩提价至128元（每件）。从1月21日起至27日仅7天时间内，非法经营数额达100余万元，严重扰乱了当地的正常防疫秩序。

1月27日，天津市公安局津南分局接到津南区市场监督管理局的线索以后，组织立案侦查，并于次日将张××、贾××、苏××、王××4人刑事拘留。公安机关立案后，津南区检察院于第一时间介入侦查，先后4次与公安机关召开联席会议，建议公安机关及时固定涉案公司下属药店消毒液、口罩等物品的出库单、销售记录等证据，并对各药店销售情况进行审计，全面收集涉案证据。2月24日，天津市公安局津南分局获准对张××、贾××、苏××、王××4人进行逮捕。

请思考： 天津市某大药房连锁公司的张××、贾××、苏××、王××4人是否应该受到处罚？为什么？

八、共建和谐关系，不收受患方"红包"

恪守医德、严格自律。严禁索取或者收受患者及其亲友的礼品、礼金、消费卡和有价证券、股权、其他金融产品等财物；严禁参加其安排、组织或者支付费用的宴请或者旅游、健身、娱乐等活动安排。

⊕ 案例3-2-14

海南省海口市某医院。

该院泌尿外科副主任黎×，被病人家属投诉索要、收受红包2000元。经过调查，5岁的患儿林××于2013年9月1日在其家长的陪同下到该医院泌尿外科就诊。入院治疗期间，黎×向病人家属暗示索要红包，并且两次收受病人家属的红包达2000元，此过程均被病人的家属录音并录制视频。该医院目前已经撤销了黎×的泌尿外科副主任职务，并且停止其6个月的执业活动；同时，责令黎×退还病人家属的红包2000元，扣发其绩效工资8537.24元。海南省卫生厅对海口市该医院给予了通报批评（因为医院对其职工负有领导和监督的责任），并且要求全省卫生行政部门、医疗机构引以为戒，全面加强医风医德的建设。

请思考： 海南省海口市某医院泌尿外科副主任黎×为何会受到处罚？

九、恪守交往底线，不收受企业回扣

遵纪守法、廉洁从业。严禁接受药品、医疗设备、医疗器械、医用卫生材料等医疗产品生产、经营企业或者经销人员以任何名义、形式给予的回扣；严禁参加其安排、组织或者支付费用的宴请或者旅游、健身、娱乐等活动安排。

⊕ 案例3-2-15

广东省深圳市某医院。

自2009年9月至2012年6月，张××先后担任该医院药剂科主任（科室的牵头负责人）、药学部主任等职务，其在该医院的药品采购及供应过程中，利用职务便利，非法收受药品供应商方面的回扣，受贿的金额高达30余万元。法院以受贿罪判处张××有期徒刑10年，并没收个人财产10万元。

请思考：广东省深圳市某医院药剂科原主任张××为何会受到如此处罚？

第三节　现代医院的人际关系

⊕ 案例3-3-1

李××，男，1岁，脑外伤病人。

该患儿脑外伤后于2016年5月19日下午到湖北襄阳市某医院急诊科就诊，15：05左右该院神经外科王医生接到急会诊电话通知后约15：10到达急诊科，查看患儿病情后，立即告知病人家属，患儿伤情较重，有两种治疗方案可供选择：①直接转往上级医院就诊，但需承担路上风险；②在本院治疗，因病人情况较重，可能预后较差。病人家属经过考虑后决定在该院治疗。请该院儿科急诊会诊后，考虑到病人脑外伤情况较重，不能排除手术可能，建议暂收治神经外科，等待病情稍稳定后转儿科。王医生于15：16带领家属办理入院手续，在入出院窗口立即开具CT检查申请单，并带领家属前往CT室检查。患儿行头胸部CT后于15：30左右到达神经外科，考虑"失血性休克"。患儿到达神经外科后经护士评估，血管条件很差，输液难度大，王医生立即陪同患儿和家属至就近的儿科病房请专科护士静脉穿刺，在神经外科时间约5分钟。病人到达儿科病区后，血管情况极差，经多次静脉穿刺不成功。神经外科王医生和儿科PICU医生沟通，再次强调患儿病情危重，最好能够立即收入PICU进行治疗；但儿科医生强调儿科收治病人的规则是必须通过儿科急诊诊断后才能收入院，所以约16：00王医生亲自陪同患儿及家属至儿科急诊，建立输液通道。16：15患儿突然病情变化，立即给予气管插管，胸外心脏按压等，患儿稍稳定后，于16：55送往儿科PICU治疗。20：00患儿抢救无效死亡。患儿家属投诉：神经外科护士技术差，态度差，医生抢救不及时，耽误病情造成患儿死亡。

请思考： 您认为在这个病情较重的脑外伤患儿的整个诊疗过程中，哪些医务工作者存在问题，存在什么问题？

人际关系（Interpersonal Relationships）贯穿人类医疗护理活动的始终。从古至今，随着医学科学的发展及医院的出现，医疗机构的人际关系逐步形成、发展并演变着。现代医院的人际关系是与医学科学技术发展相对应的产物。它的形成与发展受生产力水平及医学科学技术的影响和制约，也与整个自然科学以及哲学思想发展有着密切的联系。

按照马克思主义关于事物不断向前发展的观点看，现代医院人际关系的形成正是人类社会医疗活动形成人际关系并不断完善的结果。在"医院人际关系"称谓前冠以"现代"两个字，不仅表明了这一过程不断延续直到今天，也包含了其本身仍在不断发展变化的深刻寓意。

一、现代医院人际关系的形成与发展

现代医院人际关系（Modern Hospital Interpersonal Relationships）的形成与发展，经历了一个漫长的历史过程。它的形成与发展受医学科技和生产力水平的制约和影响，与整个自然科学及哲学思想的发展密切联系。从原始、古代、近代至现代，经历了由简单到复杂、由平面到立体的多维化医院人际关系演变，大概分为4个发展阶段。

（一）原始医学的人际关系

原始医学在人类社会的医学发展史上经历了漫长的时间，包括早期的图腾幻想医学和晚期的巫术医学。原始人类为了生存、减轻痛苦，研究各种植物、动物、矿物对生物机体的利害，或运用自己的经验判断，或通过观察某些植物对畜养动物身体的疗效来努力寻找治病的方法，发现了某些植物有毒，而某些植物能治疗疾病或减轻疾病痛苦。原始人类还知道用棘刺、砭石、骨针作为外科手术的工具，用来开放脓肿、取出异物、施行放血术等。虽然原始医学的医疗活动人际关系非常简单，没有医业的分工，人际关系主要体现在自救、互救中，更没有形成固定的医生与病人的关系，但这种原始的互相帮助使人类在恶劣的条件下求得生存。

（二）古代医学的人际关系

古代医学的最大进步主要体现在医学逐渐发展成为一种独立的职业，并且出现了医业的分工。例如，我国战国时期（公元前5世纪）的名医扁鹊，东汉末年的名医张仲景、华佗，就是职业医生。在古代时期，医疗的主要形式是个体医疗，医者主要多为个体行医。许多的医生游历于乡间为民治病，当然，也有很多属于"坐门等患"的医者（称为"坐堂先生"）。

古代的医学主要是经验医学，古代医学的人际关系主要是医生与病人之间的关系，病人为治病而求助于医生，医生通过为病人治病而谋生，这是相对平等的供求交换关系。古代时期出现医院萌芽，例如，在公元前7世纪，春秋时代，各国都城设立残废院；在公元2年，汉朝建立了最早的收容传染病的隔离院；东汉时期建立了军医院叫"庵庐"；元代军医院叫"安乐堂"。这一时期医疗活动中的人际关系也只是较以往相对复杂一些，独立个体行医仍是当时条件下的主要的医疗形式，这些医者之间往来很少，大多通过口口相传、著书立说而为人所知。

（三）近代医院的人际关系

近代医学的发展开始于文艺复兴之后。欧洲在16、17世纪步入封建社会的后期，手工业的出现、生产力的发展，致使封建关系瓦解，从而有力地推动了科学技术的发展，同时也促进了医学的发展，医学从此摆脱了僧侣的统治，克服了唯心主义的束缚，与当时的科学技术结合起来。近代医院为了适应近代实验医学的发展，出现了专科分工、医护分工、医技分工，实现了集体协作医疗。尽管分科与分工不细，但这些分工及集体协作仍然是近代医院的基本特征。

近代医院的人际关系开始走向复杂化，主要有医务人员与病人之间的关系、医务人员与病人家属之间的关系、医生与医生之间的关系、医生与护士之间的关系、护士与护士之间的关系、医生与医技人员之间的关系、护士与医技人员之间的关系、病人与病人之间的关系等。近代医院人际关系中的主要关系是医务人员与病人之间的关系，简称医患关系。此时的医患关系既有"主仆关系"又有"平等合作"的关系，医院的人际关系既有集体协作的关系，又有同行竞争的关系。曾有一部脍炙人口的电视剧《神医喜来乐》，就鲜明地表现了晚清末期，宫廷、民间医者之间的医德医术矛盾对立，乃至大时代背景下的中外医者之间的智慧碰撞与交叉。

> 讨论：在医院复杂的人际关系中，哪种人际关系是最主要的？

（四）现代医院人际关系

20世纪中期后，尤其是近三十年以来，由于计算机、电子、核子等最新自然科学领域的重大突破，大量高新技术渗入了医学领域，为医学发展提供了现代化的技术和手段，并为医学奠定了坚实的现代技术基础，促使医学科学技术领域在宏观及微观两个方面飞速地发展。由于多学科的互相渗透，医学也产生了众多新兴的学科分支，如分子遗传工程、生物学、现代免疫学、病理生物学、生物医学工程、生物物理学等。进入现代医学阶段之后，医学迅速发展。20世纪70年代，欧美等工业与科技先进的国家率先进入了现代医院的发展阶段。这是现代化的科学技术与文化发展的必然结果。时至今日，这股发展大潮已席卷全球。虽然从发展的眼光来看，现代医院的发展还不够全面，不够充分，远未到终点，但这一切都已昭示了现代医院发展的趋势。随着现代医院的发展，现代医院的人际关系呈现出立体多维的结构体系。

二、现代医院人际关系发展趋势

（一）经济关系强化趋势

现代医院既需要社会效益，又需要经济效益；现代医院既需要管理，又需要经营；现代医生必然既需要奉献，又会追求个人价值及经济利益。在市场经济的条件下，医患双方必然地存在着经济关系，这是不可避免的。因此，病人具有病人和消费者的双重角色，医务人员也常具有医者和经营者的双重身份。近年来医患之间的经济关系在不断地强化，随之而来的整个医疗卫生体系、医疗机构，乃至每个医疗科室的内部，均存在着利益合理分配的问题。

（二）多维联系趋势

由于医学科学技术的迅速发展，分科与分工越来越精细，病人从诊断到治疗需要经过许多科室、医务人员。因此，病人要得到及时的诊断和治疗，从心理上及行为上需要与多方发生联系，希望得到各个方面的"关照"。医务人员越来越懂得重视心理因素、社会因素对健康和疾病的影响，注意多接触病人，同病人主动建立联系，全面收集病人资料，以便加强心理疏导与沟通。因此，病人与医务人员双方都主动建立起多维联系，及时全面地进行信息、心理的交流及心灵的沟通。

（三）国际化趋势

在现代，世界上各个国家都扩大对外开放，使国际交流不断扩大，医学科学技术早已打破国界，各国医务人员之间的相互交流和接触日趋增多，而这种交流在某种意义上则代表着医学发展的高端水平和未来的发展趋势。相信在未来，不仅一个国家的内部医务人员可以在本国家内跨地区行医，也可实现世界各国医务人员之间的跨国行医，从而实现全球范围内的医疗人才和医疗资源的互补，而不再只限于学术方面的交流。因此，现代医院的医务人员必须适应人际关系的国际化趋势。

（四）法规化趋势

传统的医院人际关系，很大程度上是靠伦理和道德规范来维系的，通过人的内心信念、传统习俗及社会舆论来调节、约束医院人际关系。在现代社会，单靠道德、伦理准则来规范约束医院的各种人际关系显然是不够的，即便单靠行政管理也是不完整的。对现代医院医务人员之间、医患彼此间的权益与地位关系的立法，正在趋向完善，逐步成为维护医院人际关系正常发展的重要手段。

通过深入挖掘现代医院人际关系的发展历程、演变过程以及综合概述现代医院人际关系的特点，可以发现医院人际关系中包含着对现代医院建设的深刻意义。在医疗护理过程中，正确处理好各种人际关系显得十分重要。

三、现代医院中正确的人际关系应该是怎样的

医疗人际关系是指在医疗互动过程中所产生的一种特殊的社会关系，它是医疗活动的基本条件。在生物、心理、社会因素相统一的现代医学模式下，和谐的人际关系本身就具有积极的医疗意义。现代社会中的心理、社会因素对疾病的发生发展的影响越来越大，医生在这些方面给病人以帮助显得更为重要。目前，医疗人际关系主要有5种类型。

（一）医患关系

医患关系（The Relationship between Medical Staff and Patients）是医务人员与病人之间的关系，是医疗人际关系的核心，包括医患关系的技术方面和医患关系的非技术方面两部分，这是两个既有区别又有联系的部分。医患关系的技术方面，主要是指在医疗措施的决定和执行过程中，医生和病人之间所产生的相互关系。它可划分为3类：①主动—被动型医患关系，在这种关系中，医生是完全主动的，病人则是完全被动的；②引导—合作型医患关系，在医疗互动中，医生是主动者，病人有一定的主动性；③相互参与型医患关系，在这种类型的医患关系中，医生和病人在医疗互动中具有大体同等的主动性和权力，双方共同参与医疗方案的决策和实施。医患关系的非技术方面，主要是指医生与病人的社会、心理方面的关系，也就是通常所说的服务态度、医德医风。在现代医学模式中，医患关系非技术方面对疾病与健康的影响越来越大，越来越受到人们的重视。

> 讨论：医患关系包括哪两部分？在医患关系的技术方面，您认为哪种类型的医患关系最科学？

（二）医际关系

医际关系（The Relationship between Doctors and Doctors）指医生与医生之间的共事关系。从现代医疗的实践规模来说，医生在本质上是需要与其他医生密切合作，以实现其自身功能的一种职业。医生之间另一个重要方面的关系，是互相交流学术经验，提高医疗学术水平。

（三）护际关系

护际关系（The Relationship between Nurses and Nurses）指护士与护士之间的共事关系。一般分为3类：同级护际关系、上下级护际关系、教学护际关系。

（四）医护关系

医护关系（The Relationship between Doctors and Nurses）指医生和护士在医疗过程中的相互关系。医生的诊疗过程和护士的护理过程是有区别、有联系、有分工的共事过程。这种共事关系体现在对病人的治疗和护理的过程中。

（五）患际关系

患际关系（The Relationship between Patients and Patients）指病人与病人之间的关系。它包括医院内的患际关系和社会上的患际关系两种。在某些国家中，病人成立了正式的组织，如糖尿病协会，发起社会性的病人运动，对医疗过程及社会均产生一定的影响。

> **讨论**：什么是医疗人际关系？医疗人际关系有哪几种类型？您工作中需要处理好哪几种类型的人际关系？

四、构建和谐医患关系的对策

（一）合理调配卫生医疗资源，加快推进医疗体制改革

必须明确，当前医疗卫生行业存在的最主要的客观矛盾是人民日益增长的医疗卫生服务需求与当前的医疗服务水平之间存在供不应求的矛盾，当前的医疗服务水平尚不能满足人民需求，具体表现为普遍存在"看病难""看病贵"的问题。

基于这一矛盾的存在，政府更应该明确自己的责任，需进一步加深加快医疗体制的改革，使得医疗资源的调配更加合理，促使医疗卫生服务的可及性提高，有效缓解医疗服务供需之间的矛盾。同时，通过财政扶持卫生事业以及健全完善相关的法律法规，在为广大群众创造良好的就医环境的同时，也为医务人员创造一个和谐的、能够专注于医疗活动本身的工作环境。

（二）提升医务人员责任感，加强院内管理

首先，通过加强医院内部管理，加强对医务人员的监管，使整个行业的医疗秩序走上正轨。应该坚持以社会效益为基准，在社会上树立良好的医疗机构及医务人员形象，形成高尚的医德医风氛围。

其次，进一步规范医疗纠纷的处理及防范机制，畅通病人投诉沟通渠道，注重病人和家属的主观感受。

最后，注重提升医务人员责任感。医务人员的责任感包括两方面的内容：其一，医务人员必须不断地加强自身专业知识及职业技能的学习与提高，作为医务工作者应该活到老学到老，时时更新医学观念，做到与时俱进，这是最基本的要求；其二，注重加强自身人文修养，注重与病患间的交流沟通，加强对病人的人文关怀，增进医疗服务中的人文性服务。

⊕ **案例3-3-2**

覃××，男，32岁，湖北襄阳市某医院妇产科医生。

覃医生不仅医术高超，还善于处理医院人际关系，用心体恤病人，用爱温暖生命。目前，我国有十几万名妇产科医生，其中十分之一为男医生。在常人眼里，男

妇产科医生是个特殊的团体。随着社会的发展，这个群体被越来越多的人所接受。在该医院妇产科，副主任医师覃医生就是8名男医生中的一员。他以精湛的医术、敬业的态度，赢得了病人的信任。

1.从被病人拒绝到"非他不可"

8：00，在该医院妇产科肿瘤病区，覃医生开始查房。虽说是一个男医生，可他的到来，不仅没让病房里的女病人感到别扭，反倒让她们觉得很亲近。"恢复情况良好，您明天就可以出院了。"覃医生温和地说。"谢谢覃医生这么快就治好了我的病。"病人周女士感激地说。对于病人的赞许，覃医生现在已习以为常。可10年前，他刚到该医院上班时，情况并不是这样。"有一天晚上，我值夜班，一名70岁的老太太来就诊。我初步怀疑是盆腔炎，需要做进一步的妇科检查。"覃医生回忆道，不料，老太太见是一名男医生，坚决不肯做检查。因为当时没有女医生值班，覃医生只能先给予抗炎对症处理。"刚开始，我经常被女病人拒绝，自己心理上也要过个坎儿，双方都需要慢慢认同。"覃医生说。慢慢地，病人发现这名男医生看病很细致，对病人很有耐心，就逐渐接受了，最后还到了"非他不可"的地步。

2."温情"也是对症良药

现在，住院治疗的王女士已经和覃医生成了无话不说的朋友。当初得知患有恶性肿瘤时，她一度非常绝望，是覃医生的一番话，让她对战胜病魔有了信心。"他给我检查完了以后先安慰我，说我的病可以治愈。"王女士说，是覃医生的安慰，让她战胜了对病魔的恐惧。在给病人检查过程中，覃医生会和病人聊天，了解她们的经历和爱好，以加深彼此间的感情和信任。几年前，一名病人给覃医生留下了深刻的印象。那是一名40多岁的卵巢癌病人，遭遇十分不幸。30多岁时，丈夫因车祸离她而去，几年后她又发生车祸，失去了左上肢和右下肢。再婚后，现任丈夫身患重病，她又被确诊为卵巢癌。她第一次住院接受治疗时，精神已近乎崩溃。得知这些信息后，覃医生在耐心诊治的同时，经常利用加班时间与病人进行沟通，鼓励她建立战胜疾病的信心。在他的努力下，病人先后接受了手术和6次化疗，奇迹般地战胜了病魔。"一个亲切的笑脸、一个鼓励的眼神、一句温暖的问候语、一个拉扶的细心动作，给予家人似的温暖，驱走病患心理的阴霾，本身就是'对症良药'。"覃医生说。

3.帮病人解除病痛是一种幸福

作为一名临床医生，覃医生深知，只有通过优质的医疗服务，才能赢得病人的信任。在繁忙的临床工作之余，覃医生苦练基本功，了解妇产科发展的新动态，学习新技术、新疗法，为工作积累经验。近五年来，覃医生发表论文5篇、会议交流文章10余篇；他所主持的科研项目，获得湖北省科技进步三等奖、襄阳市科技进步一等奖。如今，在该妇产科肿瘤病区，越来越多的病人慕名找到覃医生，点名要他治疗。凭着精湛的技术，以及春风化雨的沟通方式，覃医生成了名副其实的"妇女之友"。"病人托付给我的，不只是生命，还有希望。我能用自己的医术解除她们的病痛，是一件幸福的事。"覃医生说。

第四节　中华人民共和国医师法

《中华人民共和国医师法》具体内容如下。

第一章　总则

第一条　为了保障医师合法权益，规范医师执业行为，加强医师队伍建设，保护人民健康，推进健康中国建设，制定本法。

第二条　本法所称医师，是指依法取得医师资格，经注册在医疗卫生机构中执业的专业医务人员，包括执业医师和执业助理医师。

讨论：什么是医师？

第三条　医师应当坚持人民至上、生命至上，发扬人道主义精神，弘扬敬佑生命、救死扶伤、甘于奉献、大爱无疆的崇高职业精神，恪守职业道德，遵守执业规范，提高执业水平，履行防病治病、保护人民健康的神圣职责。

医师依法执业，受法律保护。医师的人格尊严、人身安全不受侵犯。

第四条　国务院卫生健康主管部门负责全国的医师管理工作。国务院教育、人力资源社会保障、中医药等有关部门在各自职责范围内负责有关的医师管理工作。

县级以上地方人民政府卫生健康主管部门负责本行政区域内的医师管理工作。县级以上地方人民政府教育、人力资源社会保障、中医药等有关部门在各自职责范围内负责有关的医师管理工作。

第五条　每年8月19日为中国医师节。

对在医疗卫生服务工作中做出突出贡献的医师，按照国家有关规定给予表彰、奖励。

全社会应当尊重医师。各级人民政府应当关心爱护医师，弘扬先进事迹，加强业务培训，支持开拓创新，帮助解决困难，推动在全社会广泛形成尊医重卫的良好氛围。

第六条　国家建立健全医师医学专业技术职称设置、评定和岗位聘任制度，将职业道德、专业实践能力和工作业绩作为重要条件，科学设置有关评定、聘任标准。

第七条　医师可以依法组织和参加医师协会等有关行业组织、专业学术团体。

医师协会等有关行业组织应当加强行业自律和医师执业规范，维护医师合法权益，协助卫生健康主管部门和其他有关部门开展相关工作。

第二章　考试和注册

第八条　国家实行医师资格考试制度。

医师资格考试分为执业医师资格考试和执业助理医师资格考试。医师资格考试由省级以上人民政府卫生健康主管部门组织实施。

医师资格考试的类别和具体办法，由国务院卫生健康主管部门制定。

第九条　具有下列条件之一的，可以参加执业医师资格考试：

（一）具有高等学校相关医学专业本科以上学历，在执业医师指导下，在医疗卫生机构中参加医学专业工作实践满一年；

（二）具有高等学校相关医学专业专科学历，取得执业助理医师执业证书后，在医疗卫生机构中执业满二年。

⊕ **案例3-4-1**

张××，男，23岁，某医学院大学五年级的学生。

该生已在医院实习一年，见到实习科室里有好几个年轻医生都在报名参加执业医师资格考试，张同学觉得自己很能干，学习成绩也非常好，也想报名参加执业医师资格考试。可是，他的带教老师说他不符合报考条件，他很生气，但是，他听了带教老师的解释后就不生气了。

请思考：他的带教老师可能是如何解释的？

第十条　具有高等学校相关医学专业专科以上学历，在执业医师指导下，在医疗卫生机构中参加医学专业工作实践满一年的，可以参加执业助理医师资格考试。

第十一条　以师承方式学习中医满三年，或者经多年实践医术确有专长的，经县级以上人民政府卫生健康主管部门委托的中医药专业组织或者医疗卫生机构考核合格并推荐，可以参加中医医师资格考试。

以师承方式学习中医或者经多年实践，医术确有专长的，由至少二名中医医师推荐，经省级人民政府中医药主管部门组织实践技能和效果考核合格后，即可取得中医医师资格及相应的资格证书。

本条规定的相关考试、考核办法，由国务院中医药主管部门拟订，报国务院卫生健康主管部门审核、发布。

第十二条　医师资格考试成绩合格，取得执业医师资格或者执业助理医师资格，发给医师资格证书。

第十三条　国家实行医师执业注册制度。

取得医师资格的，可以向所在地县级以上地方人民政府卫生健康主管部门申请注册。医疗卫生机构可以为本机构中的申请人集体办理注册手续。

除有本法规定不予注册的情形外,卫生健康主管部门应当自受理申请之日起二十个工作日内准予注册,将注册信息录入国家信息平台,并发给医师执业证书。

未注册取得医师执业证书,不得从事医师执业活动。

医师执业注册管理的具体办法,由国务院卫生健康主管部门制定。

⊕ 案例3-4-2

王××,男,25岁,某三级甲等医院医生。

今年,王医生通过了执业医师考试并取得了医师资格证,于是,向医院申请处方权,但是,医院未同意,王医生不明白为什么。

请思考: 医院为什么不同意王医生的处方权申请?

第十四条 医师经注册后,可以在医疗卫生机构中按照注册的执业地点、执业类别、执业范围执业,从事相应的医疗卫生服务。

中医、中西医结合医师可以在医疗机构中的中医科、中西医结合科或者其他临床科室按照注册的执业类别、执业范围执业。

医师经相关专业培训和考核合格,可以增加执业范围。法律、行政法规对医师从事特定范围执业活动的资质条件有规定的,从其规定。

经考试取得医师资格的中医医师按照国家有关规定,经培训和考核合格,在执业活动中可以采用与其专业相关的西医药技术方法。西医医师按照国家有关规定,经培训和考核合格,在执业活动中可以采用与其专业相关的中医药技术方法。

第十五条 医师在二个以上医疗卫生机构定期执业的,应当以一个医疗卫生机构为主,并按照国家有关规定办理相关手续。国家鼓励医师定期定点到县级以下医疗卫生机构,包括乡镇卫生院、村卫生室、社区卫生服务中心等,提供医疗卫生服务,主执业机构应当支持并提供便利。

卫生健康主管部门、医疗卫生机构应当加强对有关医师的监督管理,规范其执业行为,保证医疗卫生服务质量。

第十六条 有下列情形之一的,不予注册:

(一)无民事行为能力或者限制民事行为能力;

(二)受刑事处罚,刑罚执行完毕不满二年或者被依法禁止从事医师职业的期限未满;

(三)被吊销医师执业证书不满二年;

(四)因医师定期考核不合格被注销注册不满一年;

(五)法律、行政法规规定不得从事医疗卫生服务的其他情形。

受理申请的卫生健康主管部门对不予注册的,应当自受理申请之日起二十个工作日内书面通知申请人和其所在医疗卫生机构,并说明理由。

⊕ 案例3-4-3

李××，男，29岁，某三级甲等医院医生。

李医生在该医院工作期满一年，并且考取了执业医师资格证，现准备申请执业医师注册，但医院发现李医生正处于抑郁症发病期而不予同意，李医生及其家人不理解。

请思考： 医院不同意的依据是什么？

第十七条　医师注册后有下列情形之一的，注销注册，废止医师执业证书：

（一）死亡；

（二）受刑事处罚；

（三）被吊销医师执业证书；

（四）医师定期考核不合格，暂停执业活动期满，再次考核仍不合格；

（五）中止医师执业活动满二年；

（六）法律、行政法规规定不得从事医疗卫生服务或者应当办理注销手续的其他情形。

有前款规定情形的，医师所在医疗卫生机构应当在三十日内报告准予注册的卫生健康主管部门；卫生健康主管部门依职权发现医师有前款规定情形的，应当及时通报准予注册的卫生健康主管部门。准予注册的卫生健康主管部门应当及时注销注册，废止医师执业证书。

⊕ 案例3-4-4

张××，男，50岁，某三级甲等医院医生。

该医生因酒驾伤人，被依法追究刑事责任，于是，医院通知收回其医师执业证书，并上报卫生行政部门注销注册。该医生很不理解。医院告诉他，若其有异议，可以自收到注销注册的通知之日起十五日内，依法申请复议或者向人民法院提起诉讼。

请思考： 医院为什么要收回该医生的医师执业证书？

第十八条　医师变更执业地点、执业类别、执业范围等注册事项的，应当依照本法规定到准予注册的卫生健康主管部门办理变更注册手续。

医师从事下列活动的，可以不办理相关变更注册手续：

（一）参加规范化培训、进修、对口支援、会诊、突发事件医疗救援、慈善或者其他公益性医疗、义诊；

（二）承担国家任务或者参加政府组织的重要活动等；

（三）在医疗联合体内的医疗机构中执业。

● **案例 3-4-5**

钱××，女，39岁，山西省某医院主治医师。

钱医生因家庭原因调动至湖南省某医院工作，由于该医师的执业医师证书是在山西省办理的，新单位告诉她不能马上就上班，需要过一段时间后再看看能不能在该院从事医疗活动，该医生不清楚为什么，经过医务科解释后，她就明白了。

请思考： 医务科可能是怎样给她解释的？

第十九条　中止医师执业活动二年以上或者本法规定不予注册的情形消失，申请重新执业的，应当由县级以上人民政府卫生健康主管部门或者其委托的医疗卫生机构、行业组织考核合格，并依照本法规定重新注册。

第二十条　医师个体行医应当依法办理审批或者备案手续。

执业医师个体行医，须经注册后在医疗卫生机构中执业满五年；但是，依照本法第十一条第二款规定取得中医医师资格的人员，按照考核内容进行执业注册后，即可在注册的执业范围内个体行医。

县级以上地方人民政府卫生健康主管部门对个体行医的医师，应当按照国家有关规定实施监督检查，发现有本法规定注销注册的情形的，应当及时注销注册，废止医师执业证书。

● **案例 3-4-6**

赵××，男，27岁，医生。

赵医生本科毕业后，在某二级甲等医院工作两年了，今辞职，想申请个体行医资质，但是当地的卫生行政部门未给予批准，他不明白为什么。

请思考： 您明白卫生行政部门为什么未给予批准吗？

第二十一条　县级以上地方人民政府卫生健康主管部门应当将准予注册和注销注册的人员名单及时予以公告，由省级人民政府卫生健康主管部门汇总，报国务院卫生健康主管部门备案，并按照规定通过网站提供医师注册信息查询服务。

第三章　执业规则

第二十二条　医师在执业活动中享有下列权利：

（一）在注册的执业范围内，按照有关规范进行医学诊查、疾病调查、医学处置、出具相应的医学证明文件，选择合理的医疗、预防、保健方案；

（二）获取劳动报酬，享受国家规定的福利待遇，按照规定参加社会保险并享受相应待遇；

（三）获得符合国家规定标准的执业基本条件和职业防护装备；

（四）从事医学教育、研究、学术交流；

（五）参加专业培训，接受继续医学教育；

（六）对所在医疗卫生机构和卫生健康主管部门的工作提出意见和建议，依法参与所在机构的民主管理；

（七）法律、法规规定的其他权利。

⊕ **案例3-4-7**

孙××，女，31岁，某二级乙等医院医生。

孙医生今年在该院工作满五年七个月，想到上级医院进修，进一步提高专业素养，但是近两年，经本人反复地、多次地申请，科室主任均不同意，孙医生很生气，投诉到卫生健康委员会。

请思考：请问该科室的做法对吗？

第二十三条　医师在执业活动中履行下列义务：

（一）树立敬业精神，恪守职业道德，履行医师职责，尽职尽责救治患者，执行疫情防控等公共卫生措施；

（二）遵循临床诊疗指南，遵守临床技术操作规范和医学伦理规范等；

（三）尊重、关心、爱护患者，依法保护患者隐私和个人信息；

（四）努力钻研业务，更新知识，提高医学专业技术能力和水平，提升医疗卫生服务质量；

（五）宣传推广与岗位相适应的健康科普知识，对患者及公众进行健康教育和健康指导；

（六）法律、法规规定的其他义务。

⊕ **案例3-4-8**

李××，女，45岁，某二级甲等医院主治医师。

李医师主治的一名病人病情很特殊，李医师认为该病人的情况具有特别重要的探讨意义，所以，她将病人的检查结果发布到某医学论坛上供大家交流，讨论治病方法，但在发布的过程中未将病人的基本信息完全遮挡，被病人及家属发现后投诉到医院。该医生认为自己只是为了交流探讨治病方法，以便更好地救治病人才发布信息，被投诉觉得很委屈。

请思考：您认为该医生被投诉"冤"吗？为什么？

第二十四条　医师实施医疗、预防、保健措施，签署有关医学证明文件，必须亲自诊查、调查，并按照规定及时填写病历等医学文书，不得隐匿、伪造、篡改或者擅自销毁病历等医学文书及有关资料。

医师不得出具虚假医学证明文件以及与自己执业范围无关或者与执业类别不相符的医学证明文件。

> ⊕ **案例3-4-9**
>
> 　　秦××，女，22岁，某银行职员。
>
> 　　秦小姐想请假一个月与男朋友一起到美国旅游结婚，但是该银行以人员紧张为由不予批准。秦小姐找到在医院内科做医生的亲戚张主任（科主任），一再请求开具骨折证明以便请假，遭到张主任的拒绝。秦小姐觉得这个亲戚太不近人情了！
>
> 　　**请思考：**您对内科医生张主任的做法有什么看法？

　　第二十五条　医师在诊疗活动中应当向患者说明病情、医疗措施和其他需要告知的事项。需要实施手术、特殊检查、特殊治疗的，医师应当及时向患者具体说明医疗风险、替代医疗方案等情况，并取得其明确同意；不能或者不宜向患者说明的，应当向患者的近亲属说明，并取得其明确同意。

> ⊕ **案例3-4-10**
>
> 　　陈××，男，36岁，某医院普外科医生。
>
> 　　陈医生主管的5号病床病人何女士，以慢性直肠炎收入院。陈医生凭着自己的经验，在心里认为何女士患直肠癌的可能性比较大，一直担心着，但没有告诉病人及家属。今天病检结果出来了，病理检查报告显示为直肠癌变。陈医生看着报告单思考：何女士是否能够承受这个打击呢？应该如何向何女士告知这个病情呢？
>
> 　　**请思考：**陈医生是不是应该如实告知病情？您认为如何告知比较妥当？

　　第二十六条　医师开展药物、医疗器械临床试验和其他医学临床研究应当符合国家有关规定，遵守医学伦理规范，依法通过伦理审查，取得书面知情同意。

> ⊕ **案例3-4-11**
>
> 　　洪××，男，46岁，某医院五官科医生。
>
> 　　该院五官科被初次设定为药物临床试验基地，这段时间，由于某种药物尚在临床试验阶段，洪医生为了避免病人心理因素对疗效产生影响，所以，在未告知病人和家属的情况下，让病人使用了此药物。
>
> 　　**请思考：**该医生的做法对吗？为什么？

　　第二十七条　对需要紧急救治的患者，医师应当采取紧急措施进行诊治，不得拒绝急救处置。

因抢救生命垂危的患者等紧急情况，不能取得患者或者其近亲属意见的，经医疗机构负责人或者授权的负责人批准，可以立即实施相应的医疗措施。

国家鼓励医师积极参与公共交通工具等公共场所急救服务；医师因自愿实施急救造成受助人损害的，不承担民事责任。

⊕ **案例3-4-12**

王××，男，37岁，某三级甲等医院急诊科医生。

这天，中午值班时，一个小伙子急匆匆地背进来一名外伤昏迷的老年男性病人，王医生急忙和值班护士冲上去接诊，准备救治，可小伙子称自己是过路人，在路边捡到了这一名外伤病人，而后丢下病人就走了。急诊室很多其他病人家属在那里围观，议论纷纷，"这个老人是什么人呀，连名字都不知道，医院会不会拒收呢？""也没有家人缴费，医生真的会抢救他吗？"……

请思考：您认为王医生应该怎么做？为什么？

第二十八条　医师应当使用经依法批准或者备案的药品、消毒药剂、医疗器械，采用合法、合规、科学的诊疗方法。

除按照规范用于诊断治疗外，不得使用麻醉药品、医疗用毒性药品、精神药品、放射性药品等。

第二十九条　医师应当坚持安全有效、经济合理的用药原则，遵循药品临床应用指导原则、临床诊疗指南和药品说明书等合理用药。

在尚无有效或者更好治疗手段等特殊情况下，医师取得患者明确知情同意后，可以采用药品说明书中未明确但具有循证医学证据的药品用法实施治疗。医疗机构应当建立管理制度，对医师处方、用药医嘱的适宜性进行审核，严格规范医师用药行为。

第三十条　执业医师按照国家有关规定，经所在医疗卫生机构同意，可以通过互联网等信息技术提供部分常见病、慢性病复诊等适宜的医疗卫生服务。国家支持医疗卫生机构之间利用互联网等信息技术开展远程医疗合作。

第三十一条　医师不得利用职务之便，索要、非法收受财物或者牟取其他不正当利益；不得对患者实施不必要的检查、治疗。

⊕ **案例3-4-13**

邢××，女，47岁，某医院妇科医生。

昨夜，该院妇科病区6号病床病人朱女士突然发生病情变化，邢医生2∶00接到值班医生的报告后，立即乘坐出租车从家里火速赶去主刀手术，该病人术后病情明显改善，对邢医生万分感激。朱女士出院时真诚地送500元购物卡让邢医生的学生（实习医生）转交给邢医生，以表示感谢，实习医生很为难，不知道该如何处理。

请思考： 您认为该实习医生应如何处理？

第三十二条　遇有自然灾害、事故灾难、公共卫生事件和社会安全事件等严重威胁人民生命健康的突发事件时，县级以上人民政府卫生健康主管部门根据需要组织医师参与卫生应急处置和医疗救治，医师应当服从调遣。

第三十三条　在执业活动中有下列情形之一的，医师应当按照有关规定及时向所在医疗卫生机构或者有关部门、机构报告：

（一）发现传染病、突发不明原因疾病或者异常健康事件；

（二）发生或者发现医疗事故；

（三）发现可能与药品、医疗器械有关的不良反应或者不良事件；

（四）发现假药或者劣药；

（五）发现患者涉嫌伤害事件或者非正常死亡；

（六）法律、法规规定的其他情形。

⊕ **案例3-4-14**

邱××，男，39岁，某医院透析室医生。

邱医生为了节省医疗成本，增加科室收入，违规重复使用一次性透析管路，造成多名病人感染病毒性丙型肝炎。事发后，他被卫生行政主管部门吊销了医师执业证书，并被告知，将根据调查情况，依法追究其刑事责任。

请思考： 邱医生为何会受到这种处罚？

第三十四条　执业助理医师应当在执业医师的指导下，在医疗卫生机构中按照注册的执业类别、执业范围执业。

在乡、民族乡、镇和村医疗卫生机构以及艰苦边远地区县级医疗卫生机构中执业的执业助理医师，可以根据医疗卫生服务情况和本人实践经验，独立从事一般的执业活动。

第三十五条　参加临床教学实践的医学生和尚未取得医师执业证书、在医疗卫生机构中参加医学专业工作实践的医学毕业生，应当在执业医师监督、指导下参与临床诊疗活动。医疗卫生机构应当为有关医学生、医学毕业生参与临床诊疗活动提供必要的条件。

第三十六条　有关行业组织、医疗卫生机构、医学院校应当加强对医师的医德医风教育。

医疗卫生机构应当建立健全医师岗位责任、内部监督、投诉处理等制度，加强对医师的管理。

第四章　培训和考核

第三十七条　国家制定医师培养规划，建立适应行业特点和社会需求的医师培养和供需平衡机制，统筹各类医学人才需求，加强全科、儿科、精神科、老年医学等紧缺专业人才培养。

国家采取措施，加强医教协同，完善医学院校教育、毕业后教育和继续教育体系。

国家通过多种途径，加强以全科医生为重点的基层医疗卫生人才培养和配备。

国家采取措施，完善中医西医相互学习的教育制度，培养高层次中西医结合人才和能够提供中西医结合服务的全科医生。

第三十八条　国家建立健全住院医师规范化培训制度，健全临床带教激励机制，保障住院医师培训期间待遇，严格培训过程管理和结业考核。

国家建立健全专科医师规范化培训制度，不断提高临床医师专科诊疗水平。

第三十九条　县级以上人民政府卫生健康主管部门和其他有关部门应当制定医师培训计划，采取多种形式对医师进行分级分类培训，为医师接受继续医学教育提供条件。

县级以上人民政府应当采取有力措施，优先保障基层、欠发达地区和民族地区的医疗卫生人员接受继续医学教育。

第四十条　医疗卫生机构应当合理调配人力资源，按照规定和计划保证本机构医师接受继续医学教育。

县级以上人民政府卫生健康主管部门应当有计划地组织协调县级以上医疗卫生机构对乡镇卫生院、村卫生室、社区卫生服务中心等基层医疗卫生机构中的医疗卫生人员开展培训，提高其医学专业技术能力和水平。

有关行业组织应当为医师接受继续医学教育提供服务和创造条件，加强继续医学教育的组织、管理。

第四十一条　国家在每年的医学专业招生计划和教育培训计划中，核定一定比例用于定向培养、委托培训，加强基层和艰苦边远地区医师队伍建设。

有关部门、医疗卫生机构与接受定向培养、委托培训的人员签订协议，约定相关待遇、服务年限、违约责任等事项，有关人员应当履行协议约定的义务。县级以上人民政府有关部门应当采取措施，加强履约管理。协议各方违反约定的，应当承担违约责任。

第四十二条　国家实行医师定期考核制度。

县级以上人民政府卫生健康主管部门或者其委托的医疗卫生机构、行业组织应当按照医师执业标准，对医师的业务水平、工作业绩和职业道德状况进行考核，考核周期为三年。对具有较长年限执业经历、无不良行为记录的医师，可以简化考核程序。

受委托的机构或者组织应当将医师考核结果报准予注册的卫生健康主管部门备案。

对考核不合格的医师，县级以上人民政府卫生健康主管部门应当责令其暂停执业活动三个月至六个月，并接受相关专业培训。暂停执业活动期满，再次进行考核，对考核合格的，允许其继续执业。

第四十三条　省级以上人民政府卫生健康主管部门负责指导、检查和监督医师考核工作。

第五章　保障措施

第四十四条　国家建立健全体现医师职业特点和技术劳动价值的人事、薪酬、职称、奖励制度。

对从事传染病防治、放射医学和精神卫生工作以及其他特殊岗位工作的医师，应当按照国家有关规定给予适当的津贴。津贴标准应当定期调整。

在基层和艰苦边远地区工作的医师，按照国家有关规定享受津贴、补贴政策，并在职称评定、职业发展、教育培训和表彰奖励等方面享受优惠待遇。

第四十五条　国家加强疾病预防控制人才队伍建设，建立适应现代化疾病预防控制体系的医师培养和使用机制。

疾病预防控制机构、二级以上医疗机构以及乡镇卫生院、社区卫生服务中心等基层医疗卫生机构应当配备一定数量的公共卫生医师，从事人群疾病及危害因素监测、风险评估研判、监测预警、流行病学调查、免疫规划管理、职业健康管理等公共卫生工作。医疗机构应当建立健全管理制度，严格执行院内感染防控措施。

国家建立公共卫生与临床医学相结合的人才培养机制，通过多种途径对临床医师进行疾病预防控制、突发公共卫生事件应对等方面业务培训，对公共卫生医师进行临床医学业务培训，完善医防结合和中西医协同防治的体制机制。

第四十六条　国家采取措施，统筹城乡资源，加强基层医疗卫生队伍和服务能力建设，对乡村医疗卫生人员建立县乡村上下贯通的职业发展机制，通过县管乡用、乡聘村用等方式，将乡村医疗卫生人员纳入县域医疗卫生人员管理。

执业医师晋升为副高级技术职称的，应当有累计一年以上在县级以下或者对口支援的医疗卫生机构提供医疗卫生服务的经历；晋升副高级技术职称后，在县级以下或者对口支援的医疗卫生机构提供医疗卫生服务，累计一年以上的，同等条件下优先晋升正高级技术职称。

国家采取措施，鼓励取得执业医师资格或者执业助理医师资格的人员依法开办村医疗卫生机构，或者在村医疗卫生机构提供医疗卫生服务。

第四十七条　国家鼓励在村医疗卫生机构中向村民提供预防、保健和一般医疗服务的乡村医生通过医学教育取得医学专业学历；鼓励符合条件的乡村医生参加医师资格考试，依法取得医师资格。

国家采取措施，通过信息化、智能化手段帮助乡村医生提高医学技术能力和水平，进一步完善对乡村医生的服务收入多渠道补助机制和养老等政策。

乡村医生的具体管理办法，由国务院制定。

第四十八条　医师有下列情形之一的，按照国家有关规定给予表彰、奖励：

（一）在执业活动中，医德高尚，事迹突出；

（二）在医学研究、教育中开拓创新，对医学专业技术有重大突破，做出显著贡献；

（三）遇有突发事件时，在预防预警、救死扶伤等工作中表现突出；

（四）长期在艰苦边远地区的县级以下医疗卫生机构努力工作；

（五）在疾病预防控制、健康促进工作中做出突出贡献；

（六）法律、法规规定的其他情形。

第四十九条　县级以上人民政府及其有关部门应当将医疗纠纷预防和处理工作纳入社会治安综合治理体系，加强医疗卫生机构及周边治安综合治理，维护医疗卫生机构良好的执业环境，有效防范和依法打击涉医违法犯罪行为，保护医患双方合法权益。

医疗卫生机构应当完善安全保卫措施，维护良好的医疗秩序，及时主动化解医疗纠纷，保障医师执业安全。

禁止任何组织或者个人阻碍医师依法执业，干扰医师正常工作、生活；禁止通过侮辱、诽谤、威胁、殴打等方式，侵犯医师的人格尊严、人身安全。

⊕ **案例3-4-15**

周××，女，49岁，某医院肾病科住院病人。

在医院住院期间，周女士及其家属对治疗效果不满意，主管医师查房时，病人家属与医生发生言语冲突，动手打伤了医生的头部，医院报警后，将被打医生送入脑外科治疗，并请法医做了伤情鉴定。

请思考：您认为警察接到医院报警后应该怎么做？为什么？

第五十条　医疗卫生机构应当为医师提供职业安全和卫生防护用品，并采取有效的卫生防护和医疗保健措施。

医师受到事故伤害或者在职业活动中因接触有毒、有害因素而引起疾病、死亡的，依照有关法律、行政法规的规定享受工伤保险待遇。

第五十一条 医疗卫生机构应当为医师合理安排工作时间，落实带薪休假制度，定期开展健康检查。

第五十二条 国家建立完善医疗风险分担机制。医疗机构应当参加医疗责任保险或者建立、参加医疗风险基金。鼓励患者参加医疗意外保险。

第五十三条 新闻媒体应当开展医疗卫生法律、法规和医疗卫生知识的公益宣传，弘扬医师先进事迹，引导公众尊重医师、理性对待医疗卫生风险。

第六章 法律责任

第五十四条 在医师资格考试中有违反考试纪律等行为，情节严重的，一年至三年内禁止参加医师资格考试。

以不正当手段取得医师资格证书或者医师执业证书的，由发给证书的卫生健康主管部门予以撤销，三年内不受理其相应申请。

伪造、变造、买卖、出租、出借医师执业证书的，由县级以上人民政府卫生健康主管部门责令改正，没收违法所得，并处违法所得二倍以上五倍以下的罚款，违法所得不足一万元的，按一万元计算；情节严重的，吊销医师执业证书。

第五十五条 违反本法规定，医师在执业活动中有下列行为之一的，由县级以上人民政府卫生健康主管部门责令改正，给予警告；情节严重的，责令暂停六个月以上一年以下执业活动直至吊销医师执业证书：

（一）在提供医疗卫生服务或者开展医学临床研究中，未按照规定履行告知义务或者取得知情同意；

（二）对需要紧急救治的患者，拒绝急救处置，或者由于不负责任延误诊治；

（三）遇有自然灾害、事故灾难、公共卫生事件和社会安全事件等严重威胁人民生命健康的突发事件时，不服从卫生健康主管部门调遣；

（四）未按照规定报告有关情形；

（五）违反法律、法规、规章或者执业规范，造成医疗事故或者其他严重后果。

第五十六条 违反本法规定，医师在执业活动中有下列行为之一的，由县级以上人民政府卫生健康主管部门责令改正，给予警告，没收违法所得，并处一万元以上三万元以下的罚款；情节严重的，责令暂停六个月以上一年以下执业活动直至吊销医师执业证书：

（一）泄露患者隐私或者个人信息；

（二）出具虚假医学证明文件，或者未经亲自诊查、调查，签署诊断、治疗、流行病学等证明文件或者有关出生、死亡等证明文件；

（三）隐匿、伪造、篡改或者擅自销毁病历等医学文书及有关资料；

（四）未按照规定使用麻醉药品、医疗用毒性药品、精神药品、放射性药品等；

（五）利用职务之便，索要、非法收受财物或者牟取其他不正当利益，或者违反诊疗规范，对患者实施不必要的检查、治疗造成不良后果；

（六）开展禁止类医疗技术临床应用。

第五十七条　违反本法规定，医师未按照注册的执业地点、执业类别、执业范围执业的，由县级以上人民政府卫生健康主管部门或者中医药主管部门责令改正，给予警告，没收违法所得，并处一万元以上三万元以下的罚款；情节严重的，责令暂停六个月以上一年以下执业活动直至吊销医师执业证书。

第五十八条　严重违反医师职业道德、医学伦理规范，造成恶劣社会影响的，由省级以上人民政府卫生健康主管部门吊销医师执业证书或者责令停止非法执业活动，五年直至终身禁止从事医疗卫生服务或者医学临床研究。

第五十九条　违反本法规定，非医师行医的，由县级以上人民政府卫生健康主管部门责令停止非法执业活动，没收违法所得和药品、医疗器械，并处违法所得二倍以上十倍以下的罚款，违法所得不足一万元的，按一万元计算。

第六十条　违反本法规定，阻碍医师依法执业，干扰医师正常工作、生活，或者通过侮辱、诽谤、威胁、殴打等方式，侵犯医师人格尊严、人身安全，构成违反治安管理行为的，依法给予治安管理处罚。

第六十一条　违反本法规定，医疗卫生机构未履行报告职责，造成严重后果的，由县级以上人民政府卫生健康主管部门给予警告，对直接负责的主管人员和其他直接责任人员依法给予处分。

第六十二条　违反本法规定，卫生健康主管部门和其他有关部门工作人员或者医疗卫生机构工作人员弄虚作假、滥用职权、玩忽职守、徇私舞弊的，依法给予处分。

第六十三条　违反本法规定，构成犯罪的，依法追究刑事责任；造成人身、财产损害的，依法承担民事责任。

第七章　附则

第六十四条　国家采取措施，鼓励具有中等专业学校医学专业学历的人员通过参加更高层次学历教育等方式，提高医学技术能力和水平。

在本法施行前以及在本法施行后一定期限内取得中等专业学校相关医学专业学历的人员，可以参加医师资格考试。具体办法由国务院卫生健康主管部门会同国务院教育、中医药等有关部门制定。

第六十五条　中国人民解放军和中国人民武装警察部队执行本法的具体办法，由国务院、中央军事委员会依据本法制定。

第六十六条　境外人员参加医师资格考试、申请注册、执业或者从事临床示教、临床研究、临床学术交流等活动的具体管理办法，由国务院卫生健康主管部门制定。

第六十七条　本法自2022年3月1日起施行。《中华人民共和国执业医师法》同时废止。

第五节　护士条例

《护士条例》具体内容如下。

第一章　总则

第一条　为了维护护士的合法权益，规范护理行为，促进护理事业发展，保障医疗安全和人体健康，制定本条例。

> 讨论：国家制定《护士条例》的目的是什么？

第二条　本条例所称护士，是指经执业注册取得护士执业证书，依照本条例规定从事护理活动，履行保护生命、减轻痛苦、增进健康职责的卫生技术人员。

> 讨论：什么是"护士"？

第三条　护士人格尊严、人身安全不受侵犯。护士依法履行职责，受法律保护。

全社会应当尊重护士。

⊕ 案例3-5-1

张××，女，27岁，某医院急诊科护士。

张护士怀孕5个月。10：00输液高峰期遇到一名46岁的病人何女士，强烈要求不排队并提前输液。张护士按照医院规定耐心解释，劝说无果，何女士愤怒地自行冲入治疗室，欲拿走自己的输液药物另寻其他医院输液。由于治疗室是配药的无菌室，医院感染控制部门要求非工作人员不得进入，张护士急忙上前阻拦病人何女士，被何女士愤怒地打了一耳光，并被推倒在地，张护士顿觉腹痛，一起上班的其他护士扶起张护士并报了警。张护士很快被医院保卫科值班人员护送至妇产科病区住院，被诊断为"先兆流产"。

请思考：接到报警的警察可能会怎么处理这件事？为什么？

第四条　国务院有关部门、县级以上地方人民政府及其有关部门以及乡（镇）人民政府应当采取措施，改善护士的工作条件，保障护士待遇，加强护士队伍建设，促进护理事业健康发展。

国务院有关部门和县级以上地方人民政府应当采取措施，鼓励护士到农村、基层医疗卫生机构工作。

> 讨论：您是否打算到农村、基层医疗卫生机构去工作？为什么？

第五条　国务院卫生主管部门负责全国的护士监督管理工作。

县级以上地方人民政府卫生主管部门负责本行政区域的护士监督管理工作。

> 讨论：什么部门负责全国的护士监督管理工作？

第六条　国务院有关部门对在护理工作中做出杰出贡献的护士，应当授予全国卫生系统先进工作者荣誉称号或者颁发白求恩奖章，受到表彰、奖励的护士享受省部级劳动模范、先进工作者待遇；对长期从事护理工作的护士应当颁发荣誉证书。具体办法由国务院有关部门制定。

县级以上地方人民政府及其有关部门对本行政区域内做出突出贡献的护士，按照省、自治区、直辖市人民政府的有关规定给予表彰、奖励。

> 讨论：我国获得弗洛伦斯·南丁格尔奖章的护理人员有哪些？

第二章　执业注册

第七条　护士执业，应当经执业注册取得护士执业证书。

申请护士执业注册，应当具备下列条件：

（一）具有完全民事行为能力；

（二）在中等职业学校、高等学校完成国务院教育主管部门和国务院卫生主管部门规定的普通全日制3年以上的护理、助产专业课程学习，包括在教学、综合医院完成8个月以上护理临床实习，并取得相应学历证书；

（三）通过国务院卫生主管部门组织的护士执业资格考试；

（四）符合国务院卫生主管部门规定的健康标准。

护士执业注册申请，应当自通过护士执业资格考试之日起3年内提出；逾期提出申请的，除应当具备前款第（一）项、第（二）项和第（四）项规定条件外，还应当在符合国务院卫生主管部门规定条件的医疗卫生机构接受3个月临床护理培训并考核合格。

护士执业资格考试办法由国务院卫生主管部门会同国务院人事部门制定。

➕ **案例3-5-2**

胡××，女，22岁，某大学护理系大学四年级学生。

该生现在其大学附属医院（三级甲等）门诊急诊科实习，临近毕业。胡同学由于勤奋好学，目前已经通过了今年的国家护士执业考试（网上查的成绩全部优秀）。某天，大暴雨导致当地几辆客运车发生交通事故，门诊急诊科急诊输液病人突然增多，带教老师们都忙着，胡同学自己把第二观察室的6名病人的输液治疗全部完成了，得到了病人的赞扬，她自己也感到很自豪，觉得自己很能干。然而，护士长知道后却狠狠地批评了她。

请思考： 医院以病人为中心，为什么胡同学受到了病人的赞扬而护士长却严厉地批评了她？

第八条 申请护士执业注册的，应当向批准设立拟执业医疗机构或者为该医疗机构备案的卫生主管部门提出申请。收到申请的卫生主管部门应当自收到申请之日起20个工作日内做出决定，对具备本条例规定条件的，准予注册，并发给护士执业证书；对不具备本条例规定条件的，不予注册，并书面说明理由。

护士执业注册有效期为5年。

➕ **案例3-5-3**

王××，女，19岁，某护士学校中专毕业生。

该生虽然在8个月的实习过程中由于阑尾炎手术耽误了3周，但该同学毕业考试的理论和操作成绩都十分优秀，获得了毕业学历证书，并且很快通过了国家护士执业考试，体检合格。于是，她向当地人民政府卫生主管部门提出了护士执业注册申请，却没有成功。

请思考： 当地人民政府卫生主管部门为何没有批准王同学的护士执业注册申请？王同学还能再次提出申请吗？有什么依据？

第九条 护士在其执业注册有效期内变更执业地点的，应当向批准设立拟执业医疗机构或者为该医疗机构备案的卫生主管部门报告。收到报告的卫生主管部门应当自收到报告之日起7个工作日内为其办理变更手续。护士跨省、自治区、直辖市变更执业地点的，收到报告的卫生主管部门还应当向其原注册部门通报。

➕ **案例3-5-4**

张××，女，湖南省某三级甲等医院护士。

该护士去年9月调入湖北某二级甲等医院工作，她持有护士执业证书（注册在有效期内）和副主任护师资格证书，工作能力很强，被医院任命为内科护士长。但医院在迎接卫生健康委员会的年终检查时，被告知该护士长需暂停执业。

请思考： 该护士长为什么会被暂停执业？

第十条　护士执业注册有效期届满需要继续执业的，应当在护士执业注册有效期届满前30日向批准设立执业医疗机构或者为该医疗机构备案的卫生主管部门申请延续注册。收到申请的卫生主管部门对具备本条例规定条件的，准予延续，延续执业注册有效期为5年；对不具备本条例规定条件的，不予延续，并书面说明理由。

护士有行政许可法规定的应当予以注销执业注册情形的，原注册部门应当依照行政许可法的规定注销其执业注册。

⊕ 案例3-5-5

方××，女，26岁，某县医院护士。

该护士2010年9月1日经执业注册取得护士执业证书，行政服务中心告诉她此证书有效期为5年。于是，她于2015年9月1日申请延续注册，却被告知不予延续注册。

请思考： 方护士被告知不予延续注册的理由是什么？

第十一条　县级以上地方人民政府卫生主管部门应当建立本行政区域的护士执业良好记录和不良记录，并将该记录记入护士执业信息系统。

护士执业良好记录包括护士受到的表彰、奖励以及完成政府指令性任务的情况等内容。护士执业不良记录包括护士因违反本条例以及其他卫生管理法律、法规、规章或者诊疗技术规范的规定受到行政处罚、处分的情况等内容。

第三章　权利和义务

第十二条　护士执业，有按照国家有关规定获取工资报酬、享受福利待遇、参加社会保险的权利。任何单位或者个人不得克扣护士工资，降低或者取消护士福利等待遇。

第十三条　护士执业，有获得与其所从事的护理工作相适应的卫生防护、医疗保健服务的权利。从事直接接触有毒有害物质、有感染传染病危险工作的护士，有依照有关法律、行政法规的规定接受职业健康监护的权利；患职业病的，有依照有关法律、行政法规的规定获得赔偿的权利。

第十四条　护士有按照国家有关规定获得与本人业务能力和学术水平相应的专业技术职务、职称的权利；有参加专业培训、从事学术研究和交流、参加行业协会和专业学术团体的权利。

第十五条　护士有获得疾病诊疗、护理相关信息的权利和其他与履行护理职责相关的权利，可以对医疗卫生机构和卫生主管部门的工作提出意见和建议。

第十六条 护士执业，应当遵守法律、法规、规章和诊疗技术规范的规定。

第十七条 护士在执业活动中，发现患者病情危急，应当立即通知医师；在紧急情况下为抢救垂危患者生命，应当先行实施必要的紧急救护。

护士发现医嘱违反法律、法规、规章或者诊疗技术规范规定的，应当及时向开具医嘱的医师提出；必要时，应当向该医师所在科室的负责人或者医疗卫生机构负责医疗服务管理的人员报告。

⊕ **案例3-5-6**

秋××，女，25岁，某医院骨科病房护士。

秋护士已从事两年临床护理工作，在中午值班期间接一名手术患儿，该患儿为全麻术后，麻醉未醒。秋护士与手术室工作人员交接时因其他事情离开了10分钟，该患儿家属发现患儿无哭声，立即呼叫护士，秋护士查看后立即去喊医生，后患儿因窒息抢救无效死亡。该患儿家属投诉秋护士，医院对秋护士进行了暂停执业的处理。

请思考： 秋护士为什么会被暂停执业？

第十八条 护士应当尊重、关心、爱护患者，保护患者的隐私。

⊕ **案例3-5-7**

李××，女，36岁，左乳腺纤维瘤病人。

该病人在某医院门诊手术室行乳腺包块切除术，术后第二天，病人在该医院门诊换药室行乳腺包块切除伤口换药，换药护士拉上隔帘以保护病人隐私，可正在换药期间，一名男性病人突然拉开隔帘闯入换药室欲找护士换药，虽然换药护士迅速重新拉上了隔帘，但病人李女士觉得那名男性病人可能已经看到了她暴露的身体部位，感觉非常委屈，投诉医院换药室护士未能完全做到保护病人隐私。

请思考： 您认为该病人投诉是否合理？医院领导如何处理这例投诉事件比较合适？

第十九条 护士有义务参与公共卫生和疾病预防控制工作。发生自然灾害、公共卫生事件等严重威胁公众生命健康的突发事件，护士应当服从县级以上人民政府卫生主管部门或者所在医疗卫生机构的安排，参加医疗救护。

第四章 医疗卫生机构的职责

第二十条 医疗卫生机构配备护士的数量不得低于国务院卫生主管部门规定的

护士配备标准。

第二十一条 医疗卫生机构不得允许下列人员在本机构从事诊疗技术规范规定的护理活动：

（一）未取得护士执业证书的人员；

（二）未依照本条例第九条的规定办理执业地点变更手续的护士；

（三）护士执业注册有效期届满未延续执业注册的护士。

在教学、综合医院进行护理临床实习的人员应当在护士指导下开展有关工作。

⊕ **案例3-5-8**

王××，女，22岁，护校中专毕业生。

该生因尚未取得护士执业证书，暂时应聘某三级医院护理员后，被安排在重症监护室在当班护士的指导下从事护理员工作（给病人做生活护理）。某天，因当班护士忙于抢救几名危重病人，该护理员就独自给一名新入院的病人实施了输液、心电监护等护理措施，后被护士长知晓，该护理员受到了严厉批评，并被医院暂停护理员工作。

请思考：该护理员做错了什么？

第二十二条 医疗卫生机构应当为护士提供卫生防护用品，并采取有效的卫生防护措施和医疗保健措施。

第二十三条 医疗卫生机构应当执行国家有关工资、福利待遇等规定，按照国家有关规定为在本机构从事护理工作的护士足额缴纳社会保险费用，保障护士的合法权益。

对在艰苦边远地区工作，或者从事直接接触有毒有害物质、有感染传染病危险工作的护士，所在医疗卫生机构应当按照国家有关规定给予津贴。

第二十四条 医疗卫生机构应当制定、实施本机构护士在职培训计划，并保证护士接受培训。

护士培训应当注重新知识、新技术的应用；根据临床专科护理发展和专科护理岗位的需要，开展对护士的专科护理培训。

第二十五条 医疗卫生机构应当按照国务院卫生主管部门的规定，设置专门机构或者配备专（兼）职人员负责护理管理工作。

第二十六条 医疗卫生机构应当建立护士岗位责任制并进行监督检查。

护士因不履行职责或者违反职业道德受到投诉的，其所在医疗卫生机构应当进行调查。经查证属实的，医疗卫生机构应当对护士做出处理，并将调查处理情况告知投诉人。

第五章　法律责任

第二十七条　卫生主管部门的工作人员未依照本条例规定履行职责，在护士监督管理工作中滥用职权、徇私舞弊，或者有其他失职、渎职行为的，依法给予处分；构成犯罪的，依法追究刑事责任。

第二十八条　医疗卫生机构有下列情形之一的，由县级以上地方人民政府卫生主管部门依据职责分工责令限期改正，给予警告；逾期不改正的，根据国务院卫生主管部门规定的护士配备标准和在医疗卫生机构合法执业的护士数量核减其诊疗科目，或者暂停其6个月以上1年以下执业活动；国家举办的医疗卫生机构有下列情形之一、情节严重的，还应当对负有责任的主管人员和其他直接责任人员依法给予处分：

（一）违反本条例规定，护士的配备数量低于国务院卫生主管部门规定的护士配备标准的；

（二）允许未取得护士执业证书的人员或者允许未依照本条例规定办理执业地点变更手续、延续执业注册有效期的护士在本机构从事诊疗技术规范规定的护理活动的。

> ⊕ **案例3-5-9**
>
> 某二级乙等医院。
>
> 该医院由于门诊部某段时间病人非常多而又来不及招聘护士，就让临近毕业的实习护生张同学偷偷"顶班"（单独值班），被当地卫生健康委员会工作人员巡视时发现，当地卫生健康委员会对该院给予了警告处分并责令其立即改正。
>
> **请思考：** 医院为什么会被警告并被责令立即改正？

第二十九条　医疗卫生机构有下列情形之一的，依照有关法律、行政法规的规定给予处罚；国家举办的医疗卫生机构有下列情形之一、情节严重的，还应当对负有责任的主管人员和其他直接责任人员依法给予处分：

（一）未执行国家有关工资、福利待遇等规定的；

（二）对在本机构从事护理工作的护士，未按照国家有关规定足额缴纳社会保险费用的；

（三）未为护士提供卫生防护用品，或者未采取有效的卫生防护措施、医疗保健措施的；

（四）对在艰苦边远地区工作，或者从事直接接触有毒有害物质、有感染传染病危险工作的护士，未按照国家有关规定给予津贴的。

第三十条　医疗卫生机构有下列情形之一的，由县级以上地方人民政府卫生主管部门依据职责分工责令限期改正，给予警告：

（一）未制定、实施本机构护士在职培训计划或者未保证护士接受培训的；

（二）未依照本条例规定履行护士管理职责的。

第三十一条 护士在执业活动中有下列情形之一的，由县级以上地方人民政府卫生主管部门依据职责分工责令改正，给予警告；情节严重的，暂停其6个月以上1年以下执业活动，直至由原发证部门吊销其护士执业证书：

（一）发现患者病情危急未立即通知医师的；

（二）发现医嘱违反法律、法规、规章或者诊疗技术规范的规定，未依照本条例第十七条的规定提出或者报告的；

（三）泄露患者隐私的；

（四）发生自然灾害、公共卫生事件等严重威胁公众生命健康的突发事件，不服从安排参加医疗救护的。

护士在执业活动中造成医疗事故的，依照医疗事故处理的有关规定承担法律责任。

⊕ **案例3-5-10**

张××，女，27岁，某三级医院护士。

张护士已在急诊科从事护理工作5年。某天，在夜间值班的时候，1：00，急诊推入一名因车祸外伤昏迷的病人，医生立即口头医嘱静脉推入呼吸兴奋剂等药物，该护士遵医嘱迅速执行；此后，采取了其他抢救措施，使病人病情暂时稳定；8：00，该护士及值班医生因夜间抢救病人太过疲劳遂下班休息，却忘了在病历上补记口头医嘱；7小时后病人病情再次发生变化而死亡。家属立即将病历封存并上诉。在处理这起医疗纠纷时，该护士和值班医生均受到了处罚。

请思考： 该护士和值班医生那么辛苦，为何还受到了处罚？

第三十二条 护士被吊销执业证书的，自执业证书被吊销之日起2年内不得申请执业注册。

第三十三条 扰乱医疗秩序，阻碍护士依法开展执业活动，侮辱、威胁、殴打护士，或者有其他侵犯护士合法权益行为的，由公安机关依照治安管理处罚法的规定给予处罚；构成犯罪的，依法追究刑事责任。

第六章 附则

第三十四条 本条例施行前按照国家有关规定已经取得护士执业证书或者护理专业技术职称、从事护理活动的人员，经执业地省、自治区、直辖市人民政府卫生主管部门审核合格，换领护士执业证书。

本条例施行前，尚未达到护士配备标准的医疗卫生机构，应当按照国务院卫生主管部门规定的实施步骤，自本条例施行之日起3年内达到护士配备标准。

第三十五条　本条例自2008年5月12日起施行。

第六节　医疗核心制度

《医疗质量管理办法》已于2016年7月26日经国家卫生计生委主任会议讨论通过，自2016年11月1日起施行。

医疗质量管理是指按照医疗质量形成的规律和有关法律、法规要求，运用现代科学管理方法，对医疗服务要素、过程和结果进行管理与控制，以实现医疗质量系统改进、持续改进的过程。

医疗核心制度主要包括：首诊负责制、三级医师查房制度、疑难病例讨论制度、会诊制度、急危重患者抢救制度、手术分级管理制度、术前讨论制度、查对制度、死亡病例讨论制度、值班和交接班制度、分级护理制度、危急值报告制度、手术安全核查制度、病历管理制度、新技术和新项目准入制度、抗菌药物分级管理制度、临床用血审核制度、医院信息安全管理制度。

> 讨论：什么是医疗质量？什么是医疗质量管理？医疗质量安全核心制度包括哪些？

一、首诊负责制度（First Diagnosis Responsibility System）

（一）首诊医师和首诊科室的界定

（1）患者完成医院门急诊挂号并到达科室后，首位接诊医师为首诊医师，首先接诊的科室为首诊科室。

（2）急危重症需抢救的患者的首位接诊医师为首诊医师，不受其是否挂号，挂号与医师、科室或专科是否相符的限制。

（二）初诊接诊

（1）首诊医师对所接诊的患者实行首诊负责制，在一次就诊过程结束前或由其他医师接诊前，负责该患者全程诊疗管理。首诊医院和科室的首诊责任参照医师首诊责任执行，一律不得拒绝接诊或拒绝收治。

（2）对急诊患者，首诊医师在接诊5分钟内开始诊疗。

（3）复合伤或涉及多科室的急危重患者抢救，在未明确由哪一个科室主管之前，除首诊科室主持诊治抢救外，所有的有关科室须执行急危重患者抢救制度，不得推诿，不得擅自离开。

（4）患者转科后或需要进行检查的接诊医师履行首诊医师职责。首诊科室的首诊医师对所接诊患者，特别是对急危重患者的急救、检查、诊断、治疗、入院、会诊、转科和转院等工作负责，直至顺利交接至下一环节。

（三）初始评估

首诊医师对所接诊的患者需要进行病情评估，通过问诊、查体、必要理化检查及参阅病史资料等对所接诊的患者作出病情评估，并及时完成门（急）诊病历。作好相关的医疗记录，保障医疗行为的可追溯性。

（四）门诊患者

（1）凡属本科室疾病范畴门诊者，要按照诊疗规范诊治，符合入院条件收住院治疗。

（2）凡非本科室疾病范畴患者，首诊医师应向患者做必要说明，需要换号的，导诊护士指引或陪同家属办理相关手续。

（3）对诊断尚未明确的患者，应及时请上级医师会诊或提交门诊办组织门诊多学科联合会诊，首诊医师负责会诊意见汇总、处理会诊意见。

（4）对超出本院诊疗科目范围内的疾病，虽无法提供诊治，但必须先评估患者病情状况，判断其是否存在急危重症情况。如果患者病情平稳，应给患者提供适当的就医建议，履行告知义务，并书写转诊医疗记录；对急危重症需抢救的患者，应当按照急危重患者抢救制度进行诊疗。

（五）急诊患者

（1）对急诊就诊患者进行初始病情评估，判断属一般患者或急危重患者。对一般患者，工作时间分诊到相关专业科室门诊就诊，非门诊工作时间由急诊医师负责诊疗。

（2）急危重患者，首诊医师应及时采取措施负责诊治，必要时，及时报告上级医师或科主任进行处理。

（3）有生命危险的急危重患者，首诊医师要及时开启急诊绿色通道进行抢救。

（4）非本专业疾病或患多学科疾病的急危重患者，首诊医师要及时报告上级医师，并根据情况及时请有关科室进行会诊并记录，必要时应报告科主任和医务处（非工作时间汇报至医疗总值班）。

（5）经会诊仍不能确诊的病例，在未收治到其他科室之前，仍由首诊医生负责诊疗，并上报医务处（非工作时间汇报至医疗总值班）。

（6）经会诊确定为非本专业疾病范畴的急危重患者，首诊医师应及时完成病情相关病历记录，并由本人或指派专人护送患者到转诊科室，与接诊科室医师进行床旁交接。接诊医师继续履行首诊负责制度。

（7）急诊留观患者，首诊医师下班前应与接班医师共同检诊患者，做好床旁交接班。

（8）需要住院的急危重患者，首诊医师应负责与相关科室联系，并由本人或指派专人护送患者到病房并做好交接记录。

（9）病情急危重患者，首诊医师应采取紧急处置措施，同时要履行知情同意告知手续。对拒不配合诊疗的患者及其家属，应充分告知其可能出现的不良后果，做好记录并请患方签字确认。

（10）非本院《医疗机构执业许可证》诊疗科目范围内的疾病，应告知患者或其法定代理人，并建议患者前往相应的医疗机构就诊，急危重患者按照转院制度执行。患有法定传染病的急危重患者，按照传染病诊治相关规定执行。

（六）组织落实监督考核

（1）医院组织开展首诊负责制度和工作流程的培训考核，要求各临床、医技科室医务人员对首诊负责制度全员知晓。

（2）医务科、护理部定期对首诊负责制度的执行情况进行督查，发现问题及时通报和处理，达到持续改进。

（3）将首诊负责制度的执行情况纳入医院质量考核体系，若不认真执行该制度造成医疗差错、事故、医疗纠纷或医院经济损失，则由当事人承担责任。

> ⊕ **案例 3-6-1**
>
> 胡××，男，35岁，某医院骨科医生。
>
> 胡医生周末坐诊期间，有一名临产孕妇匆匆间误挂该医生的就诊号就诊，该医生以自己不是产科医生为由拒绝接诊，致使该病人在电梯里生产，后胡医生遭到该病人家属的投诉。该医生自认为没有做错，被投诉感觉十分委屈。
>
> **请思考：** 胡医生被投诉，他应该感到委屈吗？

二、三级医师查房制度（Three-Level Physician Ward Round System）

为了确保患者得到连贯性医疗服务，不断提高医疗质量，提高各级医师的医疗水平，培养良好的医疗行为和医疗习惯，特制定三级医师查房制度。

（一）三级医师构成

（1）三级医师由主任医师（或副主任医师）、主治医师和住院医师，三个不同级别的医师组成，对住院患者按照三级医师查房要求进行查房，遵循下级医师服从上级医师，所有医师服从科主任、主任医师（或副主任医师）的工作原则。

（2）患者住院期间，由不同级别的医师以查房的形式实施患者评估、制定与调整诊疗方案、观察诊疗效果等医疗活动，实行科主任、主任医师（或副主任医师）负责的三个不同级别的医师进行查房的三级医师负责制度。

（二）三级医师职责

1.高级医师（主任医师或副主任医师）

（1）指导、检查下级医师工作。

（2）重点解决特殊、疑难、重大抢救患者的诊断、治疗、抢救及会诊工作。

（3）其他应由高级医师确定的诊疗事项。

2.中级医师（主治医师）

（1）指导、检查下级医师工作。

（2）负责患者的日常诊疗和急危重患者的抢救。

（3）参与特殊、疑难、重大抢救患者的诊断、治疗、抢救及会诊工作。

（4）参加上级医师查房。

（5）其他应由主治医师确定的诊疗事项。

3.初级医师（住院医师）

（1）承担对住院患者的基础医疗工作，对经管患者全面负责。

（2）按照规定及时采集病史，书写病历记录等医疗文书。

（3）参加上级医师查房。

（4）负责完成各级医师的查房记录。

（5）负责落实上级医师诊疗意见。

（6）住院医师每次查房后应及时详细对查房情况、患者的生命体征和主要阳性体征及其病情变化，以及有鉴别意义的阴性体征进行分析，提出下一步处理意见，记录上级医师查房意见，上级医师及时检查并签字。

（三）查房频次及时限

1.主任、副主任医师查房

每周至少2次，应有主治医师、住院医师、进修医师、实习医师、护士长和有关人员参加。住院期间，对一般病情的新入院患者的首次查房应在其入院48小时内完成。对危重患者，副主任医师以上人员应即时查房，并有查房记录。

2.主治医师查房

对一般病情患者的查房每周至少3次，应有本病房总住院医师、住院医师或进修医师、实习医师、责任护士参加，住院医师负责记录和落实诊疗计划。对危重患者应随时查房。

3.住院医师查房

对所管的患者，工作日每日至少查房2次，非工作日每日至少查房1次。对于危重患者、新入院患者及手术患者重点查房并增加巡视次数，发现病情变化及时处理。

（四）查房内容

1.高级医师（主任医师或副主任医师）

（1）应及时解决疑难病例的诊断和治疗，并能体现出当前国内外最新医疗水平的进展。

（2）审查新入院、疑难或危重患者的诊断、治疗计划。审查重大手术的手术条件、特殊检查及术前准备情况。

（3）进行必要的教学工作，包括对各级医师的指导，重点帮助主治医师解决在诊疗工作中未能解决的问题。

（4）抽查医嘱执行情况及病历书写质量。

（5）听取医师医疗工作及管理方面的意见，提出解决问题的办法或建议。

2.中级医师（主治医师）

（1）对主管的患者进行系统查房，确定诊断及治疗方案、手术方式、检查措施，了解病情变化及疗效判定。

（2）对危重患者应随时进行巡视检查和重点查房，如有总住院医师、住院医师邀请应随喊随到，提出有效和切实可行的处理措施，必要时进行晚查房。

（3）对新入院患者必须进行新患者讨论，对诊断不明或治疗效果不好的病例，进行重点检查与讨论，查明原因。

（4）疑难危急病例或特殊病例，应及时向科主任汇报并安排上级医师查房。

（5）对常见病、多发病和其他典型病例进行每周1次的教学查房，结合实际，系统讲解，不断提高下级医师的业务水平。

（6）检查病历、各项医疗记录、诊疗进度、医嘱执行情况、治疗效果等，发现问题，纠正错误。

（7）检查总住院医师、住院医师、进修医师医嘱，避免医疗差错事故的发生，签发会诊单、特殊检查申请单、特殊药品处方，检查病历首页并签字。

（8）处理患者的出院、转科、转院等问题。

（9）注意倾听医护人员和患者对医疗、护理、生活饮食、医院管理等各方面的意见，协助护士长做好病房管理工作。

3.初级医师（住院医师）

（1）要求重点巡视危重、疑难、新入院、诊断不清及术后患者，同时有计划地巡视一般患者。

（2）审查各种检查报告单，分析检查结果，提出进一步检查和治疗的意见。检查医嘱执行情况，修改医嘱及开特殊检查医嘱。听取患者对治疗和生活方面的意见并提出建议。

（3）向实习医师讲授诊断要点、体检方法、治疗原则、手术步骤、疗效判定及医疗操作要点，分析检查结果的临床意义。负责修改实习医师书写的病历，帮助实习医师做好新入院患者的体格检查及病历书写工作。

（4）做好上级医师查房的各项准备工作，介绍病情或报告病例。住院医师要详细记录上级医师的诊疗意见，认真执行上级医师的指示，并及时向上级医师报告，负责书写病历相关内容，要求对危重患者随时检查并记录。

（五）其他注意事项

（1）查房准备：初级医师应准备好病历、影像学资料、化验检查报告、所需检查器材等，特殊情况及时请示上级医师。

（2）站位规定：高级医师站立于患者右侧；中级医师站立于高级医师右侧；初级医师站立于患者左侧，与高级医师相对；护理人员站立于床尾；其余相关人员站于周围。

（3）查房程序：初级医师报告病历摘要、目前病情、检查化验结果、诊疗情况及需要解决的问题，中级医师补充病情、诊疗情况说明，高级医师确定诊疗方案。

（4）感控要求：查房前后应严格执行《医务人员手卫生规范》。

（5）医师查房应尊重患者、注意仪表整洁、保护患者隐私、加强与患者沟通，按照查房要求、流程进行规范查房。查房时要自上而下逐级严格要求，态度严谨，认真负责。

（6）手术患者须由主刀者在术前和术后24小时内亲自进行查房。

（六）三级医师查房制度落实督查

（1）组织开展三级医师查房相关制度和工作流程的培训，相关科室医务人员对三级医师查房制度全员知晓。

（2）医务科、质控科、护理部、药事管理委员会定期对三级医师查房制度执行情况进行考核，检查医务人员的知晓、执行情况，做到持续改进。将三级医师查房制度的考核情况纳入医院质量考核体系。

⊕ **案例3-6-2**

续××，男，25岁，某医院年轻住院医生。

续医生与上级医师共同主管6个病人，分别是1病室3个、2病室3个。续医生每天上午查房之后便忙于写病历，一整天就没有再去查看病人。科主任对其提出了批评，可续医生不理解。续医生认为：3个医生共管这6个病人，科主任每周查房1—2次，主治医师每日查房1次，我每天上午也去查房了呀，病人病情又没有什么变化，为什么还要批评我！

请思考： 您认为科主任为什么要批评续医生？

三、疑难病例讨论制度（Difficult Cases Discussion System）

（一）疑难病例范围

参与讨论的疑难病例从以下几种情况中进行选择，原则上每个病区每月至少组织两例疑难病例讨论。

（1）入院72小时（3天内）不能确诊或诊疗方案难以确定的病例。

（2）疾病在应有明确疗效周期内未能达到预期疗效。

（3）非计划再次住院和非计划再次手术的患者。

（4）出现可能危及生命或造成器官功能严重损害的并发症、院内感染等。

（5）病区内经积极抢救仍未脱离危险的患者。

（6）病情复杂或不稳定或疗效极差，涉及多个学科的疑难杂症。

（7）病情危重需要多科协作抢救的患者。

（8）涉及重大疑难手术或需再次手术治疗的患者。

（9）罕见病例。

（10）住院期间有医疗纠纷争议倾向等需要讨论的病例。

（11）本科室其他需要讨论的病例。

（二）参加人员

（1）讨论须由科主任或副主任主持，病例相关医疗组全体成员必须参加，病历中应详细记录。讨论前经治医师应准备好相关材料，必要时检索文献。

（2）必要时，邀请相关科室的医务人员参加；特殊情况下，医务科参加讨论。

（3）原则上参加疑难病例讨论人员中，应当至少有3名主治医师及以上专业技术职务任职资格医师。

（4）解决疑难病例所需要的诊疗能力或医疗设备条件，超出本科室或本院的诊疗范围或能力范围的，应邀请相关科室或医院外人员参加疑难病例讨论。

（三）讨论程序

（1）经治医师负责收集病历资料，并通知参加病例讨论人员。

（2）疑难病例讨论原则上由科主任主持，科主任不在院期间由其指定科室负责人主持讨论；患者病情复杂、症状体征超出本科常见症状体征范围，需要多学科共同参与的，或有院外人员参加的，应由医务科人员主持。

（3）由经管医师汇报病史。

（4）依次由参加病例讨论的实习规培医师，住院医师，主治医师，副主任医师，主任医师及护理、药学、医技等相关人员发言，对疾病诊治提出自己的观点，明确目前诊疗方面存在的困难和问题。

（5）由主持人进行汇总分析，确定诊疗计划。

（6）对科内讨论不能明确诊治方案的患者，应报告医务处，组织全院相关科室联合会诊，或请院外专家会诊。相关讨论过程和结论应记入病例。

（四）记录内容

（1）患者基本信息、科别、床号、住院号、入院时间、入院诊断等相关信息。

（2）病例讨论时间、地点、主持人、参加人（其他科室人员应注明学科、职称）、病历摘要、各级人员发言要点、讨论结论（主要指后续诊疗方案）、记录人等。

（3）上述内容记录于疑难病例讨论记录本。

（4）讨论形成一致性的结论，记入病历病程记录中。

（5）参加讨论人员签名，主持人审核并签字。

（五）制度落实执行监督检查

（1）制定、完善医院疑难病例讨论制度、配套制度及工作流程，组织开展疑难病例讨论相关制度和工作流程的培训，要求各临床、医技科室医务人员对疑难病例讨论制度全员知晓，并落实执行。

（2）对诊断或治疗中存在疑难问题的病例应进行讨论，尽早明确诊断，完善诊疗方案，制定最佳治疗方案，提高诊断率、治愈率和抢救成功率，并通过疑难病例讨论培养各级医师不断提高诊疗水平。

（3）医务科、护理部定期对疑难病例讨论制度进行考核，检查医务人员的知晓、执行情况，并将疑难病例讨论制度的相关内容纳入医院质量考核体系，有持续改进的相应措施，达到持续改进。

> ⊕ **案例3-6-3**
>
> 苄××，女，33岁，某医院呼吸内科医生。
>
> 苄医生某天凌晨值班时，收入一名发热待查的老年男性病人，将其安排在9病床由自己主管。可是，此病人入院后苄医生对其进行了多种检查和仔细观察，仍未明确发热原因。苄医生决定将此病人立即转往上级医院，却受到了科主任的批评。
>
> **请思考：** 科主任批评苄医生的理由是什么？

四、会诊制度（Consultation System）

凡遇疑难危重病例、涉及多学科的跨科疾病在诊断、抢救、治疗过程中，或开展高新技术、高难度手术过程中，入院3天不能确诊的及其他特殊情况等需要他科医师或上级医师指导或协助时，应及时申请会诊。应邀参加会诊的医师应本着对患者负责的严肃态度全力配合，积极提供有助于诊断和救治的意见和建议，在会诊记录单上应有详细记录。具体规定及要求如下。

（1）申请会诊的科室应严格掌握会诊指征，申请科室应在会诊医师到达前做好充分准备（如病历，病情简介，各种检查、化验报告单，X光片，CT片，MRI片等，以及会诊中可能需要的特殊器械，如骨穿包、气管切开包、胸腔闭式引流瓶等），科室或个人不得以任何理由或借口拒绝按正常途径邀请的各种会诊要求。

（2）会诊医师应由主任医师、副主任医师、主治医师或具有独立工作能力的高年资医师（如总住院医师）担任，日常科间会诊、急会诊由具有会诊资质的总住院医师完成。进修、轮转、实习医师及其他不具有资质的医师不得独自承担会诊任务。会诊医师如遇自己无法解决的疑难问题，应主动请本科室上级医师协同处理，确保诊疗质量。应邀科室尽量做到职称职位同级对等邀请并陪同的原则。

（一）会诊种类与程序

1.院内普通会诊

（1）科内会诊：入院3天不能确诊或疑难危重患者，由该治疗组上级（主治或以上）医师提出，主任组织科室有关医务人员进行科内讨论。

（2）科间会诊：患者病情超出本科室专业范围，需要其他专科协助诊疗者，应申请科间会诊。经管住院医师填写会诊申请单，提出会诊要求和目的，经本科室主治或主治以上医师审批同意后，通知受邀科室。一般会诊受邀科室会诊医师必须在24小时内前往会诊，申请科室应对等接待会诊医师，以便共同讨论。会诊医师应将会诊意见记录在会诊申请单上。

（3）全院大会诊：科内会诊及科间会诊不能解决问题时，主治医师应及时向科主任请示病例讨论或院内大会诊。决定进行院内大会诊时，主治医师应提前半个工作日通过OA工作流—医务处—医务处多学科联合会诊申请单提交全院大会诊申请，经医务处审批同意，确定参加人员和时间，通知相关科室人员参加。全院大会诊一般由申请科室主任或副主任主持，医务处列席参加。申请会诊科室准备好书面患者病情介绍、资料，发给每位会诊的医师，以提高会诊效率。

（4）门诊疑难病例会诊：凡在院门诊连续诊治2次以上，病因不明、疗效不佳或诊治涉及多个专科（3个以上）、外院转诊等疑难病例，接诊医师引导患者到门诊部提交多学科联合会诊申请，并在门诊病历上写明本科情况和处理意见，提出邀请会诊的科室。由门诊部通知医务处召集相关专家，在门诊部办公室进行会诊，由申请会诊医师书写会诊意见（详见多学科联合门诊管理制度）。

2.院内急会诊

（1）急诊科间会诊：在治疗或抢救急危重患者时，遇必须立即经会诊解决的紧急、疑难问题等情况时申请。受邀科室会诊医师应在接到通知后10分钟内到达会诊现场，不得拖延。会诊医师如遇到无法处理的情况或因抢救、手术等无法及时到达时，应及时报告本科室上级医师或二线值班医师参加会诊。

（2）急诊全院大会诊：遇病情突变、手术中突发紧急情况、危重患者抢救、成批伤病员、特殊或重大灾害事故及突发公共卫生事件等情况，需多科室急会诊共同诊治时可申请。由申请科室负责人（或主任、副主任医师）以电话形式报告医务处或医疗总值班（非上班时间），必要时向分管副院长报告。由医务处或医疗总值班通知相关科室。会诊医师接到通知后应迅速前往会诊。

3.院外会诊

任何医师未经医务处批准，不得擅自外出会诊、手术；不得以各种理由私自邀请院外专家来院会诊、手术。

（1）院外会诊：经院内会诊后确实无法解决的疑难、危重或特殊病例及必须院外专家会诊的病例可申请院外会诊。需向患者及家属说明会诊的目的、费用，征得其同意并签字（在病程记录中注明）。经管医师通过OA工作流—医务处—院外医师会诊邀请函提交申请，经科主任签字后交医务处审核批准。由申请科室联系有关单位，商定会诊专家和时间。如遇急会诊，申请科室可先与医务处电话联系，事后再补办会诊手续。

会诊时相关科主任或教授需陪同院外专家，医务处酌情派人参加或主持。任何人不得私自请院外专家来院会诊、手术。

（2）外出会诊：外院邀请本院医师会诊时，必须由邀请医院医务部门与本院医务处联系，经医务处领导审批同意后，安排副主任或以上职称医师前往，或进行书面会诊、远程会诊。任何人不得私自外出会诊（私自外出者，发生的医疗纠纷或交通事故等其他意外情况，由外出应诊医师本人承担全部责任）。

4.远程会诊

若因医疗诊断治疗所需，或患者及家属有远程会诊需求，可由管床医师与医务处联系申请远程会诊，在本院有合作协议的机构或医院完成远程会诊服务。具体详见远程医疗会诊管理制度。

（二）会诊时限

普通科间会诊一般应在24小时内完成；急会诊要求会诊医师接到通知后10分钟内赶到会诊现场；医务处组织的全院大会诊或科间会诊以医务处安排时间为准。

（三）会诊记录书写规定

1.会诊申请单

完善会诊申请单中患者姓名、科室、床号、住院号、病历资料、会诊目的、是否组织科内讨论、拟参与会诊科室、申请医师和申请时间等内容。提交申请后经科主任和医务处审批完成OA审批流程。

2.会诊意见记录

（1）科间会诊由会诊医师负责书写；全院大会诊由参加会诊医师分别阐述会诊意见，经管医师按照病历书写的要求及时书写《多学科联合诊疗记录》，完善签字后提交主持人审核签字。

（2）会诊意见记录应包含会诊医师所在的医疗机构名称（外院）和科别、会诊医师级别、会诊时间、会诊意见及会诊医师签字。

（3）会诊医师不能决定的问题应请示本科室上级医师或带回科室讨论。

（四）会诊制度培训及督查

（1）组织开展会诊相关制度和工作流程的培训。相关科室医务人员对会诊制度全员知晓。

（2）医务处、病案统计科会定期对会诊制度进行考核，检查医务人员的知晓、执行情况，达到持续改进。将会诊制度纳入医院质量考核体系。

⊕ **案例3-6-4**

纪××，女，25岁，某医院普外科医生。

纪医生本科毕业上班还不到两年，上班紧张而小心翼翼，近几天收治一名因胆囊结石而入院的老年女性病人，住院期间病人出现心慌、胸闷的症状，第三天后又出现尿频、尿急和血尿的症状，纪医生十分着急，不知道该怎么办。

请思考：您认为纪医生应该如何处理？

五、急危重患者抢救制度（Emergency and Critical Patient Treatment System）

（一）急危重患者

（1）患者急性起病，诊断未明，根据其症状的诊疗流程，必须立即处置，否则可能导致重要脏器功能损害或危及生命。

（2）患者急性起病，诊断明确，根据诊疗规范，必须立即处置，否则可能延误最佳治疗时机或危及生命，如有明确治疗时间窗的疾病。

（3）患者生命体征不稳定并有恶化倾向。

（4）出现检验或检查结果危急值，必须紧急处置的患者。

（5）患者出现其他预计可能出现的严重症状，必须紧急处置病情。

（二）抢救资源

（1）抢救人员。

①所有医务人员须接受抢救技能的培训，掌握急危重患者抢救的基本理论、基础知识和

基本抢救操作技能（包括但不限于心肺复苏），具备独立抢救能力。

②急诊等专科抢救人员，需要掌握包括心包穿刺术、气道开放技术、动/静脉穿刺置管术、心电复律、呼吸机使用等抢救技能，建立医院抢救小组，紧急状态时能立即到位、开展抢救。

（2）抢救药品：根据医院常见急危重疾病的抢救流程和常见急危重疾病抢救时需要在极短时间内应用的药物进行配备，包括但不限于心肺复苏药物、呼吸兴奋药、血管活性药、利尿及脱水药、抗心律失常药、镇静药、止血药、平喘药。

（3）抢救设备：根据医院常见急危重症疾病抢救时需要配备的设备进行配置，包括但不限于吸氧设备、简易呼吸器、除颤设备、心电图机、心电监护仪、负压吸引设备、心肺支持设备、洗胃机、便携式超声仪和快速床旁检验设备。

（4）临床科室设置抢救室和抢救床位。

（5）抢救设备放置于固定的、便捷可及的位置，定期维护和巡查，始终保持待用状态；各科室医务人员知晓抢救设备位置、使用方法，知晓抢救设备缺乏或故障时替代设备的调配流程。

（6）抢救药品种类和数量能满足医院常见的急危重患者抢救需要；各科室医务人员知晓抢救用药使用流程、补药流程和应急预案。

（三）抢救资源调配

（1）医院建立抢救资源相关配置制度，保证抢救人员、药品、设备等按科室医疗区域需要进行合理配置。

（2）当相关的抢救人员、药品、设备等抢救资源不能满足本科室区域临时抢救所需时，医院应有相关紧急调配制度，保证人员、药品、设备等抢救资源能够迅速调用，形成固定的紧急调配流程，并定期进行演练。

（3）紧急调配机制包括但不限于以下几项：

①有人员紧急调配的制度、规定和执行方案，定期演练，可建立医院应急抢救小组，小组成员均有相应资质、抢救技能；

②有抢救用药保障制度，有应急床位统一调配机制；

③有医疗设备紧急调配制度，并定期演练；

④有多科室紧急抢救协作制度，急救服务体系中相关部门（包括急诊科、各临床及医技科室、药房、挂号收费处等）责任明确。

（四）急危重患者抢救绿色通道

（1）绿色通道是指医院为急危重患者提供的快捷高效的服务系统。

（2）绿色通道救治患者的理念：以患者为中心，对急危重患者按照"优先处置转运"及"先及时救治，后补交费用"的原则救治，确保急诊救治及时有效。

（3）医院有各部门间的协作机制，职责任务明确，参与救治人员有相应资质。

（4）进入绿色通道的患者或机制包括但不限于以下内容：

①绿色通道患者：可疑传染病患者、重点病种患者（包括但不限于严重创伤、急性心肌梗死、急性心力衰竭、急性脑卒中、急性颅脑损伤、急性呼吸衰竭）的紧急救治和转诊；

②流程绿色通道：如院前、分诊、就诊、会诊、手术、药物治疗、输血治疗、检验、影像学检查、收治入院、转运等环节优先处理的机制，突发应急事件处理流程；

③财务绿色通道：先抢救后付费制度；

④绿色通道标识。

（五）转诊服务

（1）转运前，应完成患者评估，履行告知义务，根据评估结果决定转运方式。转运途中配备可及的生命支持设备，医院间的转运由120救护车来完成。

（2）要有转运患者完善的病情与资料交接，保障患者得到连贯抢救。

（3）有与相关合作医院建立转接服务的机制。

（六）抢救原则

（1）在抢救急危重患者时，必须规范执行抢救流程和预案。

（2）抢救工作要及时、有效、准确、无误。

（3）急危重患者抢救必须及时通知科主任、医务科或者总值班。

（七）组织分工

（1）急危重患者抢救原则上由科主任主持。科主任不在场时，由现场专业技术职务最高的医师主持抢救工作，但必须及时通知科主任。

（2）特殊患者或需多学科协同抢救的，应及时邀请相关科室参加抢救，必要时报告医务处、护理部或分管院长。

（3）根据会诊意见，由可能威胁到患者生命最主要的疾病所属专业科室接收患者，并负责组织抢救，如落实救治科室存在争议，应立即通知医务处或医疗总值班协调确认。

（4）需跨科抢救的急重危患者，由患者所在科室科主任或现场专业技术职务最高医师主持抢救工作，特殊情况可邀请医务处或医疗总值班参与协调。

（5）抢救工作期间，药房、检验、放射或其他特检科室，应满足临床抢救工作需要，不得以任何借口加以拒绝或推迟，物资设备、后勤保障科室应保证水、电、气等供应。

（八）医嘱、抢救记录

1.医嘱

（1）一般情况下，医师不得下口头医嘱，如因情况紧急需下达口头医嘱，护理人员执行时应复诵一遍，并与医师核对药品后执行，防止发生差错事故。

（2）抢救结束后6小时内医师据实补记医嘱。

2.抢救记录

（1）抢救患者时原则上应边抢救边记录。

（2）因抢救急危重患者，未能及时记录，应在抢救结束后6小时内据实补记，加以注明。

（3）抢救记录内容包括病情变化情况、抢救时间及措施、参加抢救的医务人员姓名、职称等，要做到及时记录。

（4）抢救记录要完整、准确、无误、及时，时间精确到分钟。

（5）抢救患者时，经治医师应及时与患者家属或授权委托人进行充分沟通，告知患者病情及预后，履行知情告知手续，必要时下达病危通知书，患者家属或授权委托人需要签署意见并签名。病危通知书一式两份，分别交患方和病历存档。

（九）抢救结束后其他事项

（1）所有使用后的药品安瓿，需经二人核对后方可弃去。

（2）抢救结束后，要及时清理、核查、消毒、补充各种抢救器材及药品，并物归原处，完善记录。做到药品、物品、器械完好率100%，以备再用。房间进行终末消毒。

（十）制度落实执行监督检查

（1）制定、完善医院急危重患者抢救制度、配套制度及工作流程，组织开展急危重患者抢救相关制度和工作流程的培训，要求各临床、医技科室及药剂科、设备科医务人员对急危重患者抢救制度全员知晓，并落实执行。

（2）医务人员对急危重患者不得以任何借口推迟抢救，必须全力以赴，分秒必争，做到严肃、认真、细致、准确，各种记录及时全面。涉及法律纠纷的，要报告有关部门。

（3）参加急危重患者抢救的医护人员必须明确分工，各司其职，无条件服从主持抢救人员的医嘱，但对抢救患者有益的建议，可提请主持抢救人员认定后用于抢救患者，不得以口头医嘱形式直接执行。

（4）参加抢救工作的护理人员应在护士长领导下，执行主持抢救人员的医嘱，并严密观察病情变化，随时将医嘱执行情况和病情变化报告主持抢救人员。

（5）严格执行值班和交接班制度、查对制度，日夜应有专人负责，对病情抢救经过及各种用药要详细交代。

（6）医务处、护理部、药学部、设备科等部门定期对急危重患者抢救制度进行考核，检查医务人员的知晓、执行情况，将急危重患者抢救制度的相关内容纳入医院质量考核体系，有持续改进的相应措施，达到持续改进。

⊕ **案例3-6-5**

肖××，男，37岁，某医院心内科医师。

该心内科的护士长 10：00 在巡视病房时，发现急救室上心电监护的心绞痛病人余大爷面色苍白，立即边询问病人，边查看心电监护，余大爷诉上腹疼痛，而心电监护上已出现宽而深 Q 波（提示发生了急性心肌梗死）。护士长紧急呼叫正在医生办公室开医嘱的管床医生肖医生，肖医生说自己正忙着，让护士长呼叫值班医生。护士长严厉地勒令管床医生立即到急救室对病人余大爷的情况进行紧急处理，同时也通知了值班医生，并将此事报告了科主任。事后，科主任和护士长对这位管床医生进行了严厉批评。

请思考：这位管床医生为什么会受到严厉批评？

六、手术分级管理制度（Operation Rank Management System）

（一）手术分级

根据风险性和难易程度不同，手术分为四级：一级最低，四级最高。

（二）手术医师分级

略。

（三）各级医师手术权限

（1）低年资住院医师：在上级医师指导下，可主持一级手术。

（2）高年资住院医师：在上级医师临场指导下可逐步开展二级手术。

（3）低年资主治医师：可主持二级手术，在上级医师临场指导下，逐步开展三级手术。

（4）高年资主治医师：可主持三级手术。

（5）低年资副主任医师：可主持三级手术，在上级医师临场指导下，逐步开展四级手术。

（6）高年资副主任医师：可主持四级手术，在上级医师临场指导下或根据实际情况可主持新技术、新项目手术及科研项目手术。

（7）主任医师：可主持四级手术以及新技术、新项目手术或经主管部门批准的高风险科研项目手术。

（8）对技术资格准入手术而言，除必须符合上述规定外，手术主持人还必须是已获得相应专项手术的准入资格者，或经科室技术资格准入手术首席专家认可授权开展相应手术。

（四）手术审批权限

（1）常规手术。

（略）。

（2）特殊手术。

①资格准入手术。

已取得相应类别手术资格准入的手术医师才具有主持资格准入手术的权限。

②重大手术。

对本院界定的重大手术，必须按照重大及新开展手术报告审批制度的规定进行上报审批，获准后方可实施手术。

③急诊手术。

预期手术的级别在值班医师手术权限级别内时，可施行手术。若属重大手术或预期手术超出自己手术权限级别时，应紧急报告医疗组长，必要时向科主任汇报。但在需紧急抢救生命的情况下，在上级医师暂时不能到场主持手术期间，值班医师在不违背上级医师口头指示的前提下，有权，也必须按具体情况主持其认为合理的抢救手术，不得延误抢救时机。

④新开展手术。

新开展手术，根据本院新技术准入及临床应用管理制度的规定，在获得准入资格后方可实施。

⑤外出会诊手术。

外出手术医师所主持的手术不得超出其在本细则规定中的相应手术级别。

（五）权限管理

（1）手术人员资格按照本院医疗技术临床应用管理制度的有关规定进行动态管理。

（2）手术按照已确定的手术人员分工进行，不得越级手术。手术中根据病情需要扩大手术范围，或改变预定术式，需请示上级医师，按照医师分级手术范围规定进行手术。

（3）除正在进行的手术需请示上级医师指导情况之外，上级医师不得未经病人查房或会诊，未参加术前讨论，直接参加手术。

⊕ **案例3-6-6**

曹××，男，26岁，某医院神经外科住院医生。

曹医生参加工作两年有余，一直在神经外科很勤恳地跟随上级医师做手术，自认为业务已经很成熟，所以未经上级医师同意，欲独立给病人进行医院规定的三级手术，医院发现后立即制止。

请思考： 医院为什么要制止？

七、术前讨论制度（Preoperative Discussion System）

（一）术前讨论病例范围

除以紧急抢救生命为目的的急诊手术外，所有需实施手术的病例均需进行术前讨论。

（二）术前讨论范围

1.住院手术

（1）术前讨论模式：手术组讨论、医师团队讨论、病区内讨论、全科讨论、多学科联合讨论。

（2）临床科室根据本科室开展的手术项目及级别确定本科室术前讨论范围。

（3）临床科室根据手术分级目录、科室人员（医疗团队）配置、技术水平、既往手术效果等情况，确定各类各级手术术前讨论的模式，科主任审批后实施。

（4）新开展手术、高龄患者手术、高风险手术、肢残手术、非计划二次手术、可能存在或已存在医患争议或纠纷的手术、患者伴有重要脏器功能衰竭的手术，应当纳入全科讨论范围。

2.日间手术

（1）因日间手术患者即住院患者，应按照住院手术患者规定进行术前讨论。

（2）根据病情按照手术组讨论或医师团队讨论等形式进行。

3.门诊手术

（1）由参加门诊手术的医师及相关人员在术前共同讨论。

（2）在门诊病历记录讨论内容，包括但不限于适应证、禁忌证、手术方式、麻醉方式、注意事项。

（三）术前讨论原则

（1）手术医师必须参加术前讨论。

（2）全科讨论由科主任或其授权的最高级别医师主持，全科医护人员参加。

（3）患者手术涉及多学科或可能发生手术合并症的，邀请相关科室和医务科人员参加，或事先完成相关科室的会诊。

（4）疑难、高危、致残、特殊手术及新技术和新项目手术、外请专家开展手术均须报医务科批准，由医务科主持术前讨论，邀请相关科室人员参加。

（四）术前讨论的记录形式和内容

（1）患者病情较重、手术难度较大（三、四级手术）、重大手术报告审批制度中规定的重大手术、科室认为需重点讨论的其他手术，填写术前讨论记录。

（2）患者病情较轻、手术难度较小（一、二级手术）、科室认为手术风险较小，已列入常规进行的手术，填写术前小结。

（3）术前讨论的内容包括但不限于以下几项：

①患者术前病情；

②临床诊断和诊断依据；

③手术指征与禁忌证、拟行术式及替代治疗方案；

④手术风险评估；

⑤术中、术后注意事项，可能出现的风险及应对措施；

⑥术中可能出现的手术方式、手术范围、麻醉方式改变；

⑦术前准备情况；

⑧是否需要分次完成手术；

⑨围手术期护理具体要求；

⑩麻醉方式与麻醉风险等。

（五）术前讨论注意事项

（1）术前讨论前经治医生应准备必要、充足的资料，包括化验、造影、CT等，有重点地介绍病情，并提出自己或专业小组的诊断及治疗方案，必要时检索有关资料。

（2）各级医师按职称由低到高顺序充分发言，提出自己的意见和见解。主持人最后总结，完善并明确治疗手术方案、术中及术后观察事项、护理要求，确定手术人员及时间。

（3）术前讨论的结论需记录在病历记录中，主持人审阅签字。各级医师必须遵守落实术前病例讨论制定的诊疗手术方案，不得擅自更改。

（4）确定进行术前谈话者应有患者参加，医师应当将患者的病情、医疗措施、医疗风险等如实告诉患者，及时解答患者的疑惑，避免对患者产生不利的后果。

（5）术前讨论完成后，方可开具手术医嘱，签署手术知情同意书。

（6）术中因需要改变手术方式或扩大手术范围或改变麻醉方式时，应进行现场讨论，必要时请示科主任，并与患者家属进行充分沟通，履行知情同意告知手续后方可进行。

（六）术前讨论制度执行督查

（1）医院组织开展术前讨论相关制度和工作流程的培训。临床科室医务人员对术前讨论制度全员知晓。

（2）医务科、质控科定期对术前讨论制度进行考核，检查医务人员的知晓、执行情况，达到持续改进。将术前讨论制度执行情况纳入医院质量考核体系。

⊕ **案例3-6-7**

柴××，男，20岁，某三级甲等医院骨科医疗组实习同学。

柴同学今随其带教老师常医师一起查房：2病室5病床病人，男，年龄80岁，股骨头无菌性坏死收入院，有冠心病病史，拟近日手术。常医师问柴同学："你认为这个病人术前需要进行讨论吗？"柴同学答："这个病人神志清楚且诊断明确，不需要术前讨论吧？"

请思考：柴同学的回答是否正确？为什么？术前讨论的内容包括哪些？

八、查对制度（Check and Check System）

（一）医嘱查对

（1）开具医嘱时，应查对患者姓名、性别、住院号等。

（2）应班班查对医嘱。夜班查对当日医嘱。总查对由护士长组织，每周1次。内容包括医嘱单、执行卡、各种标识（饮食、护理级别、过敏情况、隔离等）。

（3）查对者、处理医嘱者，须签全名。

（4）转抄医嘱须由另外一人核对。转抄医嘱者与查对者均须签名。

（5）抢救患者时，医师下达口头医嘱，执行者须完整复述一遍，经医师复核无误后，方可执行。抢救完毕，医师应在6小时内补开医嘱并签名。

（6）查对时有疑问的医嘱，必须与医师核对无误后，方可执行和转抄。

（二）服药、注射、输液、处置查对

（1）必须严格执行"三查八对"。

①三查：摆药后查；服药、注射、处置前查；注射、处置后查。

②八对：对住院号/门诊号、姓名、药名、剂量、浓度、时间、用法、有效期。

（2）至少同时使用两种患者身份信息（如身份证号、姓名、住院号、出生年月等）确认患者身份，禁止将房间号或床号作为识别依据。

（3）对意识不清、语言交流障碍等无法陈述姓名的患者，由陪同人员陈述患者身份信息，并及时佩戴腕带。对无法陈述姓名且无人陪伴的患者，可临时采取其他方式标记其身份（如无名氏＋性别＋来院时间等），并佩戴腕带，由双人查对确认。

（4）清点药品和使用药品前要检查药品质量，检查水剂、片剂注意有无变质，安瓿、注射液瓶有无裂痕，密封铝盖有无松动，输液袋有无漏水，药液有无浑浊和絮状物，有效期和批号有无超期。如不符合要求或标签不清者，不得使用。

（5）摆药后必须经第二人核对无误后，方可执行。

（6）易致过敏药物，给药前应询问有无过敏史。使用特殊管理药品及高警示药品时，应严格执行相关文件规定，经过双人核对，特殊时间段，本岗位仅有一人时，采用单人双次复核查对和两次签字。用后保留空瓶及时交回药房。给多种药物时，要注意有无配伍禁忌。

（7）发药、注射时，患者如提出疑问，应及时检查，核对无误后方可执行。

（8）输液瓶加药后要在标签上注明药名、剂量，并留下空瓶，经另一人核对并在药袋或药瓶上签名后方可使用。

（三）输血查对

1.交叉配血查对

（1）认真核对交叉配血单，患者血型化验单上的出生年月、姓名、性别、住院号。

（2）抽血时要有2名护士（只有1名护士值班时，由值班医师协助），1人抽血，1人核对，核对无误后方可执行。

（3）抽血（交叉）前须在盛装血标本的试管上粘贴写有科室、住院号、患者姓名等的条形码，条形码字迹必须清晰无误。

（4）抽血时对化验单与患者身份有疑问时，应与经治医师重新核对，确认无误后，方可执行；如发现错误，应重新填写化验单和条形码，切勿在错误化验单和错误条形码上直接修改。

（5）血液标本按要求抽足血量，不得从正在补液肢体的静脉中抽取。

（6）血型鉴定和交叉配血试验，2人工作时要"双查双签"，1人工作时要重做1次。使用条形码进行核对。

2.取血查对

（1）输血科应对血袋包装核查：血站名称及其许可证号，献血者姓名（或条形码）、血型，血液品种，采血日期及时期，有效期及时间，血袋编号（或条形码），储存条件。

（2）取血者应与发血者共同查对：患者姓名、性别、住院号、编号、输血数量、血型等是否与交叉配血报告单相符，血液效期及外观。

（3）血袋须放入专用容器内取回。

（4）血液自血库取出后勿振荡、加温，勿放入冰箱速冻，需在自取出后半小时内开始输注，2小时内输完。

3.输血过程查对

（1）输血前查对。须由2名医护人员核对，确保医嘱单、输血记录单、血型单、血袋标签上的信息完全一致；严格执行"三查八对"；让患方陈述患者姓名及血型，确认无误；核对交叉配血报告单（患者出生年月、姓名、住院号、血型、血量）；核对供血者的姓名、编号、血型；检查供血者与患者的交叉相容试验结果；检查血袋标签上的姓名、编号、血型与交叉配血报告单上是否相符；检查血袋上的采血日期、有效期，血液有无外渗，血液外观质量，确认未过期、无溶血、无凝血、无变质后方可使用；检查所用的输血器及针头是否在有效期内。

（2）输血时查对。须由2名医护人员携带病历及交叉配血单到患者床旁核对床号、腕带，询问患者姓名、血型；查对按输血规范，使用生理盐水冲洗输血器。

（3）输血后查对。医嘱，患者出生年月、姓名、血型、配血报告单，血袋标签的血型、编号、供血者姓名、采血日期。确认无误后于输血记录单上签名。

（4）查对血袋条形码是否粘贴于交叉配血报告单，入病历保存。

（5）查血袋是否冷藏保存24小时。

（四）营养膳食查对

（1）每日查对医嘱后，以饮食护理单为依据，核对患者床前饮食标志，查对饮食种类。

（2）发放饮食前，应准确核对患者身份，查对饮食单与饮食种类是否相符。

（3）开餐前在患者床头查对饮食种类与患者的医嘱及病情是否相符。

（4）查对禁食患者的饮食单及床尾禁食标识，并告知患方禁食的原因和时限。

（5）对限制饮食的患者，医护人员需查验外来食物。

（五）无菌物品查对

1.消毒供应中心

（1）收回器械及待消包时，应查对名称、数量、质量完好程度及清洁处理情况。

（2）对一次性使用无菌物品，应查对每批检验报告单，并进行抽样检查。

（3）查对消毒液的有效浓度及配制浓度、浸泡消毒时间、酶洗前残余消毒液是否冲洗干净。

（4）包装准备器械、敷料包时，要查对名称、数量、质量、湿度及清洁度。

（5）进行器械、敷料灭菌前，应查对器械敷料包装规格是否符合要求，装放方法是否正确；查对灭菌器各种仪表、程序控制是否符合标准要求。

（6）器械、敷料消毒灭菌完毕，查验化学指示卡是否达标，包外标签内容是否齐全完整，有无湿包，置入器械是否每次灭菌时进行生物学监测，并分类放置。

（7）发放各类无菌用品时，查对名称、数量、消毒日期、包装完好性。

（8）发放一次性无菌物品的记录应具有可追溯性。记录内容包括物品出库日期、名称、规格、数量、生产厂家、生产批号、灭菌日期、失效日期等。

2.使用科室

（1）指定专人负责无菌物品的领取、保管。

（2）定期清点，分类保管，及时检查。

（3）产品外包装严密、清洁、干燥，无菌物品无潮湿、霉变、过期。

（4）使用灭菌物品和一次性无菌物品前，应检查包装和容器是否严密、干燥、清洁，检查灭菌日期、有效期、灭菌效果指示标识。

（5）对过期、不洁、潮湿、包装破损及未达灭菌效果等物品，一律禁止使用。

（6）已开启的灭菌物品，使用时核查开启时间、物品质量及包装是否平密、有无污染。

（六）检验标本查对

（1）采集标本时，查对患者科别、住院号（门诊号）、姓名、检验目的。

（2）各种血标本注入容器前，须再次查对标签上的各项内容。

（3）收集标本时，查对患者科别、姓名、性别、联号、标本数量和质量。

（4）检验时，查对试剂、项目，化验单与标本是否相符，以及标本的质量。

（5）检验后，查对项目、结果。

（6）发报告时，查对科别、床号、姓名。

（七）病理查对

（1）接收检查申请单时要核查申请单填写是否齐全，临床诊断及检查目的是否清楚。

（2）标本接收和取材时要核对申请单号码与标本号码是否一致、标本号码与病理编码是否唯一。

（3）取材后医师与技术人员交接时核对数量是否正确，出片时要核对切片数量及号码是否正确。

（4）切片观察和出具报告时要核对患者姓名、病区、病床号、住院号、送检材料和部位是否与申请单一致。

（5）外借病理切片时要再次核对患者姓名、病历号和病理诊断是否正确。还片时要核对会诊意见是否与原诊断一致并做好记录。

（八）医学影像查对

（1）检查时，查对患者科别、病房、姓名、年龄、住院号（门诊号）、片号、部位、目的等。

（2）治疗时，查对患者科别、病房、姓名、部位、条件、时间、角度、剂量。

（3）使用造影剂时应查对患者造影剂过敏试验结果。

（4）发报告时，核对科别、病房、姓名、部位。

（九）药剂调配查对

（1）调剂处方或医嘱时，药剂人员应逐项检查处方前记、正文和后记书写是否清晰、完整。

（2）严格落实"四查十对"，查处方或医嘱，对科别、姓名、年龄；查药品，对药名、剂型、规格、数量；查配伍禁忌，对药品性状、用法用量；查用药合理性，对临床诊断。

（3）对处方或医嘱所列药品不得擅自更改或者代用。

（4）对有配伍禁忌、用药错误或者超剂量的处方，应当拒绝调配，及时告知医师；必要时，经医师更正或者重新签字，方可调配。

（5）药师在完成处方调剂后，应当在处方上签名或者加盖专用签章。

（6）药师须对处方或医嘱用药适宜性进行审核。

规定必须做皮试的药品，处方医师注明：过敏试验及结果的判定；处方用药与临床诊断的相符性；剂量、用法；选用剂型与给药途径；重复给药；药物相互作用和配伍禁忌；其他不适宜用药。

（7）发药查对。药名、规格、剂量、用法与处方内容是否相符；标签（药袋）与处方内容是否相符；药品有无变质，是否超过效期；患者姓名、年龄，交代用法及注意事项。

（十）理疗针灸查对（康复医学科及中医科）

（1）各种治疗时，查对患者科别、病房、姓名、住院号（门诊号）、部位、种类、剂量、时间、皮肤。

（2）低频治疗时，查对极性、电流量、次数。

（3）高频治疗时，检查体表、体内有无金属异常。

（4）针刺治疗前，检查针的数量和质量；取针时，检查针数和有无断针。

（十一）特殊检查（心电图、脑电图、超声波等）查对

（1）检查时，查对患者科别、床号、姓名、性别、检查目的。

（2）诊断时，查对患者姓名、编号、临床诊断、检查结果。

（3）发报告时，查对送达科室。

（十二）其他工作查对

患者入出院、转院、转科、麻醉、抢救、介入、血液透析、自备药品使用及制剂、静脉用药配制、麻醉精神药品管理中的查对工作。

（十三）制度落实执行监督检查

（1）制定、完善查对制度、配套制度及工作流程。组织开展查对相关制度和工作流程的培训，要求各临床、医技科室、药事等相关医务人员对查对制度全员知晓并落实执行。

（2）严格执行查对制度，防止医疗差错，保障医疗安全，医务人员对医疗行为和医疗器械、设施、药品等必须进行复核查对，提高对患者身份识别的准确性，确保所执行的诊疗活动过程准确无误，保障每一名患者的安全。

（3）查对包括患者身份识别、临床诊疗行为、设备设施运行和医疗环境安全等相关方面。医疗器械、设施、药品、标本等查对要求按照国家有关规定和标准执行。

（4）每项医疗行为都必须查对患者身份。应当至少使用两种身份查对方式，严禁将床号作为身份查对的标识。为无名患者进行诊疗活动时，须双人核对。用电子设备辨别患者身份时，仍需口语化查对。

（5）无论直接或间接用于患者的各种治疗、检查物品及其生活用品（如药物，敷料，器械，压缩气体及治疗、急救和监护设备等），必须品名正规，标记清楚，有国家正式批准文号、出厂标记、日期、保存期限，物品外观表现符合安全要求。

（6）按规定对用于患者的各种治疗、检查物品及其生活用品进行查对。凡字迹不清楚、不全面、标记不明确以及有疑问的医疗用品、物品，应禁止使用。在使用过程中患者如有不适等反应，必须立即停用，再次进行查对工作，包括应用的一切物品，直至找出原因。所用物品不得丢弃，应按要求妥善保管备查。

（7）医务处、护理部、药学等相关部门定期对查对制度进行考核，检查医务人员的知晓、执行情况，将查对制度的相关内容纳入质量考核体系，有持续改进的相应措施，达到持续改进。

⊕ **案例3-6-8**

许××，女，某医院内分泌科医生。

许医生某天值班，病人特别多，她在使用电子病历开医嘱时，未仔细核对，将本应给5病床糖尿病病人王奶奶开具的胰岛素误开给了3病床的低血糖病人王小姐，值班护士对疑问医嘱也未进行及时沟通核对，按医嘱给病人输液后，病人王小姐出现昏迷，引发纠纷。

请思考：许医生和值班护士应该怎么做才能避免这种纠纷？

九、死亡病例讨论制度（Death Case Discussion System）

（一）医院内所有的死亡患者都需要进行讨论

略。

（二）死亡患者病例讨论时限

（1）死亡病例讨论原则上应当在患者死亡后1周内完成。

（2）尸检病例在尸检报告出具后1周内必须再次进行讨论。

（3）特殊及意外死亡、有医疗纠纷的病例，都要及时单独讨论（24小时内完成）。

（三）死亡病例讨论参加人员

（1）死亡病例讨论应在全科范围内进行，由科主任主持。

（2）必要时邀请医务处和相关科室参加。

（四）讨论程序

（1）死亡病例讨论由科主任或科主任指定的科室副主任主持，必要时由医务处负责人主持。

（2）讨论前主管医师必须完成病历及死亡抢救记录。

（3）讨论时主管医师汇报病情摘要、治疗经过和可能的死亡原因；上级医师和参加抢救的其他医师予以补充；最后主持人汇总各级医师意见，作出结论。

（4）参加讨论的人员应本着科学严谨的态度，对诊疗意见、死亡原因、抢救措施进行详尽分析。

（5）讨论内容应包括：死亡原因、诊断是否正确、治疗护理是否恰当及时、从中汲取哪些经验教训、今后的努力方向。

（五）死亡病例讨论记录内容

（1）患者姓名、性别、年龄、科别、床号、住院号、入院时间、入院诊断、死亡时间、死亡诊断等相关信息。

（2）病例讨论时间、地点，主持人，参加者及专业技术职务，记录者，病历摘要，各级人员发言，总结意见等。

（3）上述内容记录于《死亡病例讨论记录》，主持人审核并签字；形成一致性结论摘要记入病历中。

（4）参加讨论人员签名，主持人审核并签字。

（六）制度落实执行监督检查

（1）制定、完善医院死亡病例讨论制度、配套制度及工作流程。组织开展死亡病例讨论相关制度和工作流程的培训，要求各临床科室、医技科室等医务人员对死亡病例讨论制度全员知晓并落实执行。

（2）通过死亡病例讨论分析死亡原因，全面梳理诊疗过程，审查诊断是否正确，治疗护理过程是否及时适当，存在哪些有待改进的问题与不足，以便总结和积累诊疗经验，不断提升诊疗服务水平，提高治疗抢救成功率，降低临床死亡率。

（3）死亡病例讨论主要讨论的内容包括：诊断是否正确，有无延误诊断或漏诊；处理是否适当和及时；死亡原因和性质；应吸取的经验和改进措施等。

（4）医务处、护理部定期对死亡病例讨论制度进行考核，检查医务人员的知晓、执行情况，纳入医院质量考核体系，有持续改进的相应措施，达到持续改进。

> ⊕ **案例3-6-9**
>
> 　罗××，男，50岁，某医院心内科科主任。
>
> 　某周一晚，科内有一名心脏病病人猝死，罗主任周三因院外紧急会诊出差了，科室诊疗小组中的一名副主任医师于周五晚主持了死亡病例讨论，但未邀请抢救护士参加。医务科在周末进行医疗质量巡查时查看了这份死亡病例讨论记录，了解情况后，对罗主任进行了通报批评。
>
> 　**请思考：**医务科为什么要对罗主任进行通报批评？

十、值班和交接班制度（Shift and Shift System）

（一）建立全院性医疗值班体系

医院临床、医技科室、护理部门以及提供诊疗支持的后勤服务保障部门，根据需要建立本部门的值班和交接班制度，明确值班人员岗位职责，医务人员通过值班和交接班制度保障患者诊疗过程的连续性，保障医院诊疗活动正常运行。

（二）建立总值班制度

医院建立实施总值班制度（详见医疗总值班管理制度），负责非工作时间内的重大抢救、应急事务的组织协调工作，并设有医疗总值班和行政总值班，实行总值班查房制度。总值班人员需接受相应的培训并经考核合格后方可上岗，总值班人员按照总值班制度执行。

（三）明确各值班岗位职责

医院及科室应当明确各值班岗位职责、值班人员资质和人数。值班表应当在全院公开并明确值班时段，包括与患者诊疗相关的所有岗位的排班，各临床、医技科室的医师、护士、技师的值班表及行政、医疗、护理总值班和提供诊疗支持的后勤部门的值班表。

（四）值班制度细则

（1）各科室、部门负责人分别负责本部门排班，并审核签字。医师门诊排班报门诊部，节假日排班表报医务处。医师出门诊时间、安排择期手术当日不得值班。

（2）各临床科室设一、二线值班人员。值班的医务人员必须为具有执业资格并在本院执业注册的医务人员，非本院执业注册的医务人员不得单独值班。值班人员值班期间必须坚守岗位，休息时应当在医院指定的值班室休息。值班人员如需急会诊或参与急诊手术，应根据本科室值班制度，确定有同资质医师接替值班并在岗，告知当班护士。

（3）一线值班由执业医师担任；二线值班由高年资主治医师、副主任医师或主任医师担任。

（4）值班护士由护士及以上专业技术职务人员担任，护理值班按护理部相关规定进行。

（5）全院各临床、医技科室（临床药学、放射、超声、临床检验及输血科等）均实行24小时值班制，确保各科均能为患者提供24小时连贯不间断的医疗服务。后勤保障部门也应24小时值班，可以随时提供临床所需医疗设备和后勤保障支持。

（6）医护人员排班确定后原则上不得调换，如遇特殊情况，需提前请科主任或护士长批准。

（7）医技科室及提供诊疗支持的后勤服务保障部门须按照排班坚守岗位，不得擅自离岗，为患者及临床科室提供服务。

（五）交接班制度细则

1.各病室、急诊留观室、急诊病房均实行早班集体交接班

每日召开病室医护人员晨会，由值班医师、夜班护士分别报告夜班情况，护士长报告病房工作重点、护理要点和注意事项，值班医师报告危、重、新及手术前后患者情况和注意事项。交接班时必须衣帽整齐、注意力集中，交接班人员在未完成交班前，不得离开病房。

2.医师交接班

（1）值班医师须在接班时准时到达科室，接受各级医师交办的医疗工作。交接班时，应巡视病房，了解病房患者情况，特别注意检查危重患者和术后患者（尤其是手术当日的三、四级手术患者和急危重患者必须进行床旁交班）。

（2）遇有危重患者，主管医师须在下班前将危重患者的病情及处理事项记入交班本，床旁交班后由值班医师签字交接；与之对应，值班医师须在与下一班值班医师或危重患者的主管医师进行交班时，将危重患者的病情及处理事项记入交班本，床旁交班后，由下一班值班

医师或危重患者的主管医师签字交接。值班期间所有的诊疗活动必须及时记入病历。

3.护士交接班

护士交接班制度按照护理部值班和交接班制度相关要求执行。

4.医技交接班

医技科室值班医师（技师）应做好本专业所负责之各项检查、检验工作（如X光、CT、MRI、各种血液检查等），并做好检验仪器、设备、试剂及标本等交接记录，以保证配合临床诊疗抢救需要。

（六）医疗值班人员岗位职责

1.一线值班医师岗位职责

（1）在二线值班医师的指导和带领下，按规定完成具体的值班工作和上级医师交代的诊疗工作，并做好记录；按规定书写值班记录；及时应答值班护士呼叫。

（2）负责完成非工作时间内新入院患者的接诊及一般处置，并书写首次病程记录；完成值班期间院内急诊抢救、手术并及时完成各种病历记录。

（3）一线值班医师值班期间须与值班护士巡查病房所有患者，处置患者病情有困难时，应及时请示二线或三线值班医师。

2.二线值班医师岗位职责

（1）具体指导一线值班医师开展诊疗工作；带领一线值班医师巡视本科室急危重患者；掌握本科室急危重患者的病情变化，并及时采取相应诊疗措施，必要时向三线值班医师请示。

（2）完成值班期间院内急诊抢救、手术及院内会诊工作；替补因工作需求离开病区的一线值班医师；审核一线值班医师书写的值班记录。

3.三线值班医师岗位职责

掌握医院急危重患者的病情变化，指导一、二线值班医师做好院内急诊抢救、手术、会诊等工作；现场指导疑难危重患者的诊疗工作，必要时报告主管院长及相关部门协助处理。

（七）落实执行，监督检查

（1）制定和完善医院值班和交接班制度配套制度及工作流程。组织开展值班和交接班相关制度和工作流程的培训考核，要求相关科室医务人员对值班和交接班制度及配套制度、工作流程全员知晓。

（2）医务处、护理部、院办、人事科定期对值班和交接班制度及配套制度、工作流程执行情况进行检查考核，发现问题及时改进，将制度及流程执行情况纳入医院质量考核体系，达到持续改进。

⊕ 案例 3-6-10

　　余××，男，26岁，某三级甲等医院胸外科医生。

　　某天，余医生值白班，病人很多，下班时他将自己新收入院的7个病人的情况逐一在交班本上写了记录，看到交班本上的内容已经很多了，所以，告病危的1病床病人朱奶奶的情况就没有写在交班本上，匆忙下班时也忘了口头交班。然而，在交班10分钟后1病床病危的朱奶奶突然发生病情变化，抢救无效死亡。后余医生被医院医疗事故鉴定委员会认定为责任小差错，该医生不理解。

　　请思考：余医生错在哪里？

十一、分级护理制度（Grading Nursing Care System）

（一）定义

患者在住院期间，医护人员根据患者病情和（或）自理能力进行评定而确定的护理级别。由医生以医嘱的形式下达护理级别，分为特级护理、一级护理、二级护理和三级护理四个级别。

（二）目的

临床护士应根据患者护理级别和医师制定的诊疗计划，为患者提供护理服务。

（三）适用范围

全院住院患者。

（四）分级方法

（1）患者入院后应根据患者病情严重程度确定病情等级。

（2）根据患者Barthel指数总分，确定自理能力的等级。

（3）依据病情等级和（或）自理能力等级，确定患者护理分级。

（4）临床医护人员应根据患者的病情和自理能力的变化动态调整患者护理分级。

（五）分级依据

（1）符合以下情况之一，可确定为特级护理：

①维持生命，实施抢救性治疗的重症监护患者；

②病情危重，随时可能发生病情变化，需要进行监护、抢救的患者；

③各种复杂或大手术后、严重创伤或大面积烧伤的患者。

（2）符合以下情况之一，可确定为一级护理：

①病情趋向稳定的重症患者；

②病情不稳定或随时可能发生变化的患者；

③手术后或者治疗期间需要严格卧床的患者；

④自理能力重度依赖的患者。

（3）符合以下情况之一，可确定为二级护理：

①病情趋于稳定或未明确诊断前，仍需观察，且自理能力轻度依赖的患者；

②病情稳定，仍需卧床，且自理能力轻度依赖的患者；

③病情稳定或处于康复期，且自理能力中度依赖的患者。

（4）病情稳定或处于康复期，且自理能力轻度依赖或无须依赖的患者，可确定为三级护理。

（六）自理能力分级依据

采用Barthel指数评定量表对日常生活活动进行评定，根据Barthel指数总分，确定自理能力等级。

对进食、洗澡、修饰、穿衣、控制大便、控制小便、如厕、床椅转移、平地行走、上下楼梯10个项目进行评定，将各项得分相加即为总分。根据总分，将自理能力分为重度依赖、中度依赖、轻度依赖和无须依赖四个等级。

自理能力分级

自理能力等级	等级划分标准	需要照护程度
重度依赖	总分≤40分	全部需要他人照护
中度依赖	总分41—60分	大部分需他人照护
轻度依赖	总分61—99分	少部分需他人照护
无须依赖	总分100分	无须他人照护

Barthel指数评定量表

ADL项目	自理	稍依赖	较大依赖	完全依赖
进食	10	5	0	0
洗澡	5	0	0	0
修饰	5	0	0	0
穿衣	10	5	0	0
控制大便	10	5	0	0
控制小便	10	5	0	0
如厕	10	5	0	0
床椅转移	15	10	5	0
平地行走	15	10	5	0
上下楼梯	10	5	0	0

（七）分级护理要求

1.基本要求

（1）密切观察患者的生命体征和病情变化。

（2）正确实施治疗、给药及护理措施，并观察、了解患者的反应。

（3）根据患者病情和生活自理能力提供照顾和帮助。

（4）提供护理相关的健康指导。

（5）护士在工作中应当关心和爱护患者，发现患者病情变化，应及时与医师沟通。

（6）护理级别应实时在病历、患者一览表及床头卡有明确标识，并用颜色区分：特级护理和一级护理用红色标识，二级护理用黄色标识，三级护理用蓝色标识。

2.特级护理

（1）严格观察患者病情变化，监测生命体征，发现病情变化及时报告医生并积极协助处理。

（2）根据医嘱，正确实施治疗、给药措施。

（3）根据医嘱，准确测量出入量。

（4）根据患者病情，正确实施基础护理和专科护理，例如口腔护理、压力性损伤护理、气道护理及管路护理等，实施安全措施。

（5）保持患者的舒适和功能体位。

（6）实施床旁交接班。

3.一级护理

（1）每小时巡视患者，观察患者病情变化。

（2）根据患者病情，测量生命体征。

（3）根据医嘱，正确实施治疗、给药措施。

（4）根据患者病情，正确实施基础护理和专科护理，例如口腔护理、压力性损伤护理、气道护理及管路护理等，实施安全措施。

（5）提供护理相关的健康指导。

4.二级护理

（1）每2小时巡视患者，观察患者病情变化。

（2）根据患者病情，测量生命体征。

（3）根据医嘱，正确执行治疗、给药措施。

（4）根据患者病情，正确实施护理措施和安全措施。

（5）提供护理相关的健康指导。

5.三级护理

（1）每3小时巡视患者，观察患者病情变化。

（2）根据患者病情，测量生命体征。

（3）根据医嘱，正确实施治疗、给药措施。

⊕ 案例3-6-11

曾××，男，23岁，某医院心内科医生。

曾医生参加工作近半年，某天，他的上级医师让他给一位心脏瓣膜置换术后的病人开医嘱，其护理级别，他开了"二级护理"。上级医师查看医嘱后，对曾医生提出了严厉的批评。

请思考：

（1）曾医生为什么会受到上级医师的批评？

（2）哪些病人属于特级护理？哪些病人属于一级护理？

（3）对特级护理病人应该实施哪些护理措施？对一级护理病人应该实施哪些护理措施？

十二、危急值报告制度（Clinical "Critical Value" Reporting System）

（一）设置危急值科室范围

（1）医院内能够出具检查、检验报告的科室，应当根据其出具的检查、检验结果是否可能存在危及患者生命的状态，梳理可能存在的危急值，制定危急值目录，包括但不限于：检验科、放射科、超声科、电生理科等从事各种检查、检验的医技科室，以及开展床旁检验项目的临床科室。

（2）危急值报告涵盖住院、门（急）诊患者及健康体检人群等。

（3）临床科室及相关医技检查科室，应建立《危急值报告登记本》。

（二）制定危急值项目阈值

（1）各医技科室应根据诊疗规范指南标准，结合医院收治患者的病情特点，制定符合实际需要的危急值项目和阈值。根据临床需要和实际工作需要，定期更新和完善危急值项目及阈值。

（2）由科室申请，医务科组织专家审核确定危急值项目目录，并在全院范围内公布。

（3）各临床、医技科室在实际诊疗工作中，如发现拟定危急值项目及危急值范围需要更改，应及时与医务处联系，以便逐步规范危急值报告项目和范围。

（4）医技科室应定期与临床科室医师进行讨论和完善危急值报告项目和范围，每年至少进行1次对临床危急值报告制度落实的有效性评估。

（三）医技科室报告流程

医技科室工作人员发现危急值的管理流程包括但不限于以下环节。

（1）核实。

按照本科室部门操作规范、流程及相关质量控制标准，对检查、检验的各个环节进行核查。如无异常，通知临床科室。

（2）通知。

①检查、检验者将核实后的危急值通过电话立即通知临床科室，并同时通过医院信息系统在医师或护士工作站界面上进行提醒告知。电话通知时要求接听人复述结果，以免发生差错。接听电话的值班人员立即通知具体的管床医师或值班医师。

②对于门急诊患者及健康体检人群的危急值报告，将危急值信息及时通知到经治医师和患方。无法联系到患方时，应及时向门诊部主任、急诊科主任和护士长报告并向医务处报备，相关人员应积极联系患方，做好记录。

③若通过电话向临床科室报告危急值，电话5分钟内无人接听和应答，应迅速向医务处（夜间或节假日为医院总值班/医疗总值班）报告。

（3）记录。

①检查、检验者通知临床科室后，报告人应将危急值登记：将患者姓名、科室、住院号（或门诊号）、收样时间、检查结果、检验结果、报告人姓名、报告时间、接收报告科室、接收人姓名、接听报告时间（精确到分钟）等信息记录在《危急值报告登记本》上。

②危急值报告遵循首查负责制，即谁通知、报告，谁记录。

（4）外送的检验标本或检查项目存在危急值的，医院应在合作协议上明确危急值项目及阈值通知方式、责任部门和人员，及时通知送检科室部门，报告流程与院内危急值报告流程一致，确保医师能够及时得到患者的危急值信息。

（5）危急值报告登记记录至少保存两年。

（四）临床科室处理流程

临床科室在接到危急值报告后，处理流程包括但不限于以下几项。

（1）核实信息。临床科室接听人核实危急值报告结果，核对患者基本信息，予以确认。

（2）记录信息。

①接听人及时将危急值患者的姓名、住院号（或门诊号）、危急值项目及结果、接听人及时间（精确到分钟）等信息记录在《危急值报告登记本》上。

②危急值报告遵循首接负责制，即谁接收，谁记录。

（3）报告医师。接听人核对后，应立即报告病房值班医师或经治医师。

（4）处理患者。

①接报医师应立即诊察患者，遵循急危重患者抢救流程，迅速采取相应的临床措施，报

告上级医师或科主任，及时书写病程记录，密切观察病情变化，做好交接班。

②对于经治医师或值班医师诊察评估患者后不需立即处置的危急值，应在当日记录该信息，允许当日多个未处置的危急值信息合并记录。

③若单项危急值与输入的某种药物有直接关系，该药物目前仍在输注中，允许护士立即停止输注该药物。

（5）再次复查。患者处理后应根据病情需要复查危急值。若是临床科室发现危急值与患者病情不相符时，接报医师应与医技科室检查、检验报告人共同查找原因，必要时可以重新进行检查、检验。

（6）处理完毕后，经治医生或值班医生需在6小时内在病程记录中书写接获的危急值报告结果和所采取的相关诊疗措施及对治疗效果的评价。实现与报告流程无缝衔接且可追溯。

（7）危急值接获登记记录至少保存两年。

（五）特殊项目

（1）部分疾病患者耐受程度高于其他患者，某项检查、检验结果达到设定危急值时，并不需要紧急处理，对此类患者可以制定与疾病相关的危急值。

（2）个别特殊患者对某些检查、检验项目耐受程度较高，经科室讨论后认定无须反复报告该危急值，应及时与相关医技科室沟通，减少不必要的报告次数。

（六）危急值报告制度执行情况督查

（1）临床科室、医技科室要认真组织医务人员培训危急值报告制度，掌握危急值报告项目及危急值范围和报告流程。各科室要有专人负责本科室危急值报告制度落实情况的督察，确保制度落实到位。

（2）危急值报告制度的落实执行情况，将纳入科室医疗质量考核内容。质控科、医务科、护理部等职能部门将对各临床科室、医技科室危急值报告制度的执行情况，特别对急诊科、手术室等危重病人集中的科室进行监督检查。对违反上述制度的科室和医护人员将按严重违反医疗操作的有关规定处理。

➕ 案例3-6-12

　　鲍××，女，27岁，某三级甲等医院普外科医生。

　　今年元旦鲍医生值班时，病人较多，接到检验科电话，3病床病人石大爷血钾浓度仅为2.7 mmol/L，管床医师不在病房，鲍医生立即报告了科主任，并于15分钟内进行了处理后又马上去看其他病人了，当时来不及写病程记录且事后忘了补写。不久，病人石大爷病愈出院。然而，在这份出院病历的质量检查中，鲍医生被扣了分，受到了批评。

　　请思考： 在这份出院病历的质量检查中，鲍医生为何会被扣分？

十三、手术安全核查制度（Surgical Safety Verification System）

（一）手术安全核查参加人员

实施手术安全核查须由具备执业资质的手术医师、麻醉医师、手术护士三方参加。

（二）核查内容及流程

手术患者均应佩戴标示有患者身份识别信息的标识以便核查。

（1）麻醉实施前：由麻醉医师按《手术安全核查表》中内容依次提问患者身份（姓名、性别、年龄、病案号）、手术方式、知情同意、手术部位、麻醉安全检查、皮肤是否完整、术野皮肤准备情况、静脉通道建立情况、患者过敏史、抗菌药物皮试结果、感染性疾病筛查情况、术前备血、假体和体内植入物准备情况、影像学检查资料等内容。手术医师逐一回答，同时手术护士对照病历逐项核对并回答。

（2）手术开始前：由手术医师主持、三方共同核对患者身份、手术部位，并确认风险预警等内容。手术物品准备情况的核查由手术室护士执行并向手术医师和麻醉医师报告。

（3）患者离开手术室前：由巡回护士主持，三方共同核对实际手术名称、术中用药、输血的核查、清点手术用物、确认手术标本、检查皮肤完整性、动静脉通路、引流管、患者去向等内容。

（4）三方核对者确认后签字，核查时间由手术室护士填写，并将《手术安全核查表》入病历。不得提前填写《手术安全核查表》。

（5）术中用药、输血的核查：由麻醉医师或手术医师根据情况需要下达医嘱并做好相应记录，由手术室护士与麻醉医师共同核查。

（三）手术安全核查注意事项

（1）手术安全核对必须按照规定步骤进行，核对无误后方可进行下一步操作。

（2）确保手术前规范地使用预防性抗生素。在术前，由病房医师下达医嘱；在手术室，麻醉医师负责下达医嘱，手术室护士负责核对实施。

（3）临床科室、麻醉科与手术室负责人是本科手术安全核查第一责任人。

（4）《手术安全核查表》的保管：将住院患者的《手术安全核查表》归入病历，非住院患者《手术安全核查表》由手术室负责保存3年。

（四）制度落实执行监督检查

（1）制定、完善医院手术安全核查制度、配套制度及工作流程。组织开展手术安全核查相关制度和工作流程的培训，各手术科室、手术麻醉科医务人员对手术安全核查制度全员知晓并落实执行。

（2）医务处、护理部等部门定期对手术安全核查制度进行考核，检查医务人员的知晓、执行情况，发现问题及时反馈，落实整改措施，追踪评估整改效果，将手术安全核查制度的相关内容纳入医院质量考核体系，达到持续改进。

➕ **案例3-6-13**

杨××，女，32岁，某医院普外科病人。

病人杨女士右前臂长了个包块，做手术时，她很紧张，手术快结束时她逐渐平静下来，发现医生在左臂上做的手术，引发纠纷。经查，病人杨女士在臂丛麻醉下，拟行右前臂包块切除术，术前医生未认真核查，错将左前臂皮脂腺切除。后当事麻醉师、主刀医生及手术室护士均受到处罚。

请思考： 如何避免这种手术差错事故和纠纷？

十四、病历管理制度（Medical Record Management System）

（1）各科室要根据《医疗机构管理条例》《医疗机构病历管理规定》等法律法规的要求，及时、准确、规范、完整地书写和保管好相关病历资料，任何人不得私自伪造、涂改、盗取病历资料。

（2）门诊病历管理要求：患者在门诊诊疗过程中，接诊医师应及时、准确、规范、完整地书写和完成门诊病历，相关检查检验报告单要粘贴在门诊病历上，处置意见应书写详尽。患者离院时，门诊病历交患者自己携带，并嘱患者要妥善保管，复诊时带来。门诊登记本最后一栏要注明"病历自带"四字。患者如需要收住院治疗，接诊医师应规范填写住院证，内容要详尽完整，门诊病历由患者交住院科室暂时保存使用，出院时门诊病历由患者带走。

（3）住院病历管理要求。

患者在住院治疗过程中，住院医师应及时、准确、规范、完整地书写、完成和保管好住院病历资料。患者入院时，工作人员应向患者索取门诊病历，放入住院病历资料中备用，相关检查检验报告单要及时粘贴在住院病历附页上。患者出院时，门诊病历交还患者带走。

患者住院治疗期间，住院病历由所在病区负责集中、统一保管，科室工作人员应妥善保管好现住院病历，防止病历资料被他人篡改、损毁或丢失。

（4）出院病历管理要求。

患者出院后，住院科室应尽快书写、审评、签字完成出院病历，并于3天内送病案室。病案室接收科室病历资料时必须逐份认真审查，按份登记并签字。病案室接收科室病历资料后应及时整理装订，按号排序，上架归档。

（5）病历使用管理要求。

①除涉及对患者实施医疗活动的医务人员及医疗服务质量监控人员外，其他任何机构和个人未经授权不得擅自查阅患者的病历资料。因科研、教学需要查阅病历的，需经病历管理人员审查同意后方可查阅，阅后应当立即归还，同时病历管理人员应做好病历使用登记。

②现住院病历或尚未送病案室的已完成或未入档住院病历未经批准，任何人不得私自带离病区或复印。

③病案室应当受理下列人员和机构复印病历资料的申请:

a.患者本人或其代理人;

b.死亡患者法定继承人或其代理人;

c.公安机关、检察院、法院及授权保险机构。

④病案室负责受理复印入档病历资料的申请。受理申请时,应当要求申请人按照下列要求提供有关证明材料:

a.申请人为患者本人的,应当提供其有效身份证明;

b.申请人为患者代理人的,应当提供患者及其代理人的有效身份证明、申请人与患者代理关系的法定证明材料;

c.申请人为死亡患者法定继承人的,应当提供患者死亡证明及其法定继承人的有效身份证明、死亡患者与法定继承人关系的法定证明材料;

d.申请人为死亡患者法定继承人代理人的,应当提供患者死亡证明、死亡患者法定继承人及其代理人的有效身份证明、死亡患者与其法定继承人关系的法定证明材料、申请人与死亡患者法定继承人代理关系的法定证明材料;

e.申请人为保险机构的,应当提供保险合同复印件、承办人员的有效身份证明、患者本人或者其代理人同意的法定证明材料,患者死亡的,应当提供保险合同复印件、承办人员的有效身份证明、死亡患者法定继承人或者其代理人同意的法定证明材料,合同或者法律另有规定的除外;

f.公安、司法机关因办理案件,需要查阅、复印病历资料的,需在公安、司法机关出具采集证据的法定证明及执行公务人员的有效身份证明、有效工作证明,经医务处批准后办理;

g.病历资料复印费用收取工本费,由复印申请人承担;

h.病历资料复印时必须由病案室工作人员亲自操作,不能将病历资料带离病案室,复印时病历资料不能拆开装订线,需保持病历资料的完整性;复印病历后,经办人核对无误,加盖病案室公章(每页盖章);

i.病历档案的保存时间自患者最后一次就诊之日起不少于30年。

➕ **案例3-6-14**

刘××,女,52岁,某医院儿科医生。

刘医生主管的患儿柏××出院10天后,其父亲因打算抱孩子到上一级医院进一步治疗而到病案室要求办理病历复印,但发现该医生仍未将此患儿病历归档,该医生被投诉。

请思考: 病人出院后,住院科室应该如何管理住院病历?

十五、新技术和新项目准入制度（Admittance System of New Technologies and New Project）

（1）为加强医疗技术管理，促进卫生科技进步，提高医疗服务质量，保障人民身体健康，根据《医疗机构管理条例》等国家有关法律法规，结合医院实际情况，制定本制度。

（2）凡引进本院尚未开展的新技术、新项目，均应严格遵守本准入制度。

（3）新医疗技术分为以下三类：

①探索使用技术，指医疗机构引进或自主开发的，在国内尚未使用的新技术；

②限制度使用技术（高难、高新技术），指需要在限定范围内和具备一定条件下方可使用的，技术难度大、技术要求高的医疗技术；

③一般诊疗技术，指除国家或省卫生行政部门规定限制度使用外的常用诊疗项目，具体是指在国内已开展且基本成熟或完全成熟的医疗技术。

（4）医院鼓励研究、开发和应用新的医疗技术，鼓励引进国内外先进医疗技术；禁止使用已明显落后或不再适用，需要淘汰或技术性、安全性、有效性、经济性和社会伦理及法律等方面与保障公民健康不相适应的技术。

（5）医院由学术委员会全面负责新技术项目的理论和技术论证，并提供权威性的评价。包括：提出医疗技术准入政策建议；提出限制度使用技术项目的建议及相关的技术规范和准入标准；负责探索和评估限制度使用技术，并出具评估报告；对重大技术准入项目实施效果和社会影响进行评估，以及其他与技术准入有关的咨询工作。

（6）严格规范医疗新技术的临床准入制度，凡引进本院尚未开展的新技术、新项目，首先须由所在科室进行可行性研究，在确认其安全性，有效性及包括伦理、道德方面评定的基础上，本着实事求是的科学态度指导临床实践，同时要具备相应的技术条件、人员和设施，经科室集中讨论和科主任同意后，填写《新技术、新项目申请表》交医务处审核和集体评估。

①科室新开展一般诊疗技术项目只需填写《新技术、新项目申请表》向医务处申请，在本院医疗机构执业许可证范围内的，由医务处组织审核和集体评估；新项目为本院医疗机构执业许可证范围外的，由医务处、院办向省卫生健康委员会申报，由省卫生健康委员会组织审核，院办负责联络和催促执业登记。

②申请开展探索使用技术、限制度使用技术必须提交以下有关材料：

a.医疗机构基本情况（包括床位数、科室设置、技术人员、设备和技术条件等）以及医疗机构合法性证明材料复印件；

b.拟开展新技术项目相关的技术条件、设备条件、项目负责医师资质证明以及技术人员情况；

c.拟开展新技术项目相关规章制度、技术规范和操作规程；

d.拟开展探索使用技术项目的可行性报告；

e.卫生行政部门或省医学会规定提交的其他材料。

③探索使用技术、限制度使用技术项目评估和申报：

a.受理申报后由医务处进行形式审查；

b.首先由医务处依托科室医疗新技术管理小组，依据相关技术规范和准入标准进行初步技术评估；

c.各科室申报材料完善后15个工作日内组织医院学术委员会专家评审，并出具技术评估报告；

d.由院办向省卫生健康委员会申报，由省卫生健康委员会和省医学会组织审核，院办负责联络和催促执业登记。

⊕ **案例3-6-15**

陈××，女，53岁，某二级乙等医院内科医生。

陈医生今年拟开展一项新技术项目，其填写的《新技术、新项目申请表》交给医务处审核后，被告知该新技术项目需要向省卫生健康委员会申报，由省卫生健康委员会审核通过后，才能开展。陈医生对此感到很纳闷。

请思考： 陈医生的新技术可能是一项什么样的项目？

十六、抗菌药物分级管理制度（System of Classified Management of Antibiotics）

1. 抗菌药物分级原则

抗菌药物分为非限制使用、限制使用与特殊使用三级。

2. 抗菌药物分级使用管理

（1）抗菌药物选用原则。

①临床选用抗菌药物应根据感染部位、严重程度、致病菌种类以及细菌耐药情况、病人病理生理特点、药物价格等因素加以综合分析考虑。

②预防感染、治疗轻度或局部感染应首先选用非限制使用类抗菌药物；严重感染、免疫功能低下者合并感染或病原菌只对限制使用类抗菌药物敏感时，可选用限制使用抗菌药物；特殊使用级抗菌药物的选用应从严控制。

（2）抗菌药物处方权的获得及处方权限。

①执业医师经考核合格后取得抗菌药物处方权。

②中级及以上职称医师，经培训并考核合格后，可授予限制使用级抗菌药物处方权。

③临床使用特殊使用级抗菌药物，由具有高级职称的医师开具。门诊处方不得开具特殊使用级抗菌药物。特殊使用级抗菌药物会诊人员，由抗菌药物专业的临床药师担任。

④紧急情况下，医师可以越级使用抗菌药物，但仅限于1天用量，并做好记录。

➕ 案例3-6-16

黄××，男，26岁，某医院消化内科医生。

黄医生已经在消化内科上班一年多了，某日自己所主管的2病床住院病人程大爷情况特殊，需使用万古霉素。虽然黄医生开具了万古霉素处方，但药房的药师不给发药，取药护士在繁忙中白跑一趟，很生气。

请思考：药房为何不给发药？

十七、临床用血审核制度（Clinical Blood Use Review System）

临床用血审核包括但不限于用血申请、输血治疗知情同意、适应证判断、配血、取血发血、临床输血、输血中观察和输血后管理等环节，需要全程记录，保障信息可追溯，健全临床合理用血评估与结果应用制度、输血不良反应监测和处置流程。为保证医疗临床用血需要和安全，保障用血者身体健康，科学、规范、合理用血，根据《中华人民共和国献血法》《医疗机构临床用血管理办法》和《临床输血技术规范》制定本制度。

（1）医务人员应当认真执行临床输血技术规范，严格掌握临床输血适应证，根据患者病情和实验室检测指标，对输血指征进行综合评估，制定输血治疗方案。正确应用成熟的临床输血技术和血液保护技术，包括输全血、成分输血和自体输血等。

（2）决定输血治疗前，临床医师应向患者或其家属说明输同种异体血的不良反应、经血传播疾病的可能性和输血方式的选择，征得患者或家属的同意，并在《输血治疗知情同意书》上签字（因抢救生命垂危的患者需要紧急输血，且不能取得患者或者其近亲属意见的，经医务处负责人或主管副院长批准后，可以立即实施输血治疗）。此外，患者输血前需完善如下检验：ABO和Rh（D）血型、HGB、HCT、PLT、ALT、HBsAg、anti-HCV、anti-HIVl/2、梅毒。再次入院输血必须重新做上述检查，检测结果填入《输血治疗知情同意书》《临床输血申请单》。

（3）输血申请由经治医师通过HIS系统认真填写《临床输血申请单》，包括患者姓名、性别、年龄、科别、床号及血型等各项内容，尤其要写清申请用血的理由，申请用血品种、血量及输血史等内容，由主治以上职称医师核准签字后连同受血者血样于预定输血日期前送交输血科备血。输血科对临床医师提交的输血申请表进行审核，确认申请的血液成分是否适合病情需要，血液剂量是否得当，并考虑患者的经济状况，如不符合要求或不恰当，输血科应向临床医师提出修改，并登记备案。

（4）除急救用血外，应按照用血量不同对临床用血进行审核，《临床输血审批单》必须由输血科留存备案。

①同一患者一天申请备血量少于800毫升的，由具有中级以上专业技术职务任职资格的医师提出申请，上级医师核准签发后，方可备血。

②同一患者一天申请备血量在800～1600毫升的，由具有中级以上专业技术职务任职资格的医师提出申请，经上级医师审核，科室主任核准签发后，方可备血。

③同一患者一天申请备血量达到或超过1600毫升的，由具有中级以上专业技术职务任职资格的医师提出申请，科室主任核准签发，并与输血科沟通后，报医务科批准，方可备血，并填写《大量用血审批表》，走OA工作流履行报批手续，急诊用血后两天内应补办手续。临床输血管理委员会指定输血科根据贮血量归口管理大量用血审批。

（5）血小板、洗涤红细胞、Rh阴性血等特殊血液制品严格执行"专血专人专用"原则，未及时取消预约造成血液报废，由当事人填写《血液制品损耗记录单》交医务处和财务科按有关规定处理。

（6）医护人员到输血科取血时，取血者与发血者必须共同核对患者姓名、性别、病案号、门急诊/病室、床号、血型、血液有效期、配血试验结果及血袋外观等，准确无误后，双方签字。血液一经发出，应尽快输用，不得自行贮血，若无法确保血液安全并提供相关证据的，不得退回输血科。

（7）输血时，由2名医护人员带病历共同到患者床旁核对患者姓名、性别、年龄、病案号或门急诊号、床号、血型等，确认与《交叉配血报告单》相符，再次核对血液信息后，用符合标准的输血器进行输血。严格遵守输血原则，严密观察病情变化。

（8）输血完毕后，医护人员将输血记录单（《交叉配血报告单》）贴在病历中，并将血袋及时返还输血科。对有输血反应的应及时病历记录并填写输血不良反应回报单，输血科每月统计上报医务处。

（9）加强输血质量监测、考核和信息反馈。临床科室与输血科必须积极配合，做好从输血申请到完成输血全过程及控制输血反应和输血感染各个工作环节的质量监测和信息反馈。医务处根据质量记录进行考核。

（10）临床用血科室应对符合条件的病例积极实施自体输血技术、围手术期血液保护等输血技术，提高合理用血水平。医务人员掌握血液保护相关技术并积极开展工作，积极动员符合条件的患者接受自体输血技术，提高输血治疗的效果和安全性。

⊕ **案例3-6-17**

包××，女，39岁，某三级甲等医院消化科住院医师。

包医师所主管的5病床病人宋大叔，因肝硬化突发上消化道大出血，某天所需输血量达2000毫升，包医师及时提出输血申请，科主任核准签发后，病人很快得到输血，抢救成功。三天后，医务科在巡查医疗质量时，对包医师及科主任提出了批评。

请思考： 医务科为什么要批评包医师及科主任？

十八、医院信息安全管理制度（Information Security Management System in a Hospital）

为加强本院计算机和网络的稳定性，充分提高医院计算机设备及网络的工作效率，保障医院计算机和网络的安全运行，特制定本管理规定。具体内容如下。

（一）计算机安全管理

（1）医院计算机操作人员必须按照计算机正确的使用方法操作计算机系统。严禁暴力使用计算机或蓄意破坏计算机软硬件。

（2）未经许可不得擅自拆装计算机硬件系统，若需拆装，则通知网络管理员进行。

（3）计算机的软件安装和卸载工作必须由网络管理员进行。

（4）计算机的使用必须由其合法授权者使用，未经授权不得使用。

（5）医院计算机仅限于医院内部工作使用，原则上不许接入互联网。因工作需要接入互联网的，需书面向医务科提出申请，经签字批准后交网络管理员负责接入。接入互联网的计算机必须安装正版的反病毒软件。并保证反病毒软件实时升级。

（6）医院任何科室如发现或怀疑有计算机病毒侵入，应立即断开网络，同时通知网络管理员负责处理。网络管理员应采取措施清除病毒，并向主管院领导报告备案。

（7）医院计算机内不得安装游戏、即时通信等与工作无关的软件，尽量不在院内计算机上使用来历不明的移动存储工具。

（8）未经部门领导批准，任何人不得改变网络拓扑结构、网络设备的布置和参数的配置。

（二）网络硬件的管理

网络硬件包括服务器、路由器、交换机、通信线路、不间断供电设备、机柜、配线架、信息点模块等提供网络服务的设施及设备。

（1）各职能部门、各科室应妥善保管安置在本部门的网络设备、设施及通信线路。

（2）不得破坏网络设备、设施及通信线路。由于事故原因造成网络连接中断的，应根据其情节轻重予以处罚或赔偿。

（3）未经允许，不得中断网络设备及设施的供电线路。因生产原因必须停电的，应提前通知网络管理员。

（4）不得擅自挪动、转移、增加、安装、拆卸网络设施及设备。特殊情况应提前通知网络管理员，在得到允许后方可实施。

（5）各科主任指定本科室工作站的计算机由专人管理，并把管理人员的名字连同管理机的机器号报到信息中心，由计算机中心做统一登记。

（6）各科室交换机、路由器设备由科主任、护士长监督管理，不得让其他电脑任意接入院内网络。

（7）在各科工作站计算机上，除了医院指定用系统外，不得安装、运行任何程序及游戏，不得私自卸载任何软件，不得私自存储任何文件，不得任意外接任何设备（如U盘、移动硬盘、移动光驱、蓝牙等），不得私自更换计算机及网络设备，必须保证各工作站的单一工作姿态，计算机中心将不定期检查，如果发现违规情况，将追究管理计算机指定人员的责任并上报医院给予行政和经济处罚，或收回电脑使用权。

（8）各科室计算机禁止无关人员在工作站上进行系统操作，实习生须在代教医生的指导下才可以使用计算机，代教医生不得为自己方便私自让实习生单独为病人做开医嘱等的系统操作，实习生不可单独使用计算机。任何操作员离开计算机前必须先退出系统，下班后必须关闭计算机，或做好交班工作。

（9）计算机操作员（医生、护士）不得将其本人系统操作密码任意告诉其他人，包括实习生。

（10）当计算机出现故障时，操作员应该积极主动地配合维修人员，尽快地恢复工作状态。

（11）计算机出现故障后，当维修人员检查出是人为破坏或操作失误等原因后，维修人员需把情况向计算机所属部门的科主任汇报，并要求科主任提出处理意见。

（12）各科室必须严格保证计算机周围卫生、通风情况，不得乱放杂物在计算机周围，爱护计算机，让水、强磁性物品、零食等远离计算机。

（13）电脑或网络出现故障后应及时报告网络管理办公室安排处理，不得擅自拆卸机箱和插拔网线。

（14）各科室负责人要加强对本科室计算机的使用管理，如操作人员违反制度，造成不良后果的，除追究当事人责任外，还要追究科室负责人的责任。

（15）在接入电脑的电路上不得任意接入其他任何电器，以防止意外发生。

（三）软件及信息安全

（1）未经部门领导批准，任何人不得改变网络拓扑结构、网络设备的布置和参数的配置。

（2）不得在医院局域网上利用计算机技术侵占其他用户的合法利益，不得制作、复制和传播妨害医院稳定的有关信息。

（3）禁止在医院局域网上制造、传播计算机病毒木马，不得故意引入计算机病毒木马。

（4）在工作时间内，不得在计算机上打游戏、听歌、看电视、下载、"偷菜"、随意安装软件等。

（5）爱护计算机，下班请按时关闭电脑。

（6）计算机等办公设施均由专人使用负责，使用人应加以爱护，如系人为损坏，则由使用人负责承担维护费用。

（7）计算机及外设所配软件及驱动程序交网络管理员保管，以便统一维护和管理。

（8）管理系统软件由网络管理员按使用范围进行安装，其他任何人不得安装、复制、传播此类软件。

（9）网络资源及网络信息的使用权限由网络管理员按医院的有关规定予以分配，任何人不得擅自超越权限使用网络资源及网络信息。

（10）网络的使用人员应妥善保管各自的密码及身份认证文件，不得将密码及身份认证文件交予他人使用。

（11）任何人不得将含有医院信息的计算机或各种存储介质交予无关人员，更不得利用医院数据信息获取不正当利益。

（四）网络使用人员行为规范

（1）不得在医院网络中制作、复制、查阅和传播国家法律、法规所禁止的信息。

（2）不得在医院网络中进行国家相关法律法规所禁止的活动。

（3）未经允许，不得擅自修改计算机中与网络有关的设置。

（4）未经允许，不得私自添加、删除与医院网络有关的软件。

（5）未经允许，不得进入医院网络或者使用医院网络资源。

（6）未经允许，不得对医院网络功能进行删除、修改或者增加。

（7）未经允许，不得对医院网络中存储、处理或者传输的数据和应用程序进行删除、修改或者增加。

（8）不得故意制作、传播计算机病毒等破坏性程序。

（9）不得进行其他危害医院网络安全及正常运行的活动。

> ⊕ **案例3-6-18**
>
> 　楚××，女，56岁，某三级甲等医院神经内科医生。
>
> 　楚医生为了方便带教工作，将自己的医生办公系统的账号、密码告知多位年轻医生及实习同学，后发现病历信息多处被修改，引起医疗纠纷。医院对楚医生进行了处罚。楚医生觉得很委屈。
>
> 　**请思考：** 医院为什么要对楚医生进行处罚？

第七节　医疗事故处理条例

《医疗事故处理条例》具体内容如下。

第一章 总则

第一条 为了正确处理医疗事故，保护患者和医疗机构及其医务人员的合法权益，维护医疗秩序，保障医疗安全，促进医学科学的发展，制定本条例。

第二条 本条例所称医疗事故，是指医疗机构及其医务人员在医疗活动中，违反医疗卫生管理法律、行政法规、部门规章和诊疗护理规范、常规，过失造成患者人身损害的事故。

> **讨论：**什么是医疗事故？

第三条 处理医疗事故，应当遵循公开、公平、公正、及时、便民的原则，坚持实事求是的科学态度，做到事实清楚、定性准确、责任明确、处理恰当。

第四条 根据对患者人身造成的损害程度，医疗事故分为四级：

一级医疗事故：造成患者死亡、重度残疾的。

⊕ 案例3-7-1

催××，女，25岁，某医学院附属医院呼吸科病人。

此病人因支气管扩张咳血在该院呼吸科住院治疗。住院第一个月时，病人在治疗咳血的过程中发生重症脑梗死，住院第三个月时感染了重型病毒性肝炎，最终因多种脏器受损，造成呼吸与循环功能衰竭，救治无效死亡，引发纠纷。省医疗事故技术鉴定委员会对此进行了鉴定。

请思考：此案例是否属于医疗事故？若是，省医疗事故技术鉴定委员会会将此事故鉴定为几级医疗技术事故？为什么？

二级医疗事故：造成患者中度残疾、器官组织损伤导致严重功能障碍的。

⊕ 案例3-7-2

施××，女，22岁，某市医院胸外科病人。

此病人于2002年6月14日到该医院就诊，被诊断为肺部感染并咯血、肺结核待排。入院后择期在全麻下行右肺下叶切除术，术后第四天病人出现了缺氧性脑病。医疗事故技术鉴定委员会鉴定认为，医院止血剂用法欠妥，与病人的残疾有因果关系，定为二级医疗事故，医院负主要责任。

请思考：这个鉴定结果是否正确？为什么？

三级医疗事故：造成患者轻度残疾、器官组织损伤导致一般功能障碍的。

➕ **案例3-7-3**

张××，女，73岁，某市中西医结合医院病人。

此病人于2002年1月到该院就诊，中医诊断为肝胃郁热、胃脘痛、胃窦部多发性溃疡（恶性病变）。后在全麻下行胃次全切除术。术后外院病理报告未发现溃疡，引发纠纷。医疗事故技术鉴定委员会认为医院存在诊断错误，病人无手术指征，将其定为三级医疗事故，医院负完全责任。

请思考： 您认为这个鉴定结果是否正确？为什么？

四级医疗事故：造成患者明显人身损害的其他后果的。

➕ **案例3-7-4**

王××，女，60岁，某县医院门诊病人。

此病人因为牙痛于2001年7月29日到该医院口腔科门诊就诊。经医生检查，确定需要把病牙拔掉，结果医生却误把好恒牙拔掉了。

请思考： 此案例是否属于医疗事故？若是，您认为应该是几级医疗事故？

具体分级标准由国务院卫生行政部门制定。

第二章　医疗事故的预防与处置

第五条　医疗机构及其医务人员在医疗活动中，必须严格遵守医疗卫生管理法律、行政法规、部门规章和诊疗护理规范、常规，恪守医疗服务职业道德。

第六条　医疗机构应当对其医务人员进行医疗卫生管理法律、行政法规、部门规章和诊疗护理规范、常规的培训和医疗服务职业道德教育。

第七条　医疗机构应当设置医疗服务质量监控部门或者配备专（兼）职人员，具体负责监督本医疗机构的医务人员的医疗服务工作，检查医务人员执业情况，接受患者对医疗服务的投诉，向其提供咨询服务。

第八条　医疗机构应当按照国务院卫生行政部门规定的要求，书写并妥善保管病历资料。

因抢救急危患者，未能及时书写病历的，有关医务人员应当在抢救结束后6小时内据实补记，并加以注明。

➕ **案例3-7-5**

唐××，男，45岁，某县医院内科医生。

唐医生2010年8月7日值班时，门诊部急诊科送来一名"头晕待查"的19岁女性病人住院，此病人由其父母陪同，主诉"严重头晕、眼花"，次日上午此病人突然昏迷，唐医生立即与值班护士一起对病人进行抢救，后病人抢救无效死亡。病人父母难以接受，认为该医院在诊疗、护理以及抢救过程中肯定存在严重失误，一直在病区与医务人员交涉，当日傍晚将病历封存，将医院告上了法庭。经法院查看封存的病历，发现该病人无抢救记录。调查中，内科住院部的医生和护士均说确实抢救了，但急救室内无录像，病历中也确实无抢救过程的记录，无法证明医务人员曾施救。法院判该医院承担全部责任。医院对唐医生及当日参与抢救的值班护士进行了降级、罚款等处罚。

请思考：医院为什么要对唐医生及值班护士进行处罚？

第九条　严禁涂改、伪造、隐匿、销毁或者抢夺病历资料。

⊕ **案例3-7-6**

朱××（化名），女，50岁，某医院外科病人。

此病人2001年4月3日在该医院进行胆囊切除术，术后出现胆漏、右膈下积液；4月19日又进行剖腹探查术，在漏口处缝合，引流胆汁；同年8月又行胆肠吻合术。3次手术做完后，此病人与其丈夫洪××认为是该医院诊断、治疗有误的原因而反复手术，致使其身体器官功能障碍，上诉到法院。法院在调查时，查看病历记录，2001年4月2日的记录显示，洪××作为病人家属签字意见："同意手术，谅解意外"，还有"洪××"的签名。但洪××说，这份记录上的签名不是他签的。同样，他也否认了4月19日《术前谈话记录》中有他的签名。经××市中院委托，2005年3月，北京××物证鉴定中心对此进行鉴定后，结论为：检材中"洪××"签名字迹和样本中的"洪××"签名字迹不是同一人所写。法院宣判由医院直接承担医疗事故责任，赔偿误工费、医疗费、精神损害抚慰金、鉴定费等共计411030.85元。

请思考：医院主要错在哪里？

第十条　患者有权复印或者复制其门诊病历、住院志、体温单、医嘱单、化验单（检验报告）、医学影像检查资料、特殊检查同意书、手术同意书、手术及麻醉记录单、病理资料、护理记录以及国务院卫生行政部门规定的其他病历资料。

患者依照前款规定要求复印或者复制病历资料的，医疗机构应当提供复印或者复制服务并在复印或者复制的病历资料上加盖证明印记。复印或者复制病历资料时，应当有患者在场。

医疗机构应患者的要求，为其复印或者复制病历资料，可以按照规定收取工本费。具体收费标准由省、自治区、直辖市人民政府价格主管部门会同同级卫生行政部门规定。

⊕ 案例3-7-7

邓××，女，39岁，某医院妇科病人。

邓女士出院后，由于涉及一份商业保险报销争议问题，要求复印病历。护士带邓女士到病案室复印了门诊病历、住院志、医嘱单、体温单、化验单（检验报告）、特殊检查同意书、医学影像检查资料、手术同意书、病理资料、手术及麻醉记录单、护理记录。过了几天，邓女士又来找这个护士，邓女士说，保险公司不认可。

请思考： 保险公司不认可的原因可能是什么？

第十一条 在医疗活动中，医疗机构及其医务人员应当将患者的病情、医疗措施、医疗风险等如实告知患者，及时解答其咨询；但是，应当避免对患者产生不利后果。

第十二条 医疗机构应当制定防范、处理医疗事故的预案，预防医疗事故的发生，减轻医疗事故的损害。

第十三条 医务人员在医疗活动中发生或者发现医疗事故、可能引起医疗事故的医疗过失行为或者发生医疗事故争议的，应当立即向所在科室负责人报告，科室负责人应当及时向本医疗机构负责医疗服务质量监控的部门或者专（兼）职人员报告；负责医疗服务质量监控的部门或者专（兼）职人员接到报告后，应当立即进行调查、核实，将有关情况如实向本医疗机构的负责人报告，并向患者通报、解释。

第十四条 发生医疗事故的，医疗机构应当按照规定向所在地卫生行政部门报告。

发生下列重大医疗过失行为的，医疗机构应当在12小时内向所在地卫生行政部门报告：

（一）导致患者死亡或者可能为二级以上的医疗事故；

（二）导致3人以上人身损害后果；

（三）国务院卫生行政部门和省、自治区、直辖市人民政府卫生行政部门规定的其他情形。

⊕ 案例3-7-8

丁××（化名），男，47岁，某医院一名技术人员。

2017年1月26日，丁技师违反"一人一管一抛弃"的操作规程，在操作中重复使用吸管而造成交叉污染，导致部分的治疗者感染了艾滋病病毒，经疾控机构检测，确诊5例。目前，有关部门已对该医院相关责任人做出严肃处理：免去院长的行政职务及党委副书记职务，并给予党内严重警告处分；免去党委书记的党内职务及副院长行政职务；撤销了分管副院长职务，免去其党委委员职务，并给予党内严重警告处分；撤销了检验科主任的职务；免去了医务处主任的职务；免去了院感科科长的职务。直接责任人丁技师涉嫌医疗事故罪，由公安机关立案侦查，并已经采取刑事强制措施。

请思考： 丁技师的行为是否属于重大医疗过失行为？医疗机构应当在多长时间内向所在地卫生行政部门报告？有何依据？

第十五条　发生或者发现医疗过失行为，医疗机构及其医务人员应当立即采取有效措施，避免或者减轻对患者身体健康的损害，防止损害扩大。

第十六条　发生医疗事故争议时，死亡病例讨论记录、疑难病例讨论记录、上级医师查房记录、会诊意见、病程记录应当在医患双方在场的情况下封存和启封。封存的病历资料可以是复印件，由医疗机构保管。

第十七条　疑似输液、输血、注射、药物等引起不良后果的，医患双方应当共同对现场实物进行封存和启封，封存的现场实物由医疗机构保管；需要检验的，应当由双方共同指定的、依法具有检验资格的检验机构进行检验；双方无法共同指定时，由卫生行政部门指定。

疑似输血引起不良后果，需要对血液进行封存保留的，医疗机构应当通知提供该血液的采供血机构派员到场。

⊕ 案例3-7-9

高××，男，61岁，北京某医院消化内科病人。

此病人因为多次腹泻、排黑便，于2008年7月9日上午到该院消化内科就诊，入院后诊断："消化道出血，消化性溃疡？胃癌？急性胃黏膜病变？肠道出血？失血性贫血，2型糖尿病，高血压3级（极高危组）。"当日下午，护士遵医嘱为病人输入悬浮红细胞，不料几分钟之后，病人突然焦躁不安、呼吸急促，不能平卧，并自行拔出了输血管，20分钟后出现呼吸、心搏骤停，医生当即进行抢救。1小时后病人心跳恢复，但自主呼吸始终未能恢复正常，随即被转入ICU使用呼吸机等维持治疗，8天后病人因抢救无效宣布死亡。病人去世数天后，其家属向法院提出医疗损害赔偿诉讼，诉讼的缘由为，病人输血发生心搏骤停的时候，医院没有当时、当场封存血液制品及输液器，而是将输液器和血袋拿到护士站。病人家属要求正式封存血液和病历，但医院以病人尚在治疗之中、血液已经送往卫生局检验等理由回绝。诉讼中提取相关证物时，原本两个血袋只剩下一个。患方认为该院未及时封存血液，并隐匿和销毁血液，故意涂改了《输液输血反应情况登记》，有毁灭证据掩盖输错血的事实。法院最终判决，由医院对病人死亡的损害后果承担全部赔偿责任。

请思考： 医学生和医务人员应该从此案例中吸取到哪些教训？

第十八条　患者死亡，医患双方当事人不能确定死因或者对死因有异议的，应当在患者死亡后48小时内进行尸检；具备尸体冻存条件的，可以延长至7日。尸检应当经死者近亲属同意并签字。

尸检应当由按照国家有关规定取得相应资格的机构和病理解剖专业技术人员进行。承担尸检任务的机构和病理解剖专业技术人员有进行尸检的义务。

医疗事故争议双方当事人可以请法医病理学人员参加尸检，也可以委派代表观察尸检过程。拒绝或者拖延尸检，超过规定时间，影响对死因判定的，由拒绝或者拖延的一方承担责任。

⊕ **案例3-7-10**

杜××，男，36岁，湖北省某县医院病人。

此病人因为咳嗽、咽痛、头晕2天以后，于2006年8月16日上午到该县医院就诊，医院诊断其为上呼吸道感染，予以输液治疗。在输液的过程中，病人突然出现胸闷、心慌、四肢发冷等症状，该医院的医务人员立即进行了抢救，后抢救无效于当日21∶00死亡。该病人家属认为病人死于输液过敏，医院医务人员存在违反诊疗常规的过错。医院反复提示病人家属进行尸检以查明病人的死亡原因，但遭到了家属的拒绝。5日后，家属将病人的尸体火化。家属于2006年10月以医疗损害赔偿为由将医院上诉至法院，法院委托司法鉴定中心对医院诊疗行为是否存在过错、过错与病人的死亡结果之间是否存在因果关系进行鉴定。2006年11月鉴定中心回函法院，说明无法确认。医院在庭审中出示了病人家属拒绝尸检的签名。法院最后判决患方败诉。

请思考：医疗纠纷中应该如何对待尸检问题？

第十九条　患者在医疗机构内死亡的，尸体应当立即移放太平间。死者尸体存放时间一般不得超过2周。逾期不处理的尸体，经医疗机构所在地卫生行政部门批准，并报经同级公安部门备案后，由医疗机构按照规定进行处理。

第三章　医疗事故的技术鉴定

第二十条　卫生行政部门接到医疗机构关于重大医疗过失行为的报告或者医疗事故争议当事人要求处理医疗事故争议的申请后，对需要进行医疗事故技术鉴定的，应当交由负责医疗事故技术鉴定工作的医学会组织鉴定；医患双方协商解决医疗事故争议，需要进行医疗事故技术鉴定的，由双方当事人共同委托负责医疗事故技术鉴定工作的医学会组织鉴定。

讨论：由谁负责医疗事故技术鉴定工作？

第二十一条　设区的市级地方医学会和省、自治区、直辖市直接管辖的县

（市）地方医学会负责组织首次医疗事故技术鉴定工作。省、自治区、直辖市地方医学会负责组织再次鉴定工作。

必要时，中华医学会可以组织疑难、复杂并在全国有重大影响的医疗事故争议的技术鉴定工作。

第二十二条　当事人对首次医疗事故技术鉴定结论不服的，可以自收到首次鉴定结论之日起15日内向医疗机构所在地卫生行政部门提出再次鉴定的申请。

第二十三条　负责组织医疗事故技术鉴定工作的医学会应当建立专家库。

专家库由具备下列条件的医疗卫生专业技术人员组成：

（一）有良好的业务素质和执业品德；

（二）受聘于医疗卫生机构或者医学教学、科研机构并担任相应专业高级技术职务3年以上。

符合前款第（一）项规定条件并具备高级技术任职资格的法医可以受聘进入专家库。

负责组织医疗事故技术鉴定工作的医学会依照本条例规定聘请医疗卫生专业技术人员和法医进入专家库，可以不受行政区域的限制。

第二十四条　医疗事故技术鉴定，由负责组织医疗事故技术鉴定工作的医学会组织专家鉴定组进行。

参加医疗事故技术鉴定的相关专业的专家，由医患双方在医学会主持下从专家库中随机抽取。在特殊情况下，医学会根据医疗事故技术鉴定工作的需要，可以组织医患双方在其他医学会建立的专家库中随机抽取相关专业的专家参加鉴定或者函件咨询。

符合本条例第二十三条规定条件的医疗卫生专业技术人员和法医有义务受聘进入专家库，并承担医疗事故技术鉴定工作。

第二十五条　专家鉴定组进行医疗事故技术鉴定，实行合议制。专家鉴定组人数为单数，涉及的主要学科的专家一般不得少于鉴定组成员的二分之一；涉及死因、伤残等级鉴定的，并应当从专家库中随机抽取法医参加专家鉴定组。

第二十六条　专家鉴定组成员有下列情形之一的，应当回避，当事人也可以用口头或者书面的方式申请其回避：

（一）是医疗事故争议当事人或者当事人的近亲属的；

（二）与医疗事故争议有利害关系的；

（三）与医疗事故争议当事人有其他关系，可能影响公正鉴定的。

第二十七条　专家鉴定组依照医疗卫生管理法律、行政法规、部门规章和诊疗护理规范、常规，运用医学科学原理和专业知识，独立进行医疗事故技术鉴定，对医疗事故进行鉴别和判定，为处理医疗事故争议提供医学依据。

任何单位或者个人不得干扰医疗事故技术鉴定工作，不得威胁、利诱、辱骂、殴打专家鉴定组成员。

专家鉴定组成员不得接受双方当事人的财物或者其他利益。

第二十八条 负责组织医疗事故技术鉴定工作的医学会应当自受理医疗事故技术鉴定之日起5日内通知医疗事故争议双方当事人提交进行医疗事故技术鉴定所需的材料。

当事人应当自收到医学会的通知之日起10日内提交有关医疗事故技术鉴定的材料、书面陈述及答辩。医疗机构提交的有关医疗事故技术鉴定的材料应当包括下列内容：

（一）住院患者的病程记录、死亡病例讨论记录、疑难病例讨论记录、会诊意见、上级医师查房记录等病历资料原件；

（二）住院患者的住院志、体温单、医嘱单、化验单（检验报告）、医学影像检查资料、特殊检查同意书、手术同意书、手术及麻醉记录单、病理资料、护理记录等病历资料原件；

（三）抢救急危患者，在规定时间内补记的病历资料原件；

（四）封存保留的输液、注射用物品和血液、药物等实物，或者依法具有检验资格的检验机构对这些物品、实物作出的检验报告；

（五）与医疗事故技术鉴定有关的其他材料。

在医疗机构建有病历档案的门诊、急诊患者，其病历资料由医疗机构提供；没有在医疗机构建立病历档案的，由患者提供。

医患双方应当依照本条例的规定提交相关材料。医疗机构无正当理由未依照本条例的规定如实提供相关材料，导致医疗事故技术鉴定不能进行的，应当承担责任。

讨论：医疗机构提交的有关医疗事故技术鉴定的材料应当包括哪些内容？

第二十九条 负责组织医疗事故技术鉴定工作的医学会应当自接到当事人提交的有关医疗事故技术鉴定的材料、书面陈述及答辩之日起45日内组织鉴定并出具医疗事故技术鉴定书。

负责组织医疗事故技术鉴定工作的医学会可以向双方当事人调查取证。

第三十条 专家鉴定组应当认真审查双方当事人提交的材料，听取双方当事人的陈述及答辩并进行核实。

双方当事人应当按照本条例的规定如实提交进行医疗事故技术鉴定所需要的材料，并积极配合调查。当事人任何一方不予配合，影响医疗事故技术鉴定的，由不予配合的一方承担责任。

第三十一条 专家鉴定组应当在事实清楚、证据确凿的基础上，综合分析患者的病情和个体差异，作出鉴定结论，并制作医疗事故技术鉴定书。鉴定结论以专家鉴定组成员的过半数通过。鉴定过程应当如实记载。

医疗事故技术鉴定书应当包括下列主要内容：

（一）双方当事人的基本情况及要求；

（二）当事人提交的材料和负责组织医疗事故技术鉴定工作的医学会的调查材料；

（三）对鉴定过程的说明；

（四）医疗行为是否违反医疗卫生管理法律、行政法规、部门规章和诊疗护理规范、常规；

（五）医疗过失行为与人身损害后果之间是否存在因果关系；

（六）医疗过失行为在医疗事故损害后果中的责任程度；

（七）医疗事故等级；

（八）对医疗事故患者的医疗护理医学建议。

第三十二条　医疗事故技术鉴定办法由国务院卫生行政部门制定。

第三十三条　有下列情形之一的，不属于医疗事故：

（一）在紧急情况下为抢救垂危患者生命而采取紧急医学措施造成不良后果的；

（二）在医疗活动中由于患者病情异常或者患者体质特殊而发生医疗意外的；

（三）在现有医学科学技术条件下，发生无法预料或者不能防范的不良后果的；

（四）无过错输血感染造成不良后果的；

（五）因患方原因延误诊疗导致不良后果的；

（六）因不可抗力造成不良后果的。

第三十四条　医疗事故技术鉴定，可以收取鉴定费用。经鉴定，属于医疗事故的，鉴定费用由医疗机构支付；不属于医疗事故的，鉴定费用由提出医疗事故处理申请的一方支付。鉴定费用标准由省、自治区、直辖市人民政府价格主管部门会同同级财政部门、卫生行政部门规定。

第四章　医疗事故的行政处理与监督

第三十五条　卫生行政部门应当依照本条例和有关法律、行政法规、部门规章的规定，对发生医疗事故的医疗机构和医务人员作出行政处理。

> 讨论：由哪个部门对发生医疗事故的医疗机构和医务人员作出行政处理？

第三十六条　卫生行政部门接到医疗机构关于重大医疗过失行为的报告后，除责令医疗机构及时采取必要的医疗救治措施，防止损害后果扩大外，应当组织调查，判定是否属于医疗事故；对不能判定是否属于医疗事故的，应当依照本条例的有关规定交由负责医疗事故技术鉴定工作的医学会组织鉴定。

第三十七条　发生医疗事故争议，当事人申请卫生行政部门处理的，应当提出书面申请。申请书应当载明申请人的基本情况、有关事实、具体请求及理由等。

当事人自知道或者应当知道其身体健康受到损害之日起1年内，可以向卫生行政部门提出医疗事故争议处理申请。

第三十八条　发生医疗事故争议，当事人申请卫生行政部门处理的，由医疗机构所在地的县级人民政府卫生行政部门受理。医疗机构所在地是直辖市的，由医疗机构所在地的区、县人民政府卫生行政部门受理。

有下列情形之一的，县级人民政府卫生行政部门应当自接到医疗机构的报告或者当事人提出医疗事故争议处理申请之日起7日内移送上一级人民政府卫生行政部门处理：

（一）患者死亡；

（二）可能为二级以上的医疗事故；

（三）国务院卫生行政部门和省、自治区、直辖市人民政府卫生行政部门规定的其他情形。

> **讨论：** 在哪些情形下，县级人民政府卫生行政部门应当向上一级移送医疗事故争议处理？

第三十九条　卫生行政部门应当自收到医疗事故争议处理申请之日起10日内进行审查，作出是否受理的决定。对符合本条例规定，予以受理，需要进行医疗事故技术鉴定的，应当自作出受理决定之日起5日内将有关材料交由负责医疗事故技术鉴定工作的医学会组织鉴定并书面通知申请人；对不符合本条例规定，不予受理的，应当书面通知申请人并说明理由。

当事人对首次医疗事故技术鉴定结论有异议，申请再次鉴定的，卫生行政部门应当自收到申请之日起7日内交由省、自治区、直辖市地方医学会组织再次鉴定。

第四十条　当事人既向卫生行政部门提出医疗事故争议处理申请，又向人民法院提起诉讼的，卫生行政部门不予受理；卫生行政部门已经受理的，应当终止处理。

第四十一条　卫生行政部门收到负责组织医疗事故技术鉴定工作的医学会出具的医疗事故技术鉴定书后，应当对参加鉴定的人员资格和专业类别、鉴定程序进行审核；必要时，可以组织调查，听取医疗事故争议双方当事人的意见。

第四十二条　卫生行政部门经审核，对符合本条例规定作出的医疗事故技术鉴定结论，应当作为对发生医疗事故的医疗机构和医务人员作出行政处理以及进行医疗事故赔偿调解的依据；经审核，发现医疗事故技术鉴定不符合本条例规定的，应当要求重新鉴定。

第四十三条　医疗事故争议由双方当事人自行协商解决的，医疗机构应当自协商解决之日起7日内向所在地卫生行政部门作出书面报告，并附具协议书。

第四十四条　医疗事故争议经人民法院调解或者判决解决的，医疗机构应当自收到生效的人民法院的调解书或者判决书之日起7日内向所在地卫生行政部门作出书面报告，并附具调解书或者判决书。

第四十五条　县级以上地方人民政府卫生行政部门应当按照规定逐级将当地发生的医疗事故以及依法对发生医疗事故的医疗机构和医务人员作出行政处理的情况，上报国务院卫生行政部门。

第五章　医疗事故的赔偿

第四十六条　发生医疗事故的赔偿等民事责任争议，医患双方可以协商解决；不愿意协商或者协商不成的，当事人可以向卫生行政部门提出调解申请，也可以直接向人民法院提起民事诉讼。

讨论：发生医疗事故的赔偿等民事责任争议时的解决途径有哪些？

第四十七条　双方当事人协商解决医疗事故的赔偿等民事责任争议的，应当制作协议书。协议书应当载明双方当事人的基本情况和医疗事故的原因、双方当事人共同认定的医疗事故等级以及协商确定的赔偿数额等，并由双方当事人在协议书上签名。

第四十八条　已确定为医疗事故的，卫生行政部门应医疗事故争议双方当事人请求，可以进行医疗事故赔偿调解。调解时，应当遵循当事人双方自愿原则，并应当依据本条例的规定计算赔偿数额。

经调解，双方当事人就赔偿数额达成协议的，制作调解书，双方当事人应当履行；调解不成或者经调解达成协议后一方反悔的，卫生行政部门不再调解。

第四十九条　医疗事故赔偿，应当考虑下列因素，确定具体赔偿数额：

（一）医疗事故等级；

（二）医疗过失行为在医疗事故损害后果中的责任程度；

（三）医疗事故损害后果与患者原有疾病状况之间的关系。

不属于医疗事故的，医疗机构不承担赔偿责任。

第五十条　医疗事故赔偿，按照下列项目和标准计算：

（一）医疗费：按照医疗事故对患者造成的人身损害进行治疗所发生的医疗费用计算，凭据支付，但不包括原发病医疗费用。结案后确实需要继续治疗的，按照基本医疗费用支付。

（二）误工费：患者有固定收入的，按照本人因误工减少的固定收入计算，对收入高于医疗事故发生地上一年度职工年平均工资3倍以上的，按照3倍计算；无固定收入的，按照医疗事故发生地上一年度职工年平均工资计算。

（三）住院伙食补助费：按照医疗事故发生地国家机关一般工作人员的出差伙食补助标准计算。

（四）陪护费：患者住院期间需要专人陪护的，按照医疗事故发生地上一年度职工年平均工资计算。

（五）残疾生活补助费：根据伤残等级，按照医疗事故发生地居民年平均生活费计算，自定残之月起最长赔偿30年；但是，60周岁以上的，不超过15年；70周岁以上的，不超过5年。

（六）残疾用具费：因残疾需要配置补偿功能器具的，凭医疗机构证明，按照普及型器具的费用计算。

（七）丧葬费：按照医疗事故发生地规定的丧葬费补助标准计算。

（八）被扶养人生活费：以死者生前或者残疾者丧失劳动能力前实际扶养且没有劳动能力的人为限，按照其户籍所在地或者居所地居民最低生活保障标准计算。对不满16周岁的，扶养到16周岁。对年满16周岁但无劳动能力的，扶养20年；但是，60周岁以上的，不超过15年；70周岁以上的，不超过5年。

（九）交通费：按照患者实际必需的交通费用计算，凭据支付。

（十）住宿费：按照医疗事故发生地国家机关一般工作人员的出差住宿补助标准计算，凭据支付。

（十一）精神损害抚慰金：按照医疗事故发生地居民年平均生活费计算。造成患者死亡的，赔偿年限最长不超过6年；造成患者残疾的，赔偿年限最长不超过3年。

讨论： 怎么计算医疗事故赔偿的具体数额？

第五十一条　参加医疗事故处理的患者近亲属所需交通费、误工费、住宿费，参照本条例第五十条的有关规定计算，计算费用的人数不超过2人。

医疗事故造成患者死亡的，参加丧葬活动的患者的配偶和直系亲属所需交通费、误工费、住宿费，参照本条例第五十条的有关规定计算，计算费用的人数不超过2人。

第五十二条　医疗事故赔偿费用，实行一次性结算，由承担医疗事故责任的医疗机构支付。

第六章　罚则

第五十三条　卫生行政部门的工作人员在处理医疗事故过程中违反本条例的规定，利用职务上的便利收受他人财物或者其他利益，滥用职权，玩忽职守，或者发现违法行为不予查处，造成严重后果的，依照刑法关于受贿罪、滥用职权罪、玩忽职守罪或者其他有关罪的规定，依法追究刑事责任；尚不够刑事处罚的，依法给予降级或者撤职的行政处分。

第五十四条　卫生行政部门违反本条例的规定，有下列情形之一的，由上级卫生行政部门给予警告并责令限期改正；情节严重的，对负有责任的主管人员和其他直接责任人员依法给予行政处分：

（一）接到医疗机构关于重大医疗过失行为的报告后，未及时组织调查的；

（二）接到医疗事故争议处理申请后，未在规定时间内审查或者移送上一级人民政府卫生行政部门处理的；

（三）未将应当进行医疗事故技术鉴定的重大医疗过失行为或者医疗事故争议移交医学会组织鉴定的；

（四）未按照规定逐级将当地发生的医疗事故以及依法对发生医疗事故的医疗机构和医务人员的行政处理情况上报的；

（五）未依照本条例规定审核医疗事故技术鉴定书的。

> **讨论：** 卫生行政部门在哪些情形下会受到警告处分并被责令限期改正？

第五十五条　医疗机构发生医疗事故的，由卫生行政部门根据医疗事故等级和情节，给予警告；情节严重的，责令限期停业整顿直至由原发证部门吊销执业许可证，对负有责任的医务人员依照刑法关于医疗事故罪的规定，依法追究刑事责任；尚不够刑事处罚的，依法给予行政处分或者纪律处分。

对发生医疗事故的有关医务人员，除依照前款处罚外，卫生行政部门并可以责令暂停6个月以上1年以下执业活动；情节严重的，吊销其执业证书。

第五十六条　医疗机构违反本条例的规定，有下列情形之一的，由卫生行政部门责令改正；情节严重的，对负有责任的主管人员和其他直接责任人员依法给予行政处分或者纪律处分：

（一）未如实告知患者病情、医疗措施和医疗风险的；

（二）没有正当理由，拒绝为患者提供复印或者复制病历资料服务的；

（三）未按照国务院卫生行政部门规定的要求书写和妥善保管病历资料的；

（四）未在规定时间内补记抢救工作病历内容的；

（五）未按照本条例的规定封存、保管和启封病历资料和实物的；

（六）未设置医疗服务质量监控部门或者配备专（兼）职人员的；

（七）未制定有关医疗事故防范和处理预案的；

（八）未在规定时间内向卫生行政部门报告重大医疗过失行为的；

（九）未按照本条例的规定向卫生行政部门报告医疗事故的；

（十）未按照规定进行尸检和保存、处理尸体的。

⊕ **案例3-7-11**

樊××，男，37岁，某医院普外科医生。

樊医生于2003年1月6日收治了一位胃内基底肌瘤的中年男性病人，该病人无其他的病症。樊医生3天后主刀对病人实施了胃底肌瘤切除手术。在手术结束以后，樊医生告知病人家属：病人的脾脏已经被切除了。家属十分吃惊，术前并没有听说要切除脾脏，询问其原因，樊医生告知是因为胃底肌瘤与脾脏紧密粘连在一起，分离手术十分困难，强行分离可能会损伤脾门处的动脉、静脉血管，可能会发生大出血，后果不堪设想。切除脾脏比可能发生的大出血的后果要轻得多，为了达到手术的目的，减少手术风险，不得已采取了切除脾脏的措施。该病人及家属认为，医院在没有履行告知义务并征得同意的情况下，擅自摘除了脾脏，导致病人失去了部分胃体和脾脏，且术后病人身体免疫力明显降低，频发感冒、发热，丧失了劳动能力，所以向法院提起民事诉讼，请求赔偿。

请思考：该病人及家属是否会胜诉？为什么？

第五十七条 参加医疗事故技术鉴定工作的人员违反本条例的规定，接受申请鉴定双方或者一方当事人的财物或者其他利益，出具虚假医疗事故技术鉴定书，造成严重后果的，依照刑法关于受贿罪的规定，依法追究刑事责任；尚不够刑事处罚的，由原发证部门吊销其执业证书或者资格证书。

第五十八条 医疗机构或者其他有关机构违反本条例的规定，有下列情形之一的，由卫生行政部门责令改正，给予警告；对负有责任的主管人员和其他直接责任人员依法给予行政处分或者纪律处分；情节严重的，由原发证部门吊销其执业证书或者资格证书：

（一）承担尸检任务的机构没有正当理由，拒绝进行尸检的；

（二）涂改、伪造、隐匿、销毁病历资料的。

第五十九条 以医疗事故为由，寻衅滋事、抢夺病历资料，扰乱医疗机构正常医疗秩序和医疗事故技术鉴定工作，依照刑法关于扰乱社会秩序罪的规定，依法追究刑事责任；尚不够刑事处罚的，依法给予治安管理处罚。

第七章 附则

第六十条 本条例所称医疗机构，是指依照《医疗机构管理条例》的规定取得《医疗机构执业许可证》的机构。

讨论：什么是医疗机构？

县级以上城市从事计划生育技术服务的机构依照《计划生育技术服务管理条

例》的规定开展与计划生育有关的临床医疗服务，发生的计划生育技术服务事故，依照本条例的有关规定处理；但是，其中不属于医疗机构的县级以上城市从事计划生育技术服务的机构发生的计划生育技术服务事故，由计划生育行政部门行使依照本条例有关规定由卫生行政部门承担的受理、交由负责医疗事故技术鉴定工作的医学会组织鉴定和赔偿调解的职能；对发生计划生育技术服务事故的该机构及其有关责任人员，依法进行处理。

第六十一条　非法行医，造成患者人身损害，不属于医疗事故，触犯刑律的，依法追究刑事责任；有关赔偿，由受害人直接向人民法院提起诉讼。

第六十二条　军队医疗机构的医疗事故处理办法，由中国人民解放军卫生主管部门会同国务院卫生行政部门依据本条例制定。

第六十三条　本条例自2002年9月1日起施行。1987年6月29日国务院发布的《医疗事故处理办法》同时废止。本条例施行前已经处理结案的医疗事故争议，不再重新处理。

第八节　护理核心制度

一、护理评估制度（Nursing Evaluation System）

1.目的

全面把握患者的健康状况和诊疗服务需求，为制定患者的诊疗计划提供依据和支持。

2.适用范围

门急诊及住院患者。

3.护理评估资质

持有护士执业证书且执业地点在本院的护士均可进行护理评估，实习生、进修生进行护理评估需在带教老师指导下完成。

4.护理评估项目

包括首次评估、风险评估、专科评估、围手术期评估、急诊患者评估等，遵守医院相关规章制度和病历书写要求，按规定完成评估并做好记录。

（1）首次评估：新入院患者首次评估在患者进入病房后4小时内完成，按照各类首次评估单中的各项内容进行询问、检查、评估及记录。

（2）风险评估：对于ADL评估、压力性损伤风险评估、跌倒坠床风险评估、管道滑脱风险评估、深静脉血栓风险评估等项目，护士根据首次评估结果，按照相应制度定期对患者再次进行评估，做好记录，落实相应护理措施。

（3）专科评估：根据患者病情及护理级别，护士按要求及时对患者进行专科评估，掌握专科评估方法，评估内容包括意识、生命体征、阳性症状、心理状态、药物使用效果及不良反应、护理措施的效果等，并填写于相应专科评估表或护理记录单中。根据评估情况汇报医生，及时采取相应治疗及护理措施，确保患者安全。

（4）围手术期评估：术前，由病房护士按照《围手术期护理评估单》进行术前评估，与手术室相关人员做好交接。术后，由手术室护士按照《围手术期护理评估单》中术后评估项目中手术种类、麻醉方式、术中输血情况等进行填写；患者返回病房后，病房护士完善《围手术期护理评估单》中其他术后评估项目的填写。

（5）急诊患者评估：护士根据患者病情进行预检分诊环节及救治急诊患者，完成急诊患者手术过程中的各项评估，及时汇报医生并进行相应处理。

5.评估注意事项

（1）护理评估要客观真实，询问和查体后按照评估单的项目逐一填写，不得有漏项。

（2）对于开立医嘱的评估项目，护士须遵医嘱执行，并将评估结果记录于护理记录单中。

（3）护士及时将评估结果与患者或家属沟通，告知相关注意事项及护理措施，取得患者及家属的理解及配合，必要时签署知情同意书。

（4）当护理评估结果与医生评估结果不一致时，护士需与医生共同探讨，确保评估客观准确，结果一致，符合患者病情。

（5）患者出院后，护士打印整理各项护理评估单，归档于病历中。

⊕ 案例3-8-1

张××，女，30岁，某医院呼吸内科护士。

1月15日14:30，住在养老院的李大爷在家属陪同下因"支气管哮喘"来到呼吸内科办理住院，上A班的张护士见李大爷呼吸窘迫，呈端坐呼吸，在进行首次评估时仔细检查了患者骶尾部受压情况，发现一处院外带入不可分期压力性损伤，并及时上报，家属对该处损伤表示知晓。

16:30交接班时，P班吴护士发现患者足踝内侧骨凸出处有1处4 cm×4 cm大小完整水泡，张护士对自己只关注骶尾部而未仔细察看其他地方表示自责。交完班后与患者家属沟通时，家属表示入院前没有水泡，水泡是入院后形成，应当由院方承担责任。

请思考：

（1）本案例中张护士和吴护士是否都落实了护理评估制度？

（2）案例中护士的评估行为是否存在疏漏？我们应该如何避免？

二、护理告知制度（Nursing Notification System）

1.目的

尊重患者知情同意权，正确履行护理告知义务，促进护患沟通，减少安全隐患。

2.适用范围

门急诊及住院患者。

3.分类及要求

（1）门急诊患者告知内容。

对于在门急诊就诊的患者，护士应根据科室工作范畴、规章制度及患者需求等，在患者就诊过程中通过各种方式及时告知患者应当知晓的内容，并与患者或家属进行沟通，取得其理解和配合，必要时签署知情同意书。

（2）住院患者告知内容。

①介绍病区环境、设施和工作人员，如主管医护、热水及饮食供应、呼叫系统使用等。

②告知医院及科室的规章制度，如病房管理要求、查房时间、陪护制度等。

③安全告知，如财物保管、安全用电、防止意外伤害、不私自离开医院等。

④风险告知，如跌倒、走失、压力性损伤、烫伤、药物外渗、非计划拔管、深静脉血栓等，讲解防范措施，必要时签署知情同意书。

⑤实施各项检查、护理操作前，如静脉输液、口服药发放、保护性约束等，告知检查及操作名称、目的、注意事项等，必要时签署知情同意书。

⑥患者或家属拒绝治疗时，告知可能造成的影响及后果，必要时汇报主管医生并做好记录。

⑦出院前告知出院手续办理流程、疾病康复知识、正确用药方法、饮食要求、功能锻炼、复诊时间、科室电话等。

4.注意事项

（1）护士在进行各项告知时，应使用合适的方式及通俗易懂的语言，避免使用专业术语。不宜向患者说明的内容，应当向患者的近亲属或代理人说明；对语言沟通障碍的患者（家属），宜使用文字或图片等形式进行告知。

（2）护士在为患者及家属进行各项告知后，需评估其掌握及配合程度，必要时签署相关知情同意书。

（3）当患者或家属对疾病及护理过程有疑问时，护士应及时进行沟通告知，必要时汇报医生，医护、患属之间保持良好沟通。

（4）各科室可根据专科特点制定具有专科特色的告知制度和知情同意书。

⊕ 案例 3-8-2

　　张××，女，23岁，某医院儿科护士。

　　1月15日14：30，7岁的小健因"化脓性扁桃体炎"在儿科病房住院，反复高热，进食减少，爷爷一旁陪同照顾。

　　晨间护理查房时，爷爷告诉张护士，患儿已经3日未排大便了，现在想解也解不出来。护士报告了医生，遵医嘱给予开塞露10毫升通便。张护士将准备好的开塞露交给爷爷，说道："爷爷，把这个前端润滑一下然后全部挤进去就可以了，很快就有大便出来。"

　　半小时后，张护士过来询问排便情况，爷爷说道："没你说得那么快，吃了也半个小时了，还是不见拉。"

　　张护士惊道："那个不是吃的，是挤到肛门润滑用的。"

　　爷爷大惊失色："你又没跟俺说这不能吃，俺咋晓得？现在吃坏东西了，娃儿还那么小，你说咋办吧。"

　　请思考：

　　（1）本案例中张护士是否有违护理核心制度？如何看待张护士的护理告知行为？

　　（2）假如您是张护士，给药时您会如何落实用药护理告知？

三、身份识别制度（Identity Recognition System）

1.目的

为了确保患者诊疗安全，避免诊疗差错的发生，保证医务人员对患者身份识别的准确性，特制定本制度。

2.适用范围

所有门急诊及住院患者。

3.分类

包括门急诊患者身份识别、住院患者身份识别、"无名氏"患者身份识别、新生儿身份识别制度及腕带管理制度。

（1）门急诊患者身份识别。

①门急诊患者凭门诊就诊卡参与诊疗活动，就诊卡须与本人身份一致。

②门急诊患者在进行查体、诊断、诊疗操作、转运交接前后，医务人员至少同时使用姓名、年龄2种患者信息确认患者身份，以确保对正确的患者实施正确的操作。

③在进行身份核对时，应由患者本人陈述自己姓名，对于新生儿、意识不清、语言交流

障碍等患者，由家属或陪同者陈述其姓名。

④意识不清及急诊抢救室、留观室、重症观察室的患者均需佩戴手腕带，使用腕带作为身份识别的标识。

（2）住院患者身份识别。

①护士接诊新入院患者时，应核对电子病历中患者姓名、性别、年龄、住院号、诊断等信息是否与患者住院证、身份证、医保证上的信息一致。

②住院患者均需佩戴腕带，护士为患者佩戴腕带前，需让患者自己陈述姓名，对于无法沟通的患者，应由陪同者陈述患者的姓名。

③至少使用2种患者身份识别方法，护士使用PDA扫描腕带识别患者身份前，仍需口头反问式核对患者姓名，严格执行查对制度。

④核对患者身份时，至少同时使用2种患者身份识别信息，如姓名、年龄、住院号等，禁止以床号作为识别患者的唯一依据。

⑤对无法有效沟通的患者（包括昏迷患者、麻醉或镇静状态患者、婴幼儿患者、精神疾病患者、语言功能障碍患者等），必须使用腕带作为患者身份识别的标识。

⑥患者转科时，转入科室必须及时更新患者腕带、床头卡等信息，认真做好患者身份识别，并做到双人核对。

（3）"无名氏"患者身份识别。

①收治"无名氏"患者，应为"无名氏"患者建立相关住院信息，采用双重身份识别，即门诊就诊卡号（或住院号）及腕带。

②收治"无名氏"患者，信息系统显示"无名氏＋日期＋时间"，如：无名氏07181626，表示7月18日16：26办理入院的患者，保障2名以上"无名氏"患者的区分。

③"无名氏"患者进行检查、治疗及转科过程中，由执行操作人员对患者身份信息进行核对。收住院时，急诊科医务人员与病房护士双人核对患者住院号，确认患者身份信息。

④"无名氏"患者身份明确后，责任科室立即与门诊收费处联系，更新患者HIS信息，责任护士及时更新患者腕带及其他文书身份信息记录。

（4）新生儿身份识别。

①出生时。

新生儿出生后，实行双腕带身份识别，助产士与产妇确认新生儿性别，双人核对后，将两条腕带分别佩戴于新生儿右侧手腕及脚踝处，腕带松紧以伸入一横指为准。

②产房与病房交接时。

a.新生儿出产房前，助产士须再次与产妇核对母亲姓名、新生儿性别及出生时间，产妇确认无误后，填写《母婴交接核查单》，由助产士送产妇及新生儿一同回病房。

b.新生儿回病房时，助产士与产妇或家属、病房护士三方在床旁进行交接，核对新生儿双腕带信息，并且查看新生儿性别，确认无误后，病房护士、产妇或家属在《母婴交接核查单》上双签字。

③入院或转科时。

新生儿入院或转科时，接诊科室护士需与家长共同核对患儿姓名、性别、住院号，核对腕带信息。

④护理操作时。

护士对新生儿进行各项护理操作或外出检查前，均需对新生儿双腕带信息进行核对，核对无误后方可实施操作。

（5）腕带管理。

①住院患者均需佩戴腕带，腕带信息准确、完整，字迹清晰可辨，信息包括患者姓名、年龄、性别、住院号、过敏史、手术部位、入院日期。

②腕带信息必须经两名医务人员核对无误后为患者佩戴，若损坏、字迹模糊或信息更新时，需重新打印，再次经两人重新核对后方可佩戴。

③患者佩戴腕带部位应不影响患者的治疗及护理，以手腕为宜，若因患者病情限制，可佩戴于脚踝处。

④腕带佩戴松紧适度，以能容纳一横指为宜，水肿患者应注意及时观察腕带松紧度，发现不适及时更换，保证皮肤完整无破损。

⑤告知患者及家属佩戴腕带的目的、重要性和注意事项，不可随意摘取。

⑥住院期间发现有过敏史的患者，需重新完善腕带过敏史信息，并重新打印腕带；手术患者，腕带信息须填写手术部位。

⑦患者离院前由责任护士负责将患者腕带取下并销毁；死亡患者腕带保留在尸体上。

⊕ 案例3-8-3

刘××，女，24岁，某医院急诊科护士。

3月30日，20：00，三辆救护车分别送来6名车祸伤患者，均为男性。其中两名无法确定身份：一个为颅脑损伤，另一个意识模糊，处于失血性休克状态，暂无法提供姓名和年龄。两名危重患者均需进行抢救，医院立即开放绿色通道，因当时工作忙碌，未给两名无名氏患者佩戴腕带。在做急诊的术前准备时，刘护士同时处理两名患者的医嘱，在进行静脉采血及备血时，给颅脑损伤的患者采了两管做输血相容性检测，送至输血科备血后，输血科反馈收到了两管同样的血，导致延误了失血性休克需要紧急备血患者的抢救时机。

请思考：本案例中刘护士身上发生了什么事件？是否违背了护理核心制度？正确的做法是什么？

四、护理查对制度（Nursing Check System）

1.目的

为防止医疗差错，保障医疗安全，护理人员需对患者身份，治疗护理行为和医疗器械、设施，药品等进行复核查对，确保所执行的治疗护理工作过程准确无误，保障每一名患者的安全。

2.适用范围

全院所有治疗护理活动。

3 查对原则

（1）护士进行患者身份查对时，必须同时使用至少两种身份标识，如姓名和住院号，并让患者陈述自己的姓名，核对腕带。床号不能作为患者身份确认标识。

（2）护士使用信息化技术扫描条码确认患者身份时，仍需同时进行口语化查对。

（3）护士进行各项查对工作发现疑问时，应及时核对清楚后方可执行。

4.分类及要求

（1）医嘱查对。

①医嘱开立后：护士应及时、准确地审核医嘱，并打印或转抄执行单、执行卡。

②核对医嘱：病区护士每天查对全部医嘱1次，由1人口诵电子医嘱单，1—2人核对护理级别、饮食类型、各类治疗单、执行单等，查对完毕，在《医嘱查对登记本》上记录并签名。护士长每周参与医嘱查对工作不少于2次。

③交接班时：下一班负责查对上一班新入院、转入、转床、手术后患者医嘱的处理情况。

④转抄或重整医嘱时：用药医嘱须经2人核对无误后，方可执行。

⑤医嘱停止后：护士应及时核对医嘱，并在执行单及执行卡上进行标记，停止给药等治疗。

⑥饮食医嘱：责任护士根据医嘱，每日核对患者床头卡上的饮食种类，遵医嘱进行饮食指导及健康教育。

⑦发现疑问医嘱及错误医嘱时：及时向医生反馈沟通，核实无误后方可执行。

（2）发药、注射、输液等给药查对。

①根据医嘱准确给药，严格执行"三查八对"，将准确的药物，按准确的剂量，用准确的途径，在准确的时间内给予准确的患者。

"三查"：给药前、给药中、给药后。

"八对"：住院号、床号、姓名、药名、剂量、浓度、时间、用法。必要时核对药物过敏试验结果。

②领取和使用药品前仔细检查药品质量，查看有无变质、变色、浑浊、絮状及容器裂痕，检查效期及批号是否正确。标签模糊不清或缺损导致信息不完整时不能使用。

③配置后：检查药品有无浑浊、沉淀及絮状物等异常，确认无误后在执行卡上签名。

④药物使用。

a.给药前：护士应采用口头反问式及PDA扫描患者腕带两种方法，核对患者身份信息，进入医嘱界面后完成药物信息核对，如PDA有异常提示或其他疑问，请查询清楚后再执行。

b.口服摆药后：须经2人核对无误，方可发放，送服到手，看服到口。

c.用药前：详细询问药物过敏史，核对药物过敏试验结果。

d.患者有疑问时：需跟管床医生核对无误后方可执行。

e.毒、麻、精神类药品使用时：必须2人核对，用后保留安瓿24小时，以备查对，并做好记录。

f.多种药液同时应用时：注意配伍禁忌。

（3）配血与输血查对。

① 采集备血标本。

a.采集备血标本前：必须经2名护士核对医嘱、输血申请单、血型、拟输血品种及血量等信息，核对无误后方可执行。

b.采集备血标本时：必须经2人床边核对患者身份信息、输血申请单、血型（与患者自诉血型核对）、拟输血品种及血量等信息，护士应使用口头反问式及PDA扫描患者腕带进行身份信息核对，同时核对采血管信息，核对无误后方可采血，并在输血申请单上签名及记录执行时间。

c.一次采集一人血样，禁止同时抽取2人及以上输血相容性检测标本。

d.采集备血标本后：须经2人核对输血相容性检测标签与输血申请单上患者身份信息，核对无误后送至输血科。

e.标本送至输血科时：交接双方逐项核对输血申请单及备血标本信息，核对无误后在输血申请单上签全名及记录送检时间。

f.以上操作过程中如有任何疑问，护士应立即与管床医师重新核对，核对无误后方可执行。

②取血。

a.取血前：护士需测量患者体温，并核对医嘱、取血单和《输血治疗知情同意书》。

b.取血时：取血者与发血者双方当面核对患者身份信息和血液信息。内容包括："3单"（取血单、发血记录单、标签信息）、"3码"（献血码、血袋码、产品码）、"2期"（采血日期、失效日期）、"1质"（血袋有无破损渗漏、血液有无血凝块）。核对无误后在发血记录单上双签字。若有疑问，应当场核实清楚，确认无误后方可取血。

c.取血后：科室护士与取血者双方须当面交接，核对内容同上，若有疑问，及时与输血科沟通反馈。

③输血。

a.输血时必须由2名医务人员核对，严格执行"三查十对"，以确保患者安全。

"三查"：查血袋标签是否完整清晰、血袋有无破损渗漏、血液有无凝块等异常。

"十对"：住院号、床号、姓名、性别、血袋号、血型、交叉配血试验结果、血液种类、血量及效期。

b.输血前：必须由2名医务人员核对医嘱、《输血治疗知情同意书》，患者身份信息和血型等信息。内容包括："3单"（取血单、发血记录单、标签信息）、"3码"（献血码、血袋码、产品码）、"2期"（采血日期、失效日期）、"1质"（血袋有无破损渗漏、血液有无血凝块）。核对无误后在输血执行单上双签名。

c.输血时：必须由2名医护人员共同到患者床边，采用口头反问式及PDA扫描患者腕带的方式核对患者身份信息，核对无误后输血，并在输血执行单上双签名及记录执行时间。

d.患者输血过程中：护士应按时巡视，查看患者有无输血反应，填写巡视时间及患者生命体征等情况，并在输血执行单上签名。发现患者出现不适症状，及时汇报医生，遵医嘱进行对症处理。

e.输血后：再次核对医嘱、发血记录单、血袋标签上的血型和血袋号，填写输血记录，将发血记录单存于病历中。输完血后24小时内将血袋送至输血科。

（4）手术安全核查。

①病区核查。

a.手术部位标记：术前由手术医生用蓝色记号在患者的手术部位处进行体表标识，并与病区护士及患者（或家属）共同核对确认。

b.交接患者：手术室工作人员到病区接手术患者时，由病区护士主导，与手术室工作人员、患者或家属进行三方核查，护士采用口头反问式及PDA扫描患者腕带两种方式核对患者身份信息（住院号、姓名、性别、年龄），并核对患者手术方式、手术部位与标识，备齐药品、物品（病历、影像资料等），核对无误后将患者接入手术室。

②手术室内核查。

a.患者进入手术室后：手术室护士采用口头反问式及PDA扫描患者腕带两种方式进行核对，同时查阅患者病历，反问式核对患者姓名、科室、年龄、手术名称、手术部位；使用PDA扫描察看患者腕带，核对科室、诊断、住院号、姓名、性别、年龄、手术名称、手术部位。检查携带的影像资料与病历是否属于同一患者。

b.麻醉实施前：由麻醉医师主持，手术医师、麻醉医师和巡回护士三方人员均要在现场，依据《手术安全核查表》内容逐项核对，无误后方可实施麻醉，并签名。

c.手术开始前：由手术医师主持，手术医师、麻醉医师和巡回护士三方人员，按照《手术安全核查表》共同逐项核查患者住院号、姓名、性别、年龄、手术方式、手术部位与标识，并确认风险预警等内容（如手术预计时间、出血量等），手术物品准备情况的核查由手术室护士执行并向手术医师报告，核对无误后签名。

d. 患者离开手术室前：由巡回护士主持，手术医师、麻醉医师和巡回护士三方人员，共同核查患者身份（住院号、姓名、性别、年龄）、实际手术方式、术中用药、输血等内容，清点手术用物，确认手术标本，核对无误后签名，检查患者皮肤完整性、动静脉通路、引流管，确认患者去向等内容。

e. 手术安全核查必须按照上述步骤依次进行，每一步核查无误后，各方填写《手术安全核查表》，方可进行下一步操作，不得提前填写表格。

（5）标本采集查对。

① 采集容器准备：核对医嘱，打印标本标签，并将标签贴在对应采集管或容器上。

② 标本采集前：核对医嘱和检验申请单或标签上的患者身份信息、标本采集项目及样本类型、容器。

③ 标本采集时：采用反问式及 PDA 扫描患者腕带两种方式核对患者身份、标本信息，核对无误后方可采血。

④ 标本采集后：再次反问式核对患者身份信息，确定检验项目与医嘱是否一致、项目是否完成。

⑤ 手术病理标本：由手术医生和巡回护士双人核对，核对无误后张贴标识，放置在指定地点，做好登记交接，由专人负责病理标本的送检。

> ⊕ **案例 3-8-4**
>
> 　王××，女，25 岁，某医院神经内科护士。
>
> 　1 月 30 日，王护士和刘护士上白班。10：00，正是病房内的输液换药、老患者出院及新患者入院的高峰期，王护士正在病房内不停地穿梭忙碌，此时病房 1 床喊换药，王护士去护士站拿药，此时刘护士刚好把药拿出来，王护士说"给我吧，我去换"，便接过了刘护士手里的药。王护士随后快步走到 1 床问道："是 1 床吧，还有一袋药了。"更换了液体后便离开，过了一会儿，1 床陪护找到刘护士问道："护士，我们昨天只有两袋药，今天出院，怎么还多了一袋？"刘护士赶去床旁查看，发现 1 床正在输注的是新入院 1 床患者的液体，发生了用药错误。
>
> 　**请思考：**王护士的做法是否正确，是否违背了护理核心制度？正确的做法应该是什么？

五、执行医嘱制度（Implement the Doctor's Order System）

1. 目的

指导临床护士准确及时处理、执行医嘱，杜绝护理不良事件的发生，确保患者安全。

2.适用范围

全院门急诊及住院患者。

3.一般要求

（1）医嘱应由取得本院处方权的医师下达，经医师签名后生效，护士不能下达、取消、更改医嘱。

（2）医师开出医嘱后，护士应从专业角度核对医嘱的准确性、合法性、规范性；如发现医嘱有可疑之处，应及时向医师提出，不得擅自更改医嘱，也不得盲目执行。

（3）医师开出医嘱后，护士应及时执行，原则是先急后缓，先执行临时医嘱，再执行长期医嘱。

（4）执行可打印条码的电子医嘱，使用PDA扫描执行、电子签名；无执行条码的医嘱，执行后在该项医嘱处手动签名。

（5）护士应每班查对当班医嘱。凡需要下一班执行的医嘱应交接清楚，并做好记录。

4.长期医嘱

（1）长期医嘱开立后，护士应及时审核、执行并签名，在医师注明的停止时间后失效。

（2）长期备用医嘱（prn）若涉及多次执行，必要时应在护理记录中记录。

5.临时医嘱

（1）需立即执行的临时医嘱，护士执行后，须注明执行时间并签全名。有限定执行时间的临时医嘱，护士应及时转抄至治疗本或交班本上，做好交接班。

（2）临时备用医嘱（sos）需要时使用，12小时内有效。

（3）药物过敏试验医嘱，护士执行后需使用PDA输入皮试结果，结果阳性用"＋"标记，阴性用"－"标记。门诊患者药敏试验结果，应分别记录在门诊病历和用药处方上。

6.口头医嘱

（1）除紧急抢救和（或）手术过程中外，护士不得执行口头医嘱。

（2）执行口头医嘱前，护士应将医嘱内容复述两遍，经医嘱下达医师确认无误后方可执行，并保留抢救中使用过的空安瓿，经双人核对并记录在《口头医嘱执行记录本》上后，方可弃去。

（3）执行后应保留抢救用品，抢救结束后医护双方进行确认核对，并在《口头医嘱执行记录本》上双签名。

（4）抢救结束后6小时内须完善各种抢救记录，补开电子或纸质医嘱，执行医嘱的护士使用PDA手动执行医嘱并行电子签名，并将医嘱执行的签字时间更正为实际执行时间。

⊕ **案例3-8-5**

小华，女，28岁，某医院儿科护士

6月21日，小华上夜班。2：00，一名患儿哭闹，陪护来到护士站，要值班医生去看看。护士小华通知值班医生，值班医生懒得起床，就从值班室内传出口头医嘱，要护士给患儿肌内注射氯丙嗪、异丙嗪各8mg，起初小华不答应，无奈值班医生就是不起床，说明天一早补医嘱。小华按值班医生口头医嘱配好药去给患儿注射，并再三告诉值班医生明早补医嘱，值班医生信誓旦旦，说一定补上。第二天早晨小华忙碌中忘了提醒值班医生补医嘱，值班医生也忘记了。下午患儿病情加重，寻找原因时，陪护说晚上打了一针。查看医嘱单没有医嘱记录。立即将下夜班的值班医生和护士小华叫到医院说明情况。幸好患儿经过治疗转危为安，此事才没有掀起波澜。

请思考： 本案例中护士小华的做法是否正确，是否违背了护理核心制度？

六、分级护理制度（Regulations for Classification of Nursing Levels［Levels of Nursing］）

1.定义

患者在住院期间，医护人员根据患者病情和（或）自理能力进行评定而确定的护理级别。由医生以医嘱的形式下达护理级别，分为特级护理、一级护理、二级护理和三级护理4个级别。

2.目的

临床护士应根据患者护理级别和医师制定的诊疗计划，为患者提供护理服务。

3.适用范围

全院住院患者。

4.分级方法

（1）患者入院后应根据患者病情严重程度确定病情等级。

（2）根据患者 Barthel 指数总分，确定自理能力的等级。

（3）依据病情等级和（或）自理能力等级，确定患者护理分级。

（4）临床医护人员应根据患者的病情和自理能力的变化动态调整患者护理分级。

5.分级依据

（1）符合以下情况之一，可确定为特级护理：

① 维持生命，实施抢救性治疗的重症监护患者；

② 病情危重，随时可能发生病情变化，需要进行监护、抢救的患者；

③ 各种复杂或大手术后、严重创伤或大面积烧伤的患者。

（2）符合以下情况之一，可确定为一级护理：

① 病情趋向稳定的重症患者；

② 病情不稳定或随时可能发生变化的患者；

③ 手术后或者治疗期间需要严格卧床的患者；

④ 自理能力重度依赖的患者。

（3）符合以下情况之一，可确定为二级护理：

① 病情趋于稳定或未明确诊断前，仍需观察，且自理能力轻度依赖的患者；

② 病情稳定，仍需卧床，且自理能力轻度依赖的患者；

③ 病情稳定或处于康复期，且自理能力中度依赖的患者。

（4）病情稳定或处于康复期，且自理能力轻度依赖或无须依赖的患者，可确定为三级护理。

6. 自理能力分级依据

采用 Barthel 指数评定量表对日常生活活动进行评定，根据 Barthel 指数总分，确定自理能力等级。对进食、洗澡、修饰、穿衣、控制大便、控制小便、如厕、床椅转移、平地行走、上下楼梯 10 个项目进行评定，将各项得分相加即为总分。根据总分，将自理能力分为重度依赖、中度依赖、轻度依赖和无须依赖 4 个等级。

7. 分级护理要求

（1）基本要求：

① 密切观察患者的生命体征和病情变化；

② 正确实施治疗、给药及护理措施，并观察、了解患者的反应；

③ 根据患者病情和生活自理能力提供照顾和帮助；

④ 提供护理相关的健康指导；

⑤ 护士在工作中应当关心和爱护患者，发现患者病情变化，应及时与医师沟通；

⑥ 护理级别应实时在病历、患者一览表及床头卡上有明确标识，并用颜色区分：特级护理和一级护理用红色标识，二级护理用黄色标识，三级护理用蓝色标识。

（2）特级护理：

① 严格观察患者病情变化，监测生命体征，发现病情变化及时报告医生并积极协助处理；

② 根据医嘱，正确实施治疗、给药措施；

③ 根据医嘱，准确测量出入量；

④ 根据患者病情，正确实施基础护理和专科护理，例如口腔护理、压力性损伤护理、气道护理及管路护理等，实施安全措施；

⑤ 保持患者的舒适和功能体位；

⑥ 实施床旁交接班。

（3）一级护理：

① 每小时巡视患者，观察患者病情变化；

② 根据患者病情，测量生命体征；

③ 根据医嘱，正确实施治疗、给药措施；

④ 根据患者病情，正确实施基础护理和专科护理，例如口腔护理、压力性损伤护理、气道护理及管路护理等，实施安全措施；

⑤ 提供护理相关的健康指导。

（4）二级护理：

① 每2个小时巡视患者，观察患者病情变化；

② 根据患者病情，测量生命体征；

③ 根据医嘱，正确执行治疗、给药措施；

④ 根据患者病情，正确实施护理措施和安全措施；

⑤ 提供护理相关的健康指导。

（5）三级护理：

① 每3个小时巡视患者，观察患者病情变化；

② 根据患者病情，测量生命体征；

③ 根据医嘱，正确实施治疗、给药措施；

④ 提供护理相关的健康指导。

> ⊕ 案例3-8-6
>
> 　　张××，工龄6年，某医院骨科护士。
>
> 　　5月8日，张护士上夜班，病区患者总数为65人，其中一级护理20人，二级护理45人。张护士在交接班后认为病区内二级护理患者病情较稳定，夜间未再进行巡视，5：00巡视病房时，发现3床患者已经死亡，四肢冰冷。患者家属大闹一番。该患者病历医嘱为二级护理，通过当班的摄像头记录显示，张护士最后一次去病房为0：00左右。
>
> 　　**请思考：**本案例中张护士的做法是否违背了护理核心制度？

七、护理交接班制度（Nursing Shift Over System）

1.目的

提高护士交接班质量，确保患者治疗护理工作的连续性。

2.适用范围

全院护士实施交接班时。

3.交接班要求

（1）在临床护理交班、患者病情汇报等方面，运用 SBAR 沟通模式，保证医护人员相互的沟通信息完整、内容准确。

（2）护理人员每班必须按时交接班，交班者提前半小时完成电子版《护理交接班报告》，完善《床旁交接班记录表》内容，并在交班前完成本班工作。

（3）接班者提前15分钟到岗，完成各种药品物品清点、交接工作并签名，阅读交班记录，熟悉重点患者病情。

（4）交接班必须做到书面写清、口头讲清、床旁交清。接班者如发现病情、治疗、物品等与交代不符，应立即询问清楚。接班时如发现问题，由交班者负责；接班结束后如发现问题由接班者负责。

（5）交接班护士共同巡视病房，清点患者数量，重点交接新入院、转入、危重抢救、手术前后、特殊检查及治疗、各类高风险患者等，知晓外出患者去向，检查病房 5S 管理情况。

（6）对出现情绪、行为异常的特殊患者，应及时与主管医生或值班医生联系，并采取相应措施，必要时向科主任或护士长汇报。除向接班护士口头交班外，还应做好记录。

（7）交班者应及时整理并补充常用物品，为下一班做好必需用品的准备。

4.交接班方式

晨间交接班、信息化护理交接班、床旁交接班。

5.交接班内容

（1）晨间交接班。

① 参加人员：科主任、护士长、科室医护人员、进修实习人员等。

② 交班内容要求简明扼要、重点突出。

a.护理单元概况汇报：总人数，出入院、转科（院）、手术、分娩、死亡人数等。

b.患者病情汇报。

汇报重点患者病情：新入院、危重、手术、有病情变化及特殊检查和治疗等患者，交班内容包括床号、姓名、诊断、主诉、生命体征、出入量、管道及引流量、异常检验检查结果、情绪变化及患者/家属的特殊情况等。

c.必要时值班医生对护士交班进行补充，科主任、护士长进行点评并强调治疗护理重点。

（2）信息化护理交接班：内容包括病区住院患者总人数及出入院、转科、转院、分娩、手术、死亡人数。对于新患者、重危患者、手术前后患者、特殊处置患者（检查、操作、治疗）及其他有病情变化的患者，交班者须在护理文书系统中勾选重点患者信息，把患者的诊断、病情、治疗、药物、护理措施、注意事项等交接清楚，形成电子护理交班报告。

（3）床旁交接班。

① 交接双方共同巡视病房，接班者进行自我介绍，检查病室环境，保持环境整洁、安静、安全、舒适，注意保护患者隐私。

② 床旁交接班时，交接双方站位原则上应左交右接，交班护士站在患者左侧，接班护士站在患者右侧，护士长及其他护士面向患者站在床尾。也可根据患者情况调整站位，保证各项内容交接清楚。

③ 交接班护士共同查看急危重、抢救、手术、新入院、转入、各类高风险等重点患者的病情，交接以下内容：

a.核对患者身份，交接诊断、主要病情、手术及麻醉方式、特殊检查及治疗等情况；

b.输液及用药，查看输液工具及输液部位、滴速，穿刺周围有无渗漏、红肿，药物使用情况；

c.皮肤，查看全身皮肤，有无发红、皮疹、破损、压力性损伤、烫伤等；

d.管道，检查各种导管是否通畅及有无脱出、固定有效性，导管及引流袋更换时间，观察引流液的颜色、性状和量；

e.伤口，检查敷料包扎、渗出情况；

f.专科需特殊观察的内容；

g.床单是否整洁、干燥。

④ 床边交接班时，接班护士携带《床旁交接班记录表》，根据交接内容逐一查看核实并记录，确认无误后，交接班护士双签名。

⑤ 护士长应每日参与床旁交接班，对交接内容及护理工作进行点评及专科指导。

⊕ **案例3-8-7**

白班护士A，夜班护士B，均为某重症监护室护士。

5月8日8：00，护士A接护士B的班，共同床旁交接。B护士交代，留置针刚换的，刚翻过身，什么问题都没有，不用看了。于是护士A接班后就开始给患者用药、鼻饲、雾化……忙得不可开交。8：30，护士长查危重病人，掀开被子查看患者受压部位的皮肤。这一看，不得了！骶尾部皮肤2期压力性损伤；输液墨菲滴管滴液顺畅，留置针固定良好，输液部位无红肿外渗，可是钢针与留置针脱离了，被子床单湿了一片；导尿管也反折了……在护士A班上查出来的问题，护士A未交接清楚，也就没有采取相应的护理措施。假如不是护士长这一看，患者的伤害和一场纠纷又不可避免。

请思考：您赞同本案例中护士A、护士B的做法吗？他们的做法是否违背了护理核心制度？

八、护理查房制度（Nursing Ward Round system）

1. 目的

确保各类查房的有效执行，及时发现问题，提高解决问题的能力，提高整体护理质量。

2. 适用范围

护理人员在实施护理查房时。

3. 分类

护理行政查房、护理业务查房、护理教学查房、节假日/夜间查房。

（1）行政查房。

了解各级制度和规程的落实情况。提高护士长的行政管理水平，提升科室护理质量、教学水平及护理服务水平，优化护理工作流程。

（2）业务查房。

检查患者治疗及护理措施落实的情况，不断提高护理质量。培养临床各阶段护士的评判思维能力、知识整合能力和解决问题能力，学习新的专业指南和专家共识等新知识，提高护理人员的专业知识水平、护理技能水平和综合实践能力。

（3）教学查房。

教导进修护士/实习护士学会正确运用护理程序，培养进修护士/实习护士掌握专科疾病的临床表现和护理措施，指导理论联系实际。提升临床护士的教学管理水平。

（4）节假日/夜间查房。

通过节假日/夜间巡查，发现护理工作中的重点问题，为临床护士提供指导和帮助，解决疑难问题，确保患者安全。

4. 工作要求

（1）行政查房。

① 频次：护理部行政查房每月至少1次。

② 参加人员：查房组织者主持查房，科室护士长及骨干护士参与行政查房。

③ 查房内容：重点关注科室护理质量、护理教学培训、规章制度执行、岗位职责落实、护理服务、病区环境管理、工作流程等各项规章制度贯彻落实情况。

④ 评价记录：根据科室管理现状，给予指导性建议。需多部门协助解决的问题，予以协助解决。查房组织者做好查房记录。

⑤ 追踪改进：对存在的问题，科室拟定整改期限及责任人，有效整改，护理部/总护士长持续追踪各项措施整改完成情况。

（2）业务查房。

包括院级护理业务查房和病区护理业务查房。

① 频次。

a.护理部每季度组织至少1次院级护理业务查房（系统查房）。

b.病区护士长每月组织至少1次护理业务查房。总护士长每月至少参与1次病区护理业务查房。

② 查房时间：病区护理业务查房以不超过40分钟为宜。院级护理业务查房以60—90分钟为宜。

③ 查房内容：以患者为主体，重点分析急危重症，典型，疑难，大手术，罕见及开展新业务、新技术等病例基础护理、专科护理落实情况，护理措施是否及时有效。结合病例学习国内外护理新动态、新业务、新技术。

④ 参加人员：查房组织者主持查房，科室护士长、责任组长及责任护士参与查房。有需要时，邀请主管医生及相关学组、临床医技科室人员等。

⑤ 查房准备：查房组织者在查房前详细了解查房病例，根据患者疾病特点，结合责任护士的层级确定查房内容及查房目的。提前告知相关人员（查房人员及患者）查房内容、目的。

⑥ 病例介绍：汇报患者病情（主要症状、体征、阳性检查/检验结果、危急值项目、特殊用药、相关既往史及现病史等）、治疗、风险点及护理要点，并对疾病相关知识进行讲解。

⑦ 床边查体：责任护士按护理程序完成护理查体，根据患者疾病特点及主要症状，突出查体重点。

⑧ 指导记录：针对患者的情况，参加查房人员对护理评估及护理措施加以评价，肯定优势和发现潜在问题，给予指导性建议。查房组织者整理并做好查房记录。

⑨ 追踪反馈：对存在的问题，科室拟定整改期限及责任人，有效整改，护理部/总护士长持续追踪各项措施整改完成情况。

（3）教学查房。

① 频次：各病区教学秘书每批次至少组织1次进修生/实习生教学查房。

② 查房时间：以50—60分钟为宜。

③ 查房内容：以进修生/实习生为主体，重点分析常见病、多发病例，指导进修生/实习生运用护理程序对患者实施整体护理。指导或示范护理技术操作。

④ 查房准备：教学秘书在查房前提前告知相关人员（查房人员及患者）查房内容、目的，做好查房记录。

⑤ 查房过程：引导进修生/实习生按照护理程序完成护理查体评估，提出护理诊断、护理目标及护理措施，讲解专科疾病知识。

⑥ 追踪反馈：检查教学计划、教学目标落实情况，对存在的问题进行追踪、改进。

（4）节假日/夜间查房。

① 频次。

a.节假日查房：节假日期间，护理部每日至少查房1次。

b.夜查房：每周至少1次。

② 查房安排：护理部安排节假日/夜间查房排班表，全体护士长以上管理者参与查房。

③ 查房时间。

a.夜间查房：18：00至次日8：00。

b.节假日查房：全天。

④ 查房内容：查房人员根据检查安排，实地评估相关护理单元，重点巡查病区5S管理，查对制度落实情况，包括高风险患者、围手术期患者、病危病重患者等重点患者护理措施落实情况等。

⑤ 追踪反馈：查房人员应秉着公平、公正和严肃认真的态度，记录各护理单元存在的问题、事件处理措施及建议，并做好查房记录。重点内容及时反馈给相关护士长。对存在的问题进行追踪、改进。

⑥ 处理上报：遇有重大突发事件及重大难以解决的问题，应及时向医院行政总值班、护理部请示汇报，同时跟相关科室联系，根据医院相关规定积极处理。

九、护理疑难危重病例讨论制度（Nursing Discussion System for Difficult and Critical Cases）

1.目的

通过讨论，解决疑难危重病例中的护理问题，提高护理质量，确保患者安全。

2.适用范围

全院各护理单元遇到疑难病例时。

3.定义

疑难危重病例包括但不限于以下情形：

（1）住院时间较长、病情复杂疑难、治疗效果不确切、有护理难点的病例；

（2）病情危重抢救病例，特殊、罕见、死亡病例；

（3）重大手术病例；

（4）新开展的手术、新业务、新技术病例；

（5）涉及多专科护理技术操作或本科室难以解决、需多学科讨论或护理专项学组协助解决护理问题的病例；

（6）存在医疗或护理安全隐患，需多部门协作进行干预的病例。

4.工作要求

（1）分类：院级多学科护理疑难危重病例讨论及病区护理疑难危重病例讨论。

（2）频次。

① 护理部每季度至少组织1次多学科护理疑难危重病例讨论。护士长每年至少参与1次多学科护理疑难危重病例讨论。

② 护士长每两月至少组织1次病区护理疑难危重病例讨论。总护士长至少每月参与1次病区护理疑难危重病例讨论。

③ 疑难危重病例讨论应根据病情需要随时进行。

（3）讨论申请。

① 病区：由责任组长报告护士长，决定讨论的护理问题；护士长组织讨论会议，确定讨论人员。

② 院级：涉及3个以上的多学科讨论由护士长提出，护理部协助组织讨论会议，确定参加讨论人员。

（4）参加人员。

① 病区：由护士长或责任组长主持，组织科内护士及相关专业护士参加。

② 院级：由总护士长主持，护理部组织相关学科、学组及临床医技人员参加。

（5）资料准备：会议组织者全面收集患者资料，提前整理好病例资料和急需解决的护理问题提交给参加讨论的人员。

（6）病例介绍：由责任组长介绍病情、诊疗经过、病情变化及目前主要的护理措施，提出本次讨论的主要目的、关键的难点及重点要解决的问题等。

（7）病例思考：参加讨论人员对病例存在的护理问题进行全面分析，充分发表意见和建议，可应用国内外护理新进展，针对病情提出可行性建议。

（8）讨论记录：责任护士整理讨论内容和结果并做好病例讨论记录。

（9）追踪反馈：追踪重难点护理问题护理措施的落实效果，必要时形成护理常规，落实同质化管理。

➕ **案例3-8-8**

李××，女，30岁，某三级甲等医院神经内科骨干护士。

李护士工作10余年，由于热爱教学，被选拔为科室教学秘书。李护士值班当天，收治了一名罕见病例患者，该病例整个科室近5年未曾收治。经过主任和医生精心评估、检查、讨论、多学科会诊后，在多学科团队协作下，为患者行神经介入手术治疗，术后效果良好，症状明显改善。护理团队为医疗技术的发展、患者好转高兴的同时，也面对着一系列复杂、陌生的护理问题。连医生们都多年未见的病例，护理这部分更是一片空白。这么多不是神经内科的症状、难点、护理操作……值班护士该怎么做？作为教学秘书，李护士非常负责，查阅了相关资料，精心制作了PPT，经过护士长审核后，给科室内的护理同事讲了一堂理论课，对该病的发病机制、影像评估、临床表现、治疗方案、并发症等做了讲解，护理同事听了获益匪浅。

请思考：您认为李护士组织的是护理疑难危重病例讨论吗？护理疑难危重病例讨论的目的是什么？

十、护理会诊制度（Nursing Consultation System）

1.目的

规范护理会诊，解决复杂、疑难护理问题，加强学科间协作和交流，提高护理质量，确保护理安全。

2.适用范围

全院各护理单元院内护理会诊。

3.分类

视病情或护理问题的紧急程度，分为紧急护理会诊和普通护理会诊。

4.具体要求

（1）护理会诊申请条件。

① 疑难病例，本专科组织讨论后仍无法解决的相关护理问题。

② 本专科患者合并他科疾病，需相关科室进行的专科护理操作或指导护理措施落实者。

③ 急危重症患者需他科室协助进行护理处置者。

（2）护理会诊人员资质。

① 护理专项学组：由学组组长安排有资质的学组核心成员执行，以取得相关专业专科护士资质证书者优先。

② 临床科室：由护士长安排有资质的护士执行，以具有3年以上工作经验或主管护师职称者优先。

（3）会诊时间要求：普通护理会诊24小时内完成；紧急护理会诊10分钟内到达现场。

（4）申请程序。

① 普通护理会诊：申请护理会诊的科室，责任护士在护理文书系统上填写《护理会诊单》，发送至受邀科室或相关护理专项学组。

② 紧急护理会诊：紧急情况下，申请科室可先电话联系受邀科室，简明扼要说明患者基本情况、急需解决的会诊问题后，再补发《护理会诊单》。

（5）会诊形式。

① 普通护理会诊：责任护士汇报病情、诊断、治疗护理等，提出会诊问题，会诊人员查看患者，提出会诊意见，填写《护理会诊单》并签名。

② 紧急护理会诊：受邀科室或学组接到紧急会诊电话后，立即就近安排会诊人员前往申请科室协助处理。

（6）会诊单书写要求。

① 会诊申请科室：按《护理会诊单》要求填写患者基本信息、疾病诊断、受邀科室及护士、急需解决的护理问题、会诊指导的内容，包括护理评估、制定措施、健康教育、技术指导、执行操作等，同时勾选紧急会诊或普通会诊，填写申请科室、申请人、申请时间。

② 会诊受邀科室：根据会诊的具体问题，记录专科查体内容、科室需重点关注内容、具体指导方案等，同时填写会诊时间并签名。

（7）会诊效果追踪：会诊结束后，由科室护士长根据会诊意见组织临床落实，观察护理效果，并在《护理记录单》内记录会诊内容及指导建议，与会诊人员实时对接和反馈。

（8）会诊资料保存：会诊结束后，责任护士打印《护理会诊单》存入病历归档。

> ⊕ **案例3-8-9**
>
> 温××，女，30岁，某医院重症医学科护士。
>
> 9月30日，温护士上大夜班，护理一名84岁呼吸衰竭患者孙奶奶，孙奶奶入院时骶尾部带入2 cm×4 cm 3期压力性损伤，该患者已住院一周。3：00，孙奶奶突发病情变化，抢救无效死亡，患者女儿不能接受，并对患者死亡后骶尾部压力性损伤面积扩大成5 cm×6 cm，十分不满，要求封存病例。封存病历后查找护理记录，未见会诊记录，患者家属要求医院赔偿。
>
> **请思考：**
>
> （1）本案例的护理工作出现了什么问题？
>
> （2）面对这名患者，科室应该申请什么类型的会诊？普通会诊与紧急会诊的区别有哪些？

十一、危重患者抢救管理制度（Rescue and Management System for Critically Ill Patients）

1.目的

规范临床科室危重患者抢救管理，确保医疗护理质量及安全。

2.适用范围

全院各临床科室。

3.工作要求

（1）对病情危重、可能危及生命的患者均需积极组织抢救，并向近亲属或委托代理人发出病危通知单，同时就患者病情危重性与家属或委托代理人进行必要的沟通。

（2）发生急危重症情况需要抢救时，原则上由科内高年资医生主持和指挥抢救，必要时由科室主任主持。在夜班、节假日值班期间，抢救工作原则上具体组织和实施由病房二线值班医师负责。特殊患者或需跨科协同抢救的患者应及时向医务处汇报（夜班和节假日期间向院总值班汇报），以便组织有关科室共同进行抢救工作。

（3）凡涉及不良事件、医疗纠纷的急危重患者抢救，需报告医务处、护理部或院总值班，以便及时组织相关科室协同抢救工作。

（4）医师在主持或参与急危重患者抢救时，不受执业范围限制。在紧急情况下医师未到场时，为抢救患者生命，先到场的护理人员应当先实施必要的紧急救护措施。

（5）当在院内公共区域发生急危重症患者抢救时，附近医护人员应积极组织/参与抢救，并根据病情转移到最近的科室进行紧急处置。不得以任何理由推诿、延迟急危重症患者的抢救。

（6）在抢救中，各级医护人员应本着高度认真负责的精神，做到处理及时，记录完整。对疑难及诊断不明患者，应及时向上级医师报告或组织会诊。

（7）医师必须熟练掌握各种抢救器械、仪器的性能及使用方法；护理人员必须熟记抢救药品定位、名称、用途、剂量、用法和抢救物品的定位、用法等；其他相关部门应积极配合，全力协助，不得以任何借口延误抢救工作。

（8）严格执行查对制度、交接班制度和各项操作规程。如需执行口头医嘱，护士需复述医嘱2遍，医护双方确认无误后方可执行，并在《口头医嘱执行记录本》做简要记录。保留安瓿至抢救结束后6小时，以便查对和补录医嘱。

（9）危重患者抢救结束后，医生应按抢救记录格式，在该患者的病程记录中准确、及时、完整记录患者的病情变化、抢救经过、各种用药、治疗效果以及参加抢救人员姓名和职称，并补录抢救医嘱，相关抢救记录由抢救主持人审核签字；护理人员用PDA或在HIS系统手动执行抢救医嘱，同时将医嘱执行的时间更正为实际执行时间，并完成抢救过程的护理记录。补记抢救记录应在抢救结束后6小时内完成。

（10）做好抢救后物品的清理、消毒、补充、检查工作。抢救药品及器材应固定位置，班班交接，专人负责，急救设备还原成备用状态。

⊕ 案例3-8-10

张××，男，30岁，某医院耳鼻喉科医师

王××，女，23岁，某医院神经内科护士

张医生某日值夜班，收到神经内科李医生请急会诊：1床需要紧急气管切开。张医生快速赶到会诊病房，处理完1床患者准备回到耳鼻喉科。正走到护士站，突然看见一名患者倒地不起。值班护士小王今年刚入职，立即就地检查，呼之不应、颈动脉搏动消失。王护士呼叫眼前的张医生快来抢救，张医生说"我不是你们科室的医生"，话毕离开了神经内科。王护士慌忙中拿出手机找本科室李医生的电话，打通以后颤抖着说："李大夫，你快来你快来啊，护士站有人倒地喊不醒了。"王护士不知道应该先做什么，又想起来入职培训讲过，护士要严格遵医嘱执行操作，手足无措等了5秒钟，先去推急救车，又发现没上监护，去仪器间找心电监护，拿来发现电源线不够，再去找插线板……过去了两分钟。李医生刚处理完18床的病情变化，跑来护士站，立即进行心肺复苏及后续抢救措施。后来患者因病情加重，抢救无效宣布临床死亡。

请思考：案例中哪些人违背了危重患者抢救管理制度？

十二、危重症患者院内转运制度（Hospital Transport System for Critically Ill Patients）

1.目的

依据患者病情可能出现的最高风险，按相应分级进行转运人员和装备的准备，并选用充分有效的应对手段，以保证危重症患者转运安全。

2.适用范围

全院各临床科室。

3.工作要求

（1）心跳、呼吸停止；有紧急气管插管指征，但未插管；血流动力学极其不稳定，但未使用药物的患者禁止外出转运。

（2）医生评估患者病情，判断患者是否可以转运，开具相关医嘱。

（3）转运前，医护人员应根据患者病情、转运时间等进行充分评估，确定转运分级、转运人员、转运物资配备（如药品、仪器设备等）标准，并保证仪器设备能正常使用。

（4）转运前，转出科室应联系相关科室确认转运时间，告知接收方患者的病情及生命体征、所用仪器设备、用药情况等，使其充分做好接收患者的准备。

（5）转运期间，转运人员严密观察患者生命体征及病情变化，注意听取患者的主诉；保持患者输液通畅，并观察输液滴速；妥善固定患者留置的各种引流管，保持通畅，观察引流情况，防止管路滑脱。

（6）安全管理携带的各种仪器设备（如监护仪、注射泵、氧气枕、呼吸机等）。

（7）转运全过程应拉起床护栏，推床平稳，防止坠床等，以保障转运安全。

（8）在转运途中发现患者突然发生病情变化，配合医师立即给予紧急救治。必要时立即将患者送入途中最近的医疗单元实施急救。及时通知病房护士长、主管医师。

（9）转运过程中应保护患者隐私，注意保暖。

（10）与接收科室医护人员共同安置患者，进行床旁交接。

（11）完善护理记录。

案例3-8-11

张××，女，30岁，某医院重症医学科进修护士

秦××，男，35岁，某医院重症医学科进修医生

1床患者，男，67岁，因"重症肺炎，循环呼吸衰竭"入住重症医学科，镇静状态，气管插管术后呼吸机辅助呼吸，于1月15日14：30需外出行胸部CT平扫，秦医生、张护士、支助中心人员及家属陪同外出，携转运呼吸机、转运监护仪、静脉泵、转运急救箱外出，在推送患者进入电梯准备下楼时，因电梯内置空间狭窄，在反复调整病床及转运呼吸机摆放位置时，张护士发现患者气管插管脱出，血氧饱和度下降至92％，立即固定剩余管道，将患者推出电梯送回病房，秦医生同时联系病房启动应急预案。患者返回病房后重新置管，生命体征平稳，事后上报不良事件，完善护理记录。

请思考：本案例中医务工作人员违背了什么护理核心制度？有哪些不当的行为？

十三、护理安全（不良）事件管理制度（Nursing Safety [Adverse] Event Management System）

1.定义

护理安全（不良）事件是指患者在住院期间发生跌倒、用药错误、走失、误吸或窒息、烫伤以及其他与患者安全相关的、非正常的护理意外事件。

2.分级

按事件的严重程度分4个等级：

（Ⅰ级）警告事件——非预期死亡或是永久性功能丧失；

（Ⅱ级）不良事件——因护理活动造成的患者机体与功能损害；

（Ⅲ级）未造成后果事件——虽然发生错误事实，但未给患者机体与功能造成任何损害，或有轻微后果，但不需任何处理可完全康复；

（Ⅳ级）隐患事件——由于及时发现错误，未形成事实。

3.上报原则

不良事件报告遵循自愿性、保密性、非惩罚性和公开性原则。Ⅰ级和Ⅱ级事件属于强制性报告事件，必须按时限完成上报。

4.上报方式及范围

所有不良事件实施网络直报，其中Ⅰ、Ⅱ级事件还应进行口头报告，上报人在"医院安

全（不良）事件管理系统"中进行网络填报。具体事件填报项目如下。

（1）其他类护理不良事件报告项目：转运途中病情变化、误吸/窒息、猝死、误吞异物、采集标本错误、走失、自杀、外伤/烫伤/冻伤、失禁性皮炎等。

（2）非计划拔管不良事件报告项目：人工气道、胃管、尿管、动静脉插管（PICC、CVC等）T管、透析管道等各类引流管意外脱管，或因护理不当造成管道的意外折断、引流不畅、堵管等对患者疾病的恢复有影响等非医务人员计划范畴内拔管的意外事件。

（3）静脉治疗护理不良事件类报告项目：药物渗出，药物外渗，静脉炎，输液通路滑脱，输血错误，PICC、CVC相关不良事件（导管误入动脉，出现堵管、感染、血栓、渗液等但未拔除管道等相关事件）。

（4）药物不良事件类报告项目：用药错误、药物配伍反应、药房发错药、输液袋渗漏、漏服、误服、口服药丢失、药物过期等。

（5）跌倒/坠床不良事件类报告项目：住院患者在院内发生的跌倒、坠床。

（6）院内压力性损伤不良事件类报告项目：院内发生的压力性损伤。

（7）术中院内压力性损伤不良事件类报告项目：手术中发生的院内压力性损伤。

5.上报及处理

（1）不良事件发生后，当事者应及时上报，并通知相关人员（主管医生、护士长、总值班人员等）积极采取应急处理措施，将损害减至最低，与发生不良事件相关的各种记录、检验报告、药品、器械等均应妥善保管，不得擅自涂改、销毁，必要时封存，以备鉴定。

（2）一般护理安全（不良）事件（Ⅲ、Ⅳ级事件）：当事人应口头报告护士长，并于24小时内登录系统填写事件报表。

（3）严重护理安全（不良）事件（Ⅰ、Ⅱ级事件）：当事人应立即口头报告护士长、主管医生（6小时内护士长电话报告护理部），并于24小时内登录系统填写事件报表。

6.分析、反馈及持续改进

（1）科室层面。

① 科室发生不良事件后，护士长应立即进行事件还原，72小时内组织进行分析讨论，锁定事件发生原因，制定整改措施，并督导落实。Ⅰ、Ⅱ级事件还需填写《典型护理不良事件分析追踪记录表》，并于5个工作日内发至护理部OA邮箱。

② 科内发生Ⅰ、Ⅱ级不良事件或同一性质事件：1个月内发生≥3例或连续3个月均有发生，总护士长负责组织进行根因分析，邀请相关护理专项学组，深入病区了解科室存在的问题及隐患，指导改进，总护士长持续追踪科室整改情况。

（2）护理部层面。

① 护理部根据上报护理不良事件性质和分级，组织总护士长、相关护理专项学组进行不良事件专项整改工作。

② 每季度按类别进行数据统计和分析，结合国家监测指标数据提出具体改进计划，传达各科室；通报重点事件，警示全院护士，防范同类事件。

⊕ **案例 3-8-12**

女，30岁，某医院骨科护士。

8月30日，张护士上小夜班。23：00，张护士巡视病房走到7床李大爷床边时，发现李大爷坐在床边，陪护诉李大爷刚刚上厕所发生了跌倒，没什么大问题，应该没摔到哪儿，张护士便询问了李大爷，李大爷诉右腿有一点疼，没事儿，张护士没有查看也未汇报医生，只是嘱咐李大爷早点休息。第二天早上医生查房，李大爷诉右侧大腿疼痛加剧，发冷，行右侧膝关节及踝关节X光检查，结果显示：右侧股骨髁上骨折。护士长知晓此事件后立即补报护理不良事件。

请思考：

（1）本案例中张护士身上发生了什么事件？

（2）张护士的做法是否正确，是否违背了护理核心制度？

十四、护理文书书写管理制度（Nursing Document Writing Management System）

1. 目的

为规范护士护理文书书写行为，切实减轻临床护士书写护理文书的负担，提高护理质量，保障护理安全，特拟定此制度。

2. 护理文书类别

护理文书包含首次护理记录单、护理记录单、体温单、长期医嘱、临时医嘱、患方权利义务告知书、患者住院须知、住院患者护理安全告知书、患者护理计划单、造口记录单、各种风险评估单等。

3. 护理文书书写原则

（1）总原则。

① 书写护理文书的人员应当在本院具备护士执业资格，并有相应授权权限。

② 护理文书书写应当遵循客观、真实、准确、及时、完整、规范的原则。

③ 记录的内容反映护理工作的连续性，与医疗病历记录内容相一致，不矛盾。

④ 护理文书书写应使用中文和医学术语，表述准确，语句通顺，标点正确。通用的外文（目前主要指英文）缩写或无正式译名的症状、体征、疾病名称等，可以使用外文。

（2）电子版护理文书原则。

① 护理电子病历以纸质版归档，出院时统一打印，打印前应先查阅质控，确保准确无误后再打印。

② 打印病历需统一纸张、字体、字号及排版格式。打印字迹清晰，符合病历保存期限和复印的要求。电子文书使用字体、字号统一，打印的病历符合病历保存的要求。

③ 电子版护理文书，如需要修改，护士长有适当修改权限。出院已提交、入档的护理病历，不能再作修改。

④ 护理文书只能使用个人账号登录书写、提交。

（3）手写护理文书原则。

① 一般情况实施电子护理文书，遇信息系统瘫痪时，启用纸质病历，并手写护理文书。

② 在手写护理文书过程中出现错字时及时修改，用双线画在错字上，保留原记录清楚、可辨，并注明修改时间，修改人签名。不得采用刮、粘、涂等方法掩盖或去除原来的字迹。

③ 明确护理文书书写的权限和责任，由书写者签全名并负责。实习、进修护士书写的护理记录，由持有护士执业资格证并注册的本院护士审阅签名后方可生效。高层级护士有审阅、修改低层级护士护理文书的权限。若使用纸质护理文书，需修改时，应当注明修改日期，修改人员签名，并保持原记录清晰可辨。

④ 病案首页上责任护士名字据实填写，护理文书应当在患者出院时由质控护士审阅后归入医疗病历中，交病案室保存。

⑤ 患方权利义务告知书、患者住院须知、住院患者护理安全告知书等需要护患双方签字的表单，由护士打印出来，据实逐条告知，并在合适位置护患双方签字。签字应该清晰可辨，不能涂改。

4.书写内容规范

（1）因抢救患者未能及时书写护理文书的，须在抢救结束后6小时内据实补记，并加以注明。

① 医生补开抢救医嘱后，执行者使用PDA手动执行抢救医嘱进行电子签名，同时将医嘱执行的签字时间更正为实际执行时间。

② 护理记录如实书写，将时间调整为实际执行时间。在补记完成后，另起一行，书写实际补计时间。

（2）护理记录单的书写规范，参照《护理记录单书写规范》执行。

（3）危重患者的护理记录规范，参照《危重患者护理记录规范》执行。

➕ **案例3-8-13**

李××，女，20岁，某医院消化内科实习护生。

小李是某院校附属医院实习同学，第一次到临床科室，在消化内科实习3周后，基本掌握了静脉输液、肌肉注射、皮下注射、更换液体等基础护理操作，带教老师徐护士也演示了最新的电子病历及护理文书书写软件，小李第一次见无纸化病历，对护理信息化非常感兴趣。某天小李跟着带教老师上小夜班，徐老师叮嘱小李把3

个病人餐后血糖测一下记录好。小李完成以后，见徐老师还在忙碌，便想替老师分担工作，见过老师录入护理文书系统中的血糖监测单，录入这3个记录对小李来说不是难事。小李打开电脑，发现已经有一个账号登录，没看系统名字就直接记录了。22：00，徐老师突然想起3个病人的餐后血糖还没记录，询问小李，小李告诉老师已经帮忙写好了。徐老师打开检查，发现1床病人晚餐后血糖值为25.0 mmol/L，严重高于正常值，需立即处理，但是距离监测已经过去两个小时，立即告知医生并且重新测手指血糖，遵医嘱对症处理。

请思考：案例中小李同学是否违反了护理文书书写管理制度？请指出具体问题。

十五、消毒隔离制度（Disinfection and Isolation System）

1. 清洁消毒

（1）遵循先清洁再消毒的原则，采取湿式卫生的清洁方式。

（2）无明显污染时可采用消毒湿巾进行清洁与消毒。

（3）清洁病房或诊疗区域时，由上而下，由里到外，由轻度污染到重度污染。

（4）清洁工具分区使用，实行颜色标记。

（5）在诊疗过程中发生患者体液、血液等污染时，随时进行清洁与消毒。

（6）环境表面不宜采用高水平消毒剂进行日常消毒。使用中的新生儿床和暖箱内表面，日常清洁以清水为主，不应使用任何消毒剂。

（7）不应将使用后或污染的擦拭布巾或地巾重复浸泡至清洁用水、使用中清洁剂和消毒剂内。

（8）被患者体液、血液、排泄物、分泌物等污染的环境表面，先采用可吸附的材料将其清除，再根据污染的病原体特点选用适宜的消毒剂进行消毒。

2. 强化清洁与消毒

（1）下列情况强化清洁与消毒：

① 感染暴发时，如不动杆菌属、艰难梭菌、诺如病毒等感染暴发；

② 检出多重耐药菌，如耐甲氧西林金黄色葡萄球菌（MRSA）、超广谱 β- 内酰胺酶（ESBLs）细菌以及耐碳青霉烯类肠杆菌科细菌（CRE）等耐药菌。

（2）强化清洁与消毒时，落实接触传播、飞沫传播和空气传播的隔离措施。

（3）强化清洁与消毒时，提高清洁与消毒频率，并根据病原体类型选择消毒剂，调整消毒剂浓度。

（4）对感染朊病毒、气性坏疽、不明原因病原体的患者周围环境的清洁与消毒措施参

WS/T367执行。

（5）开展环境清洁与消毒质量评估工作，并关注引发感染暴发的病原体在环境表面的污染情况。

3.隔离防护

（1）遇有特殊感染的病人，严格执行标准预防措施，进行严密隔离。病室内器械、被服等都进行特殊消毒处理。

（2）传染病人入院按常规隔离，疑为传染病者隔离观察，普通病区发现传染病时及时转科或转院，传染病人转科或转院后严格终末消毒处理。

4.培训与考核

（1）医院环境物表清洁消毒工作纳入医院培训及教育，感控办、总务处落实院科两级培训，人员涵盖医、护、技、工等各级各类人员，并对培训结果进行考核。

（2）感控办日常监督消毒效果，定期联合医务处、护理部、总务处、门诊部进行巡查，纳入医院感染管理综合目标考核。

> ⊕ **案例3-8-14**
>
> 张××，女，30岁，某医院重症医学科护士。
>
> 1月1日7：30，护士晨间护理时做每日接班前的环境消毒准备，用0.1%含氯消毒剂浸泡的抹布依次擦拭床单位—治疗车—微量泵—呼吸机，每块抹布擦拭一名患者的所属环境。
>
> **请思考：** 本案例中张护士是否遵循了护理核心制度？有哪些地方需要加强整改？

扫码即可查看参考答案

第二部分

第二课堂

第四章　人文大讲堂

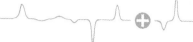

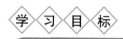

1. 熟悉人文大讲堂的授课内容。
2. 能够运用人文大讲堂中的知识解决工作中的实际问题。
3. 探索中国传统文化在医学人文中的应用。

第一节　开设人文大讲堂的意义

人文大讲堂（Humanities Lecture Hall）是专门为人文素质教育设置的大型讲座。素质教育是我国教育事业的一场深刻的变革。人文素质教育是高等学校全面推进素质教育的一个重要的切入点和突破口。

有计划、有目的、有选择地系统进行人文知识大讲堂，是医学院校进行人文素质教育的有效途径之一。通过"第二课堂"，结合医学人文关怀，在大学生中传播中华优秀传统文化，丰富医学科学的价值观体系，特开设人文大讲堂。拓展医学院大学生的人文知识视野，提高大学生的人文素养和职业道德意识，树立正确的人生观和价值观，培育大学生的医学人文精神和民族自尊心、自信心，将我国优秀的传统人文知识与医院的临床实际工作相结合，全面提高自身素质，为医院、为社会培养高素质的应用型人才，为病人提供富有人情味的优质服务，使医学人文的水平与医学科学的发展协调一致。

第二节　人文大讲堂的组织安排及主要内容

一、组织安排

承办单位：×××医学院。
举办时间：根据教学大纲安排。
举办地点：医学院或医院学术中心。

主讲人员：《医学人文素质》任课教师、邀请的校内外有关专家。

参加人员：医学院学生、教师，校内外有关专家。

二、主要内容

（一）医学生向先贤问道

孔子（公元前551—公元前479年），名丘，字仲尼，乃鲁国陬邑（今山东曲阜）人，中国著名的大教育家、大思想家，是儒家学派的创始人。孔子的思想是中华民族最为宝贵的文化遗产之一，涉及文化教育、社会生活、政治理想和人格修养等诸多方面。

希波克拉底（公元前460—公元前377年）是古希腊的一位著名的医生，与孔子是同一时代的人，被后人誉为医学之父。他的《希波克拉底誓言》是举世闻名的医学道德准则，并日益成为西方财经、法律、商贸等各行各业的职业道德基本准则。

在同一时代，东方、西方两个文明古国先后出现了这两位光耀后人的先贤。从地域上看，他们相距遥遥，但他们的精神有着很多相通之处；从文化层面上看，他们的理念有精专和博大之分，但其影响同样绵长深远，以至于21世纪的今天，他们的信条仍广为传播，不能不说这是古代文明的一种奇迹。

在进行救死扶伤和全心全意为人民服务信念教育的同时，重温他们的誓言及思想，对于提高医学生的道德修养，培养高尚的情操大有裨益。"道不远人"，医学生的人文教育是医学教育的一个重要方面，除设置专门课程外，还应将人文教育渗透到各门专业课教育中去，点点滴滴，潜移默化，起到"润物细无声"的效果。

（二）医学生向诸葛亮问道

诸葛亮（181—234年），字孔明，徐州琅琊阳都（今山东临沂市沂南县）人，早年因战乱随叔父诸葛玄流落襄阳，青年时期隐居隆中躬耕苦读。三国时期蜀汉丞相，杰出的军事家、政治家、书法家、散文家、发明家。年轻时曾受三顾之恩，后竭诚辅刘相蜀，成为蜀汉的决策者。他当政期间，励精图治，实施了一系列发展军事、政治、经济的政策，遵守礼制、安抚百姓、慎用权力、约束官员，对人胸怀坦诚、开诚布公，为国尽忠。为蜀争夺中原，曾多次出兵北上，为汉室复兴而鞠躬尽瘁，终因积劳成疾而病逝。在中国历史上，诸葛亮不仅是一位具有雄才伟略的出色军事家，他还注重道德品行的修炼，怀大志而拘小节，知天命而尽人伦，为后世立下"大义"的标准。

诸葛亮的《诫子书》，是他在临终前写给8岁儿子诸葛瞻的一封家书，深切表达了对儿子的殷切教诲与无限期望。文短意长、言简意赅、发人深思，让人读后受益良多。此文既可以作为教育子女的范本，又可以作为自己修身立志的座右铭。它虽然写于一千多年前，但目前仍然是值得广大未涉世的学子们细细品读的指导性读物。人文之心，医学之本。《诫子书》，在千年后的今天细读之，细思之，仍当谨记且躬行自勉。医学生将来要当医务工作者，应该提高医学人文修养，做到博爱、济世。要实现这个目标，现在需要做的是把大目标分成小目标，通过认真、刻苦地学习，努力做到既有人文情怀，又有医学专业知识技能。

（三）其他

教师或被邀请的专家，可以根据需要自拟题目，内容要符合人文大讲堂基本要求，一般需提前报请学院相关部门审批备案。学校也可根据当时国内外形势或社会热点问题，以及学院自身发展需求，拟定主讲内容。

第五章　口才大讲堂

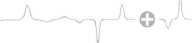

学 习 目 标

1.熟悉口才大讲堂的授课内容。

2.能够运用口才大讲堂中的知识解决临床工作中的实际问题。

3.探索口才在处理医院人际关系中的应用。

第一节　开设口才大讲堂的意义

"口才"是指说话的才能，这是《现代汉语词典》上的名词解释。有口才的人说话具有"言之有序、言之有物、言之有情、言之有理"等特征。

一个有口才的人，可以流利地表达自己的意图，也能够把道理说得很清楚、很动听，使别人很乐意接受，与对方建立很好的友谊。但是，也有许多没有口才的人，他们说话不能完全表达自己的意图，常常使对方听起来费神，又不能使人信服地接受，于是就造成了交际上的困难。现代人应该能言善辩，如果笨嘴拙舌，就很难立足于信息高度发达的社会。在未来的社会中，不管做什么工作，离开了口才，只能是事倍功半。

在现代社会的现代医院中，人们立足于高速运转的现代生活和现代化医疗设施与技术，人们在沟通中，口才一定程度上发挥着比文才更加重要的作用，更符合当今新的医患关系现状，越来越受人们重视。现代数学家华罗庚先生在总结练口才的体会时说："勤能补拙是良训，一分辛苦一分才。"结合医疗实际工作而开设口才大讲堂（Eloquence Lecture Hall），可对医学生的口才与沟通能力起到培训与强化的作用。

第二节　口才大讲堂的组织安排及主要内容

一、组织安排

承办单位：×××医学院。

举办时间：根据教学大纲安排。

举办地点：医学院或医院学术中心。

主讲人员：医学人文素质任课教师、邀请的校内外有关专家。

参加人员：医学院学生、教师，校内外有关专家。

二、主要内容

（一）医生和护士需要什么样的口才

在医疗活动中，医生、护士和患者需要有良好的沟通。良好的口才，可使医患互动、互补和互谅，这是建立和谐医患关系的前提条件。有口才，掌握了医患沟通技巧，对成为一名合格的医务人员是很有帮助的。

1.最初接触的神情

神情本不属于口才，但它是无声的语言。每个人在别人心目中总会有最初的印象。患者来医院往往带着期盼的心理，或多或少都存在着一定的焦虑和不安，此时最希望看到的是医生适度而礼貌的迎接，自然轻松的真诚表情。此时医生应该多一些发自内心的真诚的关心和问候。对患者关注的神情，会给他一种真正被重视的感觉，这样才能让其在最初与医生接触的那一瞬间对医生产生信任与好感。

2.聆听

医生、护士只有认真地、耐心地倾听完患者的诉说后，才能够更准确地判断疾病的发生、发展过程，才能做出更明确地诊断与治疗，而且，耐心倾听患者的诉说，也会对其产生安慰作用。所以，医务人员也应是聆听者。

3.言谈仪表和行为规范

医生、护士在工作期间需要用一定的行为规范来约束自己。着装得体，不宜浓妆，衣服洁净，佩戴胸牌；面对自己每天的工作应该态度热诚而不能萎靡不振，否则会让患者不信任；医生、护士的工作区域应该保持干净、整齐，桌上的各类纸张、文书摆放有序，否则会给患者留下医务人员办事条理不清、凌乱的印象；在跟患者交谈时应语调亲切，用语文明，热情耐心；患者来时有迎声，走时有送声，且应该站立迎送；多使用礼貌用语，如"您好""请""请稍候""请问您感觉哪儿不舒服""请您配合""谢谢您的合作""祝您早日康复"，等等。

4.微笑是最好的语言

英国诗人雪莱曾经说："微笑是仁爱的象征、亲近别人的媒介、快乐的源泉，有了微笑，人类的感情就沟通了。"在医疗服务及医患沟通中，是否需要微笑？答案是肯定的。

5.具体告知和耐心解惑

随着医学模式的转变，患者不再是被动的医疗行为接受者，而是医疗活动的共同参与者。在整个医疗行为过程中，医务工作者必须尊重患者的权利，让其明白检查、治疗、诊断、预后、用药等情况，并尊重患者的选择权，详细地告知各种不同诊疗方案的优劣点以及所需的费用，允许患者自己做适当的选择。患者毕竟不是医务工作者，他们对于医学知识不可能正确地、全面地认识和了解，所以，他们对于医疗过程中要进行的比较复杂的治疗或检查方法，完全是陌生的。医生在向他们解释其目的或注意事项的时候，应使用通俗、准确和容易让患者接受的语言，对患者提出的每一个疑惑，应该本着实事求是、认真、科学的态度去耐心细致地解释，使其能够做出正确的选择。

（二）护士需要什么样的口才

调查显示：30％的护士不知或完全不知该如何采用沟通技巧，83.3％的护士对沟通方式基本上不了解，80％的临床护理纠纷是由于沟通不良或沟通障碍所导致的。积极的良性语言可以"治"病，而消极的恶性语言可以"致"病。因此护士要学会在沟通中根据不同环境、不同对象、不同时间，运用不同的语言有效地表达自己的意图，与患者进行沟通。这就需要口才。护士口才大致包含以下几个方面。

1.获得好感的说话技巧

（1）记住对方的名字。

（2）记住对方所说的话。

（3）多提一些善意的建议。

（4）及时发现对方微小的变化。

2.让语言充满亲和力

（1）注意倾听，勿插话，勿随意打断对方谈话。

（2）态度诚恳，表现出有兴趣、轻松、愉快，表达友善、幽默、谦虚有礼。

（3）平等待人，不盛气凌人，不高高在上，也不以专家自居。

（4）言谈文明，异性不开过分玩笑，不揭人之短，不谈隐私，不背后议论。

3.文明礼貌用语

（1）用患者喜欢听的称呼，不以床号、编号代称。

（2）患者吵闹或不配合时，需要耐心地予以开导、安慰，而不是顶撞、训斥。

（3）操作时避免使用命令式语气。

4.语言交流中的禁忌

（1）禁说教式的语言。

（2）禁过多使用专业术语。

（3）禁说话含糊其词。

（4）禁态度欠佳。

（5）禁虚假式安慰。

（三）其他

学校可以根据学院本身的发展需求，或根据当前的国际形势，临时拟定口才大讲堂的主讲内容。教师或被邀请的专家，可以根据需要自拟口才大讲堂讲座的题目与内容，但需提前报请学院相关部门审批备案。

第六章　医学人文学术交流

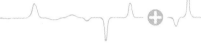

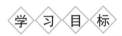

1.熟悉学术论文的概念。

2.了解学术论文的重要性。

3.熟悉学术论文的格式。

4.掌握选题技巧。

5.学会撰写医学人文学术论文。

第一节　学术论文的概念及重要性

一、学术论文的概念

在信息化高速发展的年代，技术知识信息更新非常迅速，学术信息交流是医学生必须掌握的重要技能之一。学术论文是记录、表述科学研究过程及科研成果，进行学术交流的重要工具。

所谓学术论文（Academic Paper），又称科技论文、研究论文，简称"论文"。高质量的学术论文，是对某一学科领域中的问题进行专门的、系统的研究和探讨后，表述其成果的理论性文章。学术论文写作是进行科学研究的重要手段之一，是科研活动的一个重要环节。学术论文的撰写是学术交流的关键环节。

二、学术论文的重要性

一个讲科学的工作者，无论是从事科研、临床医疗工作还是从事预防或教学工作，都需要不断地进取，不断地获取新的知识与信息，也就需要不断地进行学术交流。学术交流最重要的形式是科技论文。

1.传播科研结果

早在19世纪，英国著名的科学家法拉第就曾指出，对于科研工作，必须"开始它、完成它、发表它"。任何一项科学技术的研究和发明，都是社会成员的劳动的结晶。对于全人类的发展来说，需要将少数人的成果变成全人类的共同财富，这就离不开相互交流、相互利用，这样才能使科学技术不断地发展进步。相互交流的方式之一就是运用科技论文。这种传播方式可以不受地域和时间的限制，传播到全球和传播给后代。

2.贮存科研信息

在科学研究完成以后，需要对其研究结果立即加以总结，并且以论文或报告的形式阐明其发现和发明。否则，可能随着时间的推移，发明不被发现而运用，逐渐消失，致使后人可能再次重复前人所做的一些工作，造成不必要的人力物力的浪费。因此，学术论文的写作目的就是贮存这些科研信息，使它成为以后新的发明与发现的重要基础，延续和发展科学技术事业，不断地丰富人类的科技宝库。

3.提高研究水平

科技论文的写作是一种创造性的脑力劳动，其中凝聚着巨大的艰辛。在论文写作的过程中，思维的不断深化，可以提高科技工作中分析问题和解决问题的能力，从而促进科研水平的进一步提高。

4.启迪学术思想

在大量的科研成果和实践经验的基础上，形成并发展起各种学术性思维和思想，这些学术思想又通过论文的形式进行不断地交融，又可形成新的学术思想，促进科学事业的不断发展。

5.交流实践经验

从事临床和医学科研一线工作的其他人员，通过不断地实践，也会积累出较多的成功的经验或失败的教训。这些经验与教训是十分宝贵的。将它们进行科学总结和分析后，以论文的形式发表，进行交流，就能对医疗卫生行业起到巨大的指导与借鉴作用，造福于人类。

6.考核业务水平

发表科技论文的多少（数量）以及科技论文对社会效益、经济效益的贡献大小（质量），是评价科研工作者的业务水平和科技成果等次的重要指标，也是对一线工作人员进行业务考核与职称评定的重要依据之一，同时，还是发现人才的渠道之一。当然，前提必须是实事求是、科学地反映其科研结果，绝不允许弄虚作假。

第二节　学术论文的分类及格式

一、学术论文的分类

（一）按研究领域、对象划分

1.科技论文

科技论文又称为自然科学论文。它是研究自然界物质的形态结构、性质及运动规律的科学论文，用于反映自然科学及技术科学领域的研究成果。需要注重实验性、科学性和实用性。

2.社会科学论文

社会科学论文是以社会现象为研究对象而总结出的研究成果的结论性文章。它主要研究和阐述各种社会现象及其发生发展的规律。要求注重理论性和社会实践性。

（二）按写作目的和功能划分

1.一般学术论文

一般学术论文是由各个行业领域的专业和非专业人员，对某一学科进行研究并取得成果而撰写的学术论文。大多反映的是本学科的最新研究成果，体现了学科的最新研究水平和发展方向，具有较高的学术价值及较大的学术交流作用。

2.学位论文

学位论文是在校大学生、研究生及同等学力人员作为学位的申请者，为获得相应的学位而撰写的科技论文。它是考核学位申请者能否被授予学位的一个关键性指标，分为学士、硕士、博士三级论文。

（三）按研究方法和研究内容划分

按研究方法和研究内容，可将论文划分为理论型论文、描述型论文、实验型论文和设计型论文等。

二、学术论文格式要求

（一）题名（Title，Topic）

题名又称标题或题目。题名是以最恰当的、最简明的词语来反映论文中最重要的特定性内容的逻辑组合。论文题目是一篇论文给出的涉及论文范围和水平的第一个重要信息，必须考虑有助于选定关键词、编制题录、索引等二次文献的需要，为检索提供特定的实用信息。论文题目非常重要，必须用心斟酌选定。对论文题目的要求是准确得体，简短精练，外延和内涵恰如其分、醒目。

（二）作者姓名和单位（Author and Department）

这一项属于论文署名的问题。所谓署名，一是记录作者的劳动成果，二是为了表明其文责自负，三是便于读者与作者联系以及文献检索（作者索引）。大致分为两种情况，即单个作者论文和多作者论文。后者按署名的顺序列为第一作者、第二作者……依次署名。署名坚持实事求是的原则，对研究工作与论文撰写实际贡献最大者为第一作者，贡献次之的，则列为第二作者，余类推。注明作者所在地工作单位同样也是为了便于读者与作者联系。

（三）摘要（Abstract）

论文一般应该有摘要，有时为了方便国际交流，还需要有外文（多用英文）摘要。它是论文内容不加评论和注释的概括性简短陈述。其作用是不阅读论文的全文即能获得必要的信息。摘要主要包括目的、方法、结果、结论等。

（四）关键词（Key words）

关键词是标示文献的关键性主题内容，但又未经规范处理的主题词。关键词主要是为了文献标引而从论文中选取出来，用来表示全文主要内容信息条目的术语或单词。关键词的运用，主要是为了适应计算机检索的需要，尤其是适应国际计算机联机检索的需要。一篇论文可选用3—8个词作为关键词。

（五）引言（Introduction）

引言属于整篇论文的引论部分，又称前言，其写作内容包括研究的背景，理由，目的，理论依据，实验基础，前人的工作及知识空白，预期的结果及其在相关领域里的作用、地位和意义。

（六）正文（Main body）

正文属于论文的主体，它占据论文的最大篇幅。论文所反映的新的研究结果或创造性成果，都将在这一部分得到充分的体现。因此，要求这一部分内容十分充实，论证有力，论据充分、可靠，主题明确。为了满足这一系列的要求，同时，也为了做到脉络清晰、层次分明，常常将正文的部分分成几个大的段落。这些段落即所谓逻辑段，一个逻辑段落可以包含几个自然段落。每一逻辑段落可冠以适当的标题，即分标题或小标题。段落的划分，应视论文性质与内容而定。正文逻辑段的划分一般有两种方式。①实验原材料和材料→实验方法→实验结果和分析。②理论分析→实验装置和方法→实验结果比较与分析。

（七）参考文献

在论文编写过程中，凡是引用前人或他人的数据、观点和材料等，均需对它们进行简单的交代，并将它在文中出现的位置用方括号予以标明，在文末按顺序列出参考文献。严肃的学术性期刊，不会接受没有注明参考文献的投稿。因此，对于一篇学术论文而言，参考文献的著录是必不可少的工作之一。

第三节　学术论文的选题

一、选题的意义

选题即选定课题。爱因斯坦说过："提出一个问题往往比解决问题更重要。"为什么呢？因为解决问题也许仅仅是一个实验上或教学上的技能而已，而提出新的问题、显现新的可能性、从新的角度去看旧的问题，这都需要有创造性的想象力，标志着科学的真正进步。选题即提出问题，是论文写作的第一步，也是最重要的一步。不仅如此，众多的作者总结出来的写作经验是"题好文一半"，意思是写论文时只要选好了题目就等于成功了一半。

一篇文章寄到杂志社，杂志社首先审议的是作者的选题。选题包含一个合适的论题及一个有价值的论点，选题选好了，说明论文就成功了一半。也就是说，如果确立了一个好的题目，就有可能写出一篇好的论文；反之，即使结构清楚、语言流畅，而论点不新、论题没有什么价值，写出的论文也不会被刊登发表。为什么呢？一是因为刊登这种论文没有学术交流的价值；二是因为杂志社自身生存的需要。杂志社的期刊是有等级之分的，等级从低到高一般大致分为一般期刊、统计源期刊、核心期刊等，其影响因子大不相同。杂志社在期刊上若刊登没有价值的论文，在评审中，此期刊就会被降级，这样只会砸它自己的牌子，影响它的生存。经常在高级别的期刊上发表论文的人都有体会，如果选题新颖、具有创造性，即使文章结构不大妥当、语句不够通畅，编辑部的老师也会主动打电话联系作者进行修改。这些作者不认识的、素未谋面的编辑部老师会不辞辛苦地、反复地指导，帮助修改、完善论文的相关内容，直到论文达到发表的水平为止。可见，论文的选题是非常重要的。

二、选题能力的培养

初次涉及论文的撰写，往往觉得找不到题目，没有什么内容可写，怎样才能发现问题，选到合适的题目呢？

1.细心观察

鲁迅说过："不要看了就写，观察了又观察，研究了又研究，精益求精，哪怕是最平凡的事物，也能创造出它的生命力来。"可见，人们困惑于无题可选，实际上是缺少观察，缺少发现的缘故。因为只要多观察，哪怕是最平凡的事物，也能够创造出它的生命力来。观察可以帮助人们获取具体的、全面的第一手资料，是医学科技论文选题的基础。医务人员仔细地、敏锐地观察可以获得各种选题。

2.从小处着手

选题为什么要从小处着手呢？写个大题目不好吗？因为从小处着手，选题容易深入，观察的范围比较容易集中。研究自己最熟悉的东西，容易取得成功；观察自己最熟悉的东西，可以因思维的优势形成自己的特色而使选题具有创新性。写论文就要像鸡啄米，就某一点深入地去写，写清楚，写透彻即可。相反，如果选题涉及的范围太大，就很难用一篇论文把它论述清楚，很难将其写透。由于题目大、涉及的面广，写作时其中的道理难免会说得抽象，也许论述没有错误，但读者会感到离得很远，一头雾水。

3.从工作中遇到的问题中选题

医务人员工作在临床一线，接触病人的机会很多，实际操作也多，遇到的问题也就多。如果把遇到的问题作为选题进行观察、研究，把解决问题的方法写出来，就是一篇好论文。

4.在阅读中选题

在阅读中选题，就是提醒大家平时要多看专业杂志，在阅读杂志时注重收集对临床工作具有一定指导意义的论文信息，边阅读边思考，了解其他作者的选题思路，并与以前阅读过的论文信息相联系，慢慢产生写作的灵感。

5.在压力中选题

没有压力就没有动力。比如，在竞争护士长、中层干部年终考核、职称晋升等情况下，医院往往就会把发表论文的数量和质量作为考察指标之一，这些举措就会成为撰写论文的动力。

三、选题过程中应注意的几个问题

论文的选题过程中应注意的问题，归纳为五大禁忌。

1.忌"论题不当"

主要是指论题不属于本学科研究的内容。每个学科都有自己的理论体系、研究范围和研究方向，超出这个范畴的论题，就难以引起同行的争论和共鸣，没有"论"，"题"就失去了意义。

2.忌"论题笼统空泛"

据统计，"论题笼统空泛"导致概念模糊是学术论文选题中出现最多的问题之一。有的作者认为论题笼统，内容就多，就有内容可写。实际上内容多，面面俱到，常常是面面俱不到，不够深刻，到头来给人的感觉是不知所云。

3.忌"缺乏学术意义"

学术论文的作者和读者是一定领域的学术人员，这就决定了在学科范围内进行交流传播的热点问题应该是学术性问题。

4.忌"论点不当"

论点不当主要是指论点陈旧，重复已知的公论，重复别人已经发表过的观点，或者论点与教材上的公论没有什么差异。

5.忌"论点缺乏实用性"

写论文的主要目的是解决现实中的实际问题。为了对临床工作起到一定的指导作用，医学论文的论点必须具有实用性。

第四节　学术交流会议安排（以医学院为例）

每一届学生均安排一次学术论文交流会议（Academic Exchange Meeting）。交流会议的具体时间根据教学大纲的安排而定，一般在进入临床实习之后，毕业离校之前。交流会议的主题为"医学人文学术交流"，会场地点可安排在院校学术中心或大学生活动中心。

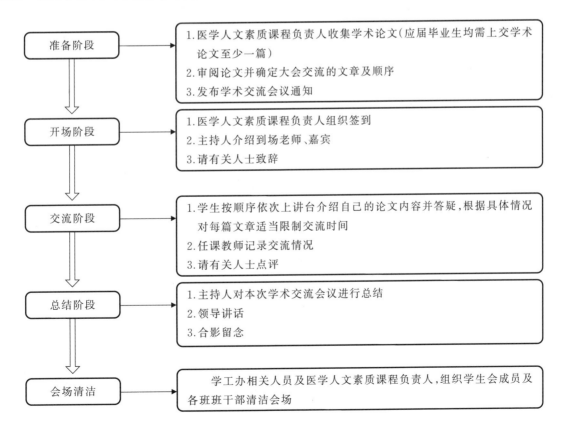

第三部分

课程思政

第七章 护理课程思政素材

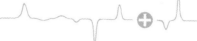

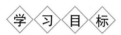

1.了解护理课程的性质、教学形式、思政目标。

2.积累课程思政素材。

根据习近平总书记在全国高校思想政治工作会议上的讲话内容，把立德树人作为教育教学的中心环节，挖掘梳理各门课程的德育元素，把思想政治工作贯穿教育教学全过程，推动"思政课程"向"课程思政"转变，充分发挥各门课程的育人功能，实现学院全程育人、全方位育人和全员育人的大思政格局，特制定专业核心课程思政案例版素材。

第一节 基础护理学课程思政素材

一、课程基本情况

（一）课程性质

基础护理学是护理学专业课程体系中最基本、最重要的课程之一，是护理学专业学生在校学习期间的必修课程，在护理教育教学中发挥着极其重要的作用。基础护理学是研究帮助服务对象满足其基本生理和心理需要以保持患者与环境之间平衡，从而获得健康的基本护理理论和技术的一门科学。

通过对基础护理学课程的教与学，培养护生良好的职业道德和职业情感，树立整体护理的观念，掌握基础护理学中的基本理论知识和基本操作技能，并将所学到的知识与技能灵活地运用于临床护理实践，履行护理人员促进健康、预防疾病、恢复健康和减轻痛苦的重要职责。

（二）教学形式

课程教学形式包括讲授、示教、讨论、实训、见习及自学等，旨在通过多种形式的教学活动，培养学生的临床护理能力。

（三）思政目标

培养学生关爱生命的意识，尊重护理对象的价值观、文化习俗、个人信仰和权利，体现人道主义精神和全心全意为护理对象健康服务的专业精神与职业素养。

二、思政教学设计

本课程立足教学大纲和课程目标，将思政元素融入专业课日常教学，主要思政元素包括爱国主义、使命担当、科学精神、传统文化、家国情怀、创新意识等，以讲授、观看视频、讨论等多种形式，做到"守好一段渠，种好责任田"，实现思政的"润物细无声"。

三、课程思政资源具体设计

⊕ 案例7-1-1

"提灯女神"

护理事业创始人弗洛伦斯·南丁格尔于1820年5月12日在意大利出生，在德国学习护理后，前往伦敦的医院工作。1854年10月21日和38位护士到克里米亚野战医院工作，她极力向英国军方争取在战地开设医院，为士兵提供医疗护理。她分析堆积如山的军事档案，指出在克里米亚战争中，英军死亡的主要原因是在战场上受伤后未得到适当的护理，在战场外感染疾病而亡，真正战死的人并不多。她提出科学护理，半年内使士兵死亡率由44%下降到2.2%。

（1）结合章节：第一章 绪论。

（2）思政元素：爱国主义、使命担当、科学精神。

（3）思政切入点：基础护理学的发展、课程的地位和科学护理的重要性。

（4）思政目标：通过"提灯女神"的故事，引导学生树立爱国主义精神与使命担当的责任感，并意识到科学护理的重要性。

（5）课外资源：《人类健康史》（图书）。

⊕ 案例7-1-2

绿水青山就是金山银山

"绿水青山就是金山银山"是时任浙江省委书记习近平于2005年8月在安吉天荒坪镇余村考察时提出的科学论断。从2005年到2015年，浙江干部群众把美丽浙江作为可持续发展的最大本钱，护美绿水青山、做大金山银山，不断丰富发展经济与保护生态之间的辩证关系，在实践中将"绿水青山就是金山银山"化为生动的现实，成为千万群众的自觉行动。2017年，习近平总书记在十九大报告中指出，坚持人与自然和谐共生，必须树立和践行"绿水青山就是金山银山"的理念，坚持节约资源和保护环境的基本国策。2021年习近平主席在《生物多样性公约》第十五次缔约方大会领导人峰会视频讲话中提出"绿水青山就是金山银山"，良好生态环境既是自然财富，也是经济财富，要加快形成绿色发展方式，促进经济发展和环境保护双赢，构建经济与环境协同共进的地球家园，实现人与环境和谐发展。

（1）结合章节：第二章 环境（第一节 环境与健康）。

（2）思政元素：爱国主义、传统文化、科学精神。

（3）思政切入点：自然环境因素对健康的影响。

（4）思政目标：通过学习国家政策，引导学生树立尊重自然、保护环境的意识，构建人类命运共同体。

（5）课外资源：浙江卫视纪录片。

⊕ 案例 7-1-3

母亲们的救星

1818年7月1日，出生于匈牙利的塞麦尔维斯医生专攻妇产科。1818年欧洲已经建立起比较完善的妇产科医疗机构，维也纳总医院有两个妇产科诊所。第一诊所的产妇因产褥热导致的平均死亡率约有10%，第二诊所不到4%，两个诊所之间的唯一差别是，第一诊所由医生负责看护，第二诊所由助产士负责看护。他思考了所有可能的情况，还是找不到原因。有一次，塞麦尔维斯的好友在解剖尸体时不慎被学生误伤，引发败血症而死，他查看好友验尸报告时发现，朋友与死亡的产妇有许多相似之处。因此，塞麦尔维斯推测，医生和医学生手上有"尸体毒物"，正是这些引起了产褥热，导致产妇死亡。他要求医生在做检查前必须用氯和石灰溶液清洗双手，死亡率下降到了1%，这就证明医生是细菌携带者。这一结论惹怒了当时的权威，但在两年后，人们在显微镜下发现细菌，证明了塞麦尔维斯是正确的。因此，他被称为"母亲们的救星"。

（1）结合章节：第三章 预防与控制医院感染。

（2）思政元素：科学精神、职业价值、使命担当。

（3）思政切入点：手卫生的概述。

（4）思政目标：通过塞麦尔维斯医生事迹的讲述，引导学生培养批判性思维和树立勇于钻研的精神，培养学生理性对待错误和独立思考的能力。

（5）教学方法：讲授＋推荐阅读＋讨论。

（6）课外资源：塞麦尔维斯医生的故事（网络资料）。

⊕ 案例7-1-4

落日余晖，温暖人心

2020年3月5日，在武汉大学人民医院东院区出现暖心一幕，上海复旦大学附属中山医院支援湖北医疗队一名医生，在护送患者做CT的途中停下来，让已经住院近一个月的87岁老先生欣赏了一次久违的日落。这些最美的医护工作者，除了治愈疾病，同时也在治愈心灵。他们除了拥有精湛的技术、充足的知识储备、高精尖的医疗仪器，更有人性的光芒与光辉，他们称得上是真正的医者仁心、仁术。

（1）结合章节：第四章　患者入院和出院的护理（第三节 运送患者法）。

（2）思政元素：职业素养、医者精神、人文关怀。

（3）思政切入点：平车运送法。

（4）思政目标：通过欣赏红极网络的一幕，引导学生用专业知识科学地对患者进行护理，并时刻践行人文关怀精神。

（5）课外资源：《人民日报》报道。

⊕ 案例7-1-5

用心洗护，如获新生

关爱患者是护理工作者的基本职业素养。2020年，医疗中心的病房里，上演了感人一幕。两名护士为一名63岁的卧床患者洗头。山东省第二批援助湖北医疗队队员曲护士告诉记者："我们在巡视的时候发现，这名患者的头发比较凌乱，询问下知道大爷二十多天没洗头了，所以决定给这位大爷做一下生活护理，包括洗头和面部清洁。"这名患者和她们的父亲同龄，她们把患者当作自己的亲人，为了让患者更舒适地接受治疗，她们就和值班护士一起打来温水，帮他洗了头，洗完头后患者说仿佛重获新生。

（1）结合章节：第六章 患者的清洁卫生（第二节 头发护理）。

（2）思政元素：职业素养、人文关怀。

（3）思政切入点：头发护理的评估。

（4）思政目标：引导学生培养职业使命感和甘于奉献、大爱无疆的职业精神。

（5）课外资源：战疫故事《青岛援黄冈护士帮患者洗头发，患者说仿佛重获新生》（网络资料）。

⊕ 案例7-1-6

牙刷的起源

人类的祖先早就有刷牙、漱口的习惯，在公元前3000年就已经有清洁口腔的工具——牙棒，有些原始部落用木炭、盐水、细砂、树枝来清洁牙齿。中国人在2000

多年前就懂得了保护牙齿的重要性。古人用灵活的手指来刷牙，也有人选用柳条刷牙，这就是古语"晨嚼齿木"的由来。1498年明朝孝宗皇帝发明的牙刷，是用猪鬃镶嵌在骨头上制成的。牙刷一经问世，久经辗转，传到了欧洲，并在那里广受欢迎。到了19世纪30年代，杜邦公司开始制造合成纤维（尼龙），用尼龙做刷毛的新一代牙刷于是诞生，发展到现代我们使用的牙刷。除了传统手动牙刷外，电动牙刷也已成为热销产品，人们对口腔护理的要求越来越高。

（1）结合章节：第六章 患者的清洁卫生（第一节 口腔护理）。

（2）思政元素：传统文化、科学精神、创新意识。

（3）思政切入点：口腔的清洁护理。

（4）思政目标：培养学生查阅文献、探索知识的能力，培养学生尊重科学、实事求是的工作态度。

（5）课外资源：《口腔护理用品发展简史》（康春生、汪发文、曲洪波等著）。

⊕ **案例7-1-7**

不能逃避的责任

患者关×在河北医科大学附属医院就医时死亡。事后，关×家属查阅原始病历并对其进行了复印。但当家属再次查阅病历时，发现院方有关人员对病历进行了改动。法院认为，医院在对关×进行治疗过程中以及治疗完毕后，擅自涂改、修改病历，违反病历书写规定，并且医院所提交的病历中的死亡记录表与原告所提交的复印件不一致。依据有关法律规定，医院所提交的病历不具备证据的客观性与真实性，不能据此来证明其在给关×进行治疗的过程中不存在医疗过错，应依法承担举证不能的法律责任。

（1）结合章节：第八章 医疗与护理文件。

（2）思政元素：职业规范、职业素养、伦理法律。

（3）思政切入点：医疗护理文书记录的意义（提供信息、教学与科研资料、评价依据、法律依据）。

（4）思政目标：让同学们深刻地认识到医疗与护理文书记录的意义和原则，在工作中秉承职业素养、规范操作，把患者的生命放在第一位。

（5）课外资源：医学护理法律纠纷案例（网络资料）。

⊕ **案例7-1-8**

体温计的前世今生

最早的温度计是在1593年由意大利科学家伽利略发明的。他的第一支温度计是一根一端敞口的玻璃管，另一端带有核桃大的玻璃泡。使用时先给玻璃泡加热，然后把玻璃管插入水中。随着温度的变化，玻璃管中的水面就会上下移动，根据移动的多少就可以判定温度的变化和温度的高低。温度计有热胀冷缩的特性，受外界大气压强等环境因素的影响较大，所以测量误差较大。1695年，有人用到357摄氏度才沸腾的水银来替代水。1865年，英国的阿尔伯特发明了一种很有特色的体温计，特点是储存水银的细管里有一条狭道，当体温计接触人体后，水银很快升到人体实际体温处，取出后水银逐步下降。这种体温计逐渐普及。1984年，大卫·菲利普斯发明了红外线耳温计。

（1）结合章节：第九章 生命体征的评估与护理（第一节 体温的评估与护理）。

（2）思政元素：科学精神、创新意识。

（3）思政切入点：体温的测量。

（4）思政目标：通过了解体温计的发明史，引导学生树立创新意识与科学精神，用科学促进专业发展。

（5）课外资源：《医用体温计的发展史》——传感器专家网（网络资料）。

⊕ 案例7-1-9

听诊器的发明

1816年的一天，法国巴黎纳克医院走出一位身材修长的医生，他叫勒内克（1781—1826年），此刻正皱着眉头想着心事。刚才，有位贵族小姐来求医，患者指着胸口诉说病情。勒内克怀疑她是心脏病，请求贵族小姐让他把耳朵直接靠在她的胸脯上，听听心脏跳动的声音。小姐红着脸说："这怎么成呢？"贵族小姐走后，勒内克一直想发明一种器械，能把患者的心跳声、呼吸声直接引到耳朵里来，让医生能够不用耳朵贴着患者就能听清这种声音。这一天，勒内克带着自己的小女儿在一个公园里散步。忽然，他看见两个孩子在玩跷跷板。一个蹲在跷跷板的一端，把耳朵紧贴板面；还有一个站在另一端，用一根铁针在板上轻轻地划着，并且问："听见没有？"耳朵贴着板面的孩子答道："听见啦，好清楚啊！"勒内克觉得好奇，等两个孩子走后，他也用耳朵贴在板上，让小女儿到跷跷板的另一端，用钥匙敲木板。他听见清晰的"笃笃"声。他忽然明白了：声音通过空气能向四面八方传播，但传播距离远了就听不见了，要是让声音沿着木管或其他管子传播，声音就不能向四面八方扩散，再加上木材等固体传声本领比空气强，损失也小，所以在另一端仍能听得清楚。回到医院，勒内克找来一根小木棍，一端放在患者的胸部，一端放在自己的耳孔里，果然清晰地听到了患者心肺活动的声音。后来，勒内克发现空心木管传声要比木棍好，于是，他又采用了空心木管。

（1）结合章节：第九章 生命体征的评估与护理（第四节 呼吸的评估与护理）。

（2）思政元素：科学精神、创新意识。

（3）思政切入点：听诊器的发明。

（4）思政目标：弘扬科学精神，培养护理创新人才，引导学生善于从生活、学习、工作中去疑惑、去发现、去创造。

（5）课外资源：《听诊器的发明》——研必答医学（网络视频）。

➕ **案例 7-1-10**

鼻饲管 vs 索命管

患者张×，因车祸伤术后转入脊柱康复科。护士小张在实施饮食护理时，未检查胃管是否在胃内，直接经鼻饲管注入食物，患者随即出现呼吸困难、气促、口唇发绀等症状。经科室抢救与会诊，考虑为误吸所致急性气道梗阻、吸入性肺炎和呼吸衰竭，立即转至重症监护室，但患者终不治而亡。

（1）结合章节：第十一章 饮食与营养（第五节 特殊饮食护理）。

（2）思政元素：职业规范、慎独精神。

（3）思政切入点：鼻饲法。

（4）思政目标：通过讲解临床案例，引导学生树立责任意识，在工作中严格遵守职业规范。

（5）课外资源：临床真实案例。

➕ **案例 7-1-11**

中华脊梁，国士无双

林俊德院士，中国爆炸力学与核试验工程领域著名专家、原总装备部某实验基地研究员。2012年度感动中国十大人物之一，2019年入选"最美奋斗者"个人名单。他把自己的一生都奉献给了科学，为国防事业作出了巨大的贡献。为了工作，即使在生命的最后10小时，依然拒绝医生的治疗方案，坚持要求转到普通病房，病情虚弱到不能经口进食，就用胃管补充必要的营养物质，此外，全身插有吸氧管、静脉通路等十多根不同的生命管道。拒绝卧床休息，害怕自己一旦躺下就再也起不来了，抓紧一切可以利用的时间收集和整理资料。他对科学工作的热情和对国家的虔诚值得我们每一个人尊重和学习。

（1）结合章节：第十一章 鼻饲技术（实验内容）。

（2）思政元素：爱国主义、使命担当、科学精神。

（3）思政切入点：鼻饲法的目的。

（4）思政目标：通过介绍林俊德院士，引起学生的情感共鸣，激发爱国情怀，培养学生的职业使命感和甘于奉献的精神。

（5）课外资源：央视网《国家记忆》。

⊕ **案例7-1-12**

孙思邈与导尿术

　　孙思邈是我国古代著名医者，一次，一位得了尿闭症的病患找到他，痛苦异常地说："救救我吧，大夫。我尿憋得实在难受，尿脬都快要胀破了。"孙思邈仔细打量着他，只见他的腹部像一面鼓一样高高隆起。患者双手捂着肚子，呻吟不止。孙思邈见状心想：尿流不出来，大概是排尿的口子不灵。尿脬盛不下那么多尿，吃药恐怕来不及了。如果想办法从尿道插进一根管子，尿也许就能排出来。孙思邈决定试一试。可是，尿道很窄，到哪儿去找这种又细又软、能插进尿道的管子呢？正为难时，他瞥见邻居家的孩子拿着一根葱管吹着玩。孙思邈眼睛一亮，自言自语道："有了，葱管细软而中空，我不妨用它来试试。"于是，他找来一根细葱管，切下尖头，小心翼翼地插入患者的尿道，并像那小孩一样，鼓足两腮，用劲一吹，果然，患者的尿液从葱管里缓缓流了出来，解除了病患的痛苦。

（1）结合章节：第十二章 排泄 （第一节 排尿的护理）。

（2）思政元素：职业素养、医者精神。

（3）思政切入点：以"导尿术是谁发明的？"为题引入，以讲故事的形式讲述医学家孙思邈通过葱管导尿，消除尿闭腹胀患者痛苦的事迹。

（4）思政目标：通过"中医典故——孙思邈与导尿术"的事迹，培养学生创新求实的科学精神和为患者解决实际问题的专业技能。

（5）课外资源：《神医孙思邈：第一个发明导尿管的人》（网络）。

⊕ **案例7-1-13**

灌肠法的历史及演变

　　灌肠法的历史源远流长。不论是古印度、古希腊，还是古巴比伦，都存在着灌肠的历史。古埃及人认为所有疾病都源自摄入的食物，定期清洗肠道是保持健康的必要途径。他们从肛门注入水对肠道进行清洗。到公元前1500年，埃及人开始由直肠给药，将药物以溶液的形式灌入肠道。灌肠疗法在中国也是由来已久。张仲景在《伤寒杂病论》中就记载了通过竹管将猪胆汁、陈醋等从肛门灌入，排出大便。东晋时葛洪的《肘后备急方》更是记载了对筒吹气的加压灌肠给药法。早期，人们普遍使用由骨头、芦秆或金属管与动物膀胱连接在一起做成的灌肠器，在灌肠时用双手挤压灌肠囊，使囊内液体顺利流出。18世纪中期，人们发明了靠重力和注射泵压力来进行灌肠的灌肠器。到如今，医院使用的都是一次性灌肠袋。

（1）结合章节：第十二章 排泄 （第二节 排便的护理）。

（2）思政元素：创新意识、传承经典。

（3）思政切入点：灌肠法的演变过程科普，通过张仲景猪胆灌肠术介绍灌肠法的由来及应用。

（4）思政目标：了解灌肠法的历史演变，通过不同时期人们的应用，认识到灌肠法的作用。结合张仲景首创六经辨证的诊治理念，要求医生在临床中多读经典、多领悟、多创新。

（5）课外资源：关于灌肠的科普（网络资料）；从《伤寒论》临床论看张仲景原创临床思维。

⊕ 案例 7-1-14

中华瑰宝，伤科圣药——云南白药

云南白药是国内著名的中成药，由云南医生曲焕章于1902年研制成功，他以彝族民间用药为基础，同时学习《本草纲目》和《滇南本草》，在多年试制、改进和验证下，成功研制出"百宝丹"。1937年卢沟桥事变爆发后，曲焕章共捐出3万瓶"百宝丹"。在台儿庄战役中，众将士负伤，立即内服外敷云南白药，后又冲锋陷阵。云南白药使得他们能够坚持战斗，给予日军重创。问世百余年来，云南白药以独特神奇的功效被称为"中华瑰宝，伤科圣药"。

（1）结合章节：第十三章 给药。

（2）思政元素：传统文化、科学精神、爱国主义。

（3）思政切入点：给药途径。

（4）思政目标：通过曲焕章在国家危难之际捐出救命药的故事，引导学生树立爱国主义精神。

（5）课外资源：《云南白药与抗日战争不可不说的故事》（网络资料）。

⊕ 案例 7-1-15

盘尼西林党史故事

盘尼西林，又译青霉素，是世界上第一种被发现的抗生素，在对抗炎症与部分病菌时有着奇效。在战争中，因负伤后无法控制伤口的炎症，导致病情恶化而牺牲的战士能达到阵亡人数的一大半，国际医生白求恩在给伤员做手术时不慎被手术刀划伤，最终因败血症而逝世。70年前，毛主席在仅剩一支千金难求的青霉素时，毫不犹豫地将其用在路边生病的小女孩身上，完美地诠释了"为人民服务"的精神。共产党人的初心，从来就不是一句抽象、空泛的口号，它既体现于为人民利益而殊死奋斗的壮怀激烈之处，也呈现于"以百姓心为心"的具体细微之处。

（1）结合章节：第十三章 给药。

（2）思政元素：仁心仁术、科学创新。

（3）思政切入点：皮内注射法（青霉素过敏试验）。

（4）思政目标：通过毛主席舍己为人的党史故事，引导学生树立良好的职业信仰，努力学习、认真工作，同时培养为医学奉献自我的精神。

（5）课外资源：盘尼西林党史故事（网络资料）。

⊕ 案例 7-1-16

静脉输液的前世今生

1628年，英国医生哈维发现了血液循环，认识到血液的运输作用，奠定了静脉治疗的基础。1656年，英国医生克里斯多夫和罗伯特用羽毛管针头和动物膀胱，将药品注入狗的静脉内，是历史上首次将药品注入血液的医疗行为。1662年，德国医生约翰尝试着将药物注入人体，但由于感染，患者未能被救活。1832年，欧洲爆发痢疾，英国医生托马斯将煮沸的盐水注入患者血管，效果明显。19世纪后半叶，英国外科医生李斯特创立无菌理论和方法，法国微生物学家巴斯德发现微生物引起感染，静脉输液有了安全保障。20世纪40年代，静脉输液开始由护士操作。20世纪60年代以后，静脉输液治疗迅速发展，给药方式、输液装置和器具多样化。从早期的钢针、留置针到现在的CVC、输液港，从玻璃输液瓶到塑料瓶、PVC软袋、非PVC软袋，从普通输液器到精密过滤输液器、自动排气输液器等，输液产品越来越完善，安全系数越来越高，患者输液体验越来越舒适，护士的工作效率也逐渐提高。

（1）结合章节：第十四章 静脉输液与输血。

（2）思政元素：科学精神。

（3）思政切入点：静脉输液的简介。

（4）思政目标：通过对静脉输液发展史的介绍，启发学生树立科学创新意识，传承、创新、发展医学前辈们的科研成果，实现以科研促发展。

（5）课外资源：静脉输液的发展史（网络资料）。

⊕ 案例 7-1-17

一条止血带引发的反思

2010年，一个6个月大的婴儿因腹泻到河南某县儿科住院治疗。2月4日上午，护士给孩子输液，起初准备在孩子的手臂上扎针，就在孩子的手臂上绑上了止血带。因为孩子才6个月，手臂上找不到血管，护士最终在孩子的头上扎针输液，但绑在孩子手臂上的止血带忘记取掉。从4日上午到5日晚上，孩子一直在哭，家属一直认为是腹泻导致孩子肚子疼。直到5日晚上，孩子的爷爷哄孩子时，无意中发现孩子的一只小手冰凉，他赶紧把孩子的手臂拉出来检查，发现止血带绑住的半截手臂已经发黑。孩子的家人马上找到医生反映情况，医生对孩子的胳膊进行活血处理，并连夜将孩子转入郑州大学第一附属医院住院治疗，该院专家团队第一时间给婴儿做了开放手术。团队成员吴教授说，目前没有其他办法，手术之后也只能听天由命，不排除截肢可能。照顾小孩的爷爷查某在后期接受记者采访时说，孩子手术后恢复情况良好，肤色开始红润，在向良性方向发展，但是至少还要再做两次手术。

（1）结合章节：第十四章 静脉输液与输血。

（2）思政元素：职业素养、职业规范。

（3）思政切入点：静脉输液操作流程。

（4）思政目标：该案例从孩子家属的角度讲述，培养同学们的同理心和换位思考能力。医护的一个小疏忽可能给患者及其家庭带来巨大影响，在临床护理工作中要多换位思考，严格落实操作流程，严谨认真，精益求精。

（5）课外资源："护士忘解止血带或致婴儿截肢"（网络资料）。

✚ 案例7-1-18

医学给母亲的馈赠

分娩是女性特有的、自然的生理过程，在分娩过程中会产生强烈的疼痛感，并贯穿全程。由于受到疼痛的影响，加之缺少对分娩相关知识的了解，产妇会产生较为严重的心理负担，甚至因无法忍受疼痛而选择剖宫产，诸多产妇因无法承受疼痛，进而选择剖宫产以终止妊娠。据相关研究显示，自然分娩方式较剖宫产能够更加有效地促进产妇产后快速、良好恢复，并且有利于婴儿呼吸系统的发育。随着技术的改进与镇痛药物种类的不断丰富，目前临床中多使用无痛分娩技术让准妈妈们不再经历疼痛的折磨，减少分娩时的恐惧和产后的疲倦，让她们在时间最长的第一产程得到休息，当宫口开全时，因积攒足够力量，遂顺利完成自然分娩。

（1）结合章节：第十六章 疼痛患者的护理 （第二节 影响疼痛的因素）。

（2）思政元素：科学精神、人文关怀。

（3）思政切入点：疼痛的护理措施。

（4）思政目标：通过观看无痛分娩技术视频和文献阅读，培养学生科技创新意识、辩证思维能力及人文关怀意识。

（5）课外资源："无痛分娩您了解吗？"——CCTV-1综合频道《生活提示》（访谈栏目＋各大数据库）。

案例 7-1-19

生死时速的救援

冯大爷在路过一处地下通道时，突然心搏骤停晕倒，危急时刻，一位年轻女孩挺身而出进行心肺复苏，抓住了抢救的黄金时间。经过近十天的住院治疗，冯大爷康复出院，他第一时间向当地媒体求助，想见见这位救人的女孩。在媒体、观众的帮助下，大爷找到了女孩，并表达了真挚的谢意。

（1）结合章节：第十七章 基础生命支持技术。

（2）思政元素：职业价值、职业素养。

（3）思政切入点：心肺复苏术。

（4）思政目标：通过案例讲解，引导学生扎实掌握专业知识，并能有效救助患者。

（5）课外资源："襄阳老人突发心搏骤停，过路护士持续7分钟心肺复苏"（湖北卫视）。

案例 7-1-20

让每个生命带着尊严离开

中国第一家临终关怀医院在北京，建于1987年。在该医院，医护人员、志愿者为生命末期的人提供无微不至的关怀。除了药物治疗缓解癌痛等不适，医院还为患者提供心理治疗，临终者多会出现紧张、恐惧等精神状态，因此提供心理干预，让老人安详地走完最后的一程。然而，由于观念问题，该医院并不被四邻所接受，该院曾辗转于偌大的北京城，一共被迫搬家7次，但该院一直坚持这项工作。道路阻且长，但曙光渐现。现在国家也出台了《关于建立完善老年健康服务体系的指导意见》，文中提出，将推动医疗卫生机构开展安宁疗护服务。

（1）结合章节：第十八章 临终护理。

（2）思政元素：人文关怀、尊重生命、护佑健康。

（3）思政切入点：临终关怀的意义。

（4）思政目标：引导学生关爱生命，在日常工作中将人文关怀贯穿始终，处处体现以人为本的理念。

（5）课外资源：《首家临终关怀医院》（网络）。

第二节　健康评估课程思政教学设计

一、课程基本情况

健康评估是护理学专业开设的一门专业必修课程。它作为基础医学与护理学之间的桥梁学科，是一门新型、交叉融合的应用学科，其理论知识丰富、临床实践性强，涉及医学、心理学、社会学及行为学等学科领域。在注重知识传授与能力培养的同时，更要注重对学生的价值引领和塑造，以及对专业的认同感。根据教学目标与教学内容的不同特点，确定本课程的思政教育目标，并融于恰当的教学设计。

二、思政教学设计

（一）构建课程思政教学模式

根据健康评估课程中基础理论知识、实践技能的要点，形成包含知识目标、能力目标和思政目标的课程育人双大纲。以此为依托，确定健康评估每一章节内容的思政元素，利用多种途径，收集相关思政素材，如新闻、视频、图片、历史故事及临床典型案例等，根据教学内容选用不同的教学方法和手段将思政元素有效地融入其中，最终构建健康评估课程思政教学模式：以"德育为先、能力为重、德才兼修、仁心仁术"为主线，将人文素养和护理职业素养贯穿健康评估课程教学的全过程。

（二）思政教学元素

健康评估课程思政教学元素主要包含爱国情怀、职业认同、专业自信、民族自豪感、社会责任感、人文关怀、团队合作、践行使命、职业素养、奉献精神、开拓创新、仁爱诚信等元素。

三、课程思政资源具体设计

⊕ **案例7-2-1**

永无止境

1941年，钱学森在美国《航空科学学报》发表科研成果《柱壳轴压屈曲》一文，攻克了困扰航空界多年的难题。这篇文章仅有10页，极为简明，而钱学森在研究过程中仅编有页码的推导演算手稿就达800多页，其中有些计算数字精确到了小数点后8位。论文完成后，钱学森把手稿存放到纸袋里，并在纸袋外面写下了"Final"（定稿）字样。但他立刻想到，科学家对真理的探索永无止境。于是，他又写上"Nothing is final"（永无止境）。

（1）结合章节：第一章 绪论。

（2）思政元素：科学思维、严谨治学。

（3）专业知识与思政的融合：医学是一门随着科技发展不断更新的应用型学科，很多知识，包括我们以往公认的"最佳办法"，都会随着科研的不断进步产生变化，我们要秉持严谨求学的态度，坚持终身学习的理念，不断巩固和提升自身专业能力，当患者在临床治疗过程中遇到问题时，能严谨分析患者所处状况，正确给予帮助和指导，成为患者可信赖的医疗后盾。

➕ 案例7-2-2

别具意义的银婚纪念日

2017年，女主人公47岁，男主人公51岁，这一年是他们结婚的第25年。前24年里，夫妇俩日子过得平淡、幸福，直至2016年6月13日，男主确诊渐冻症。这是世界"五大绝症"之一。女主人公清晰地记得，丈夫还未发病时，一次家人散步，丈夫曾向儿子说起"等你工作有了收入，帮父母办一场25周年银婚纪念"，儿子满口答应，承诺会送一个大大的蛋糕。2017年10月29日，在上海市同济大学某附属医院的呼吸内科病房，这一愿望成真，丈夫露出久违的笑容。"这是他的心愿，我希望帮他完成，更希望他能开开心心地活下去。"女主人公感恩于医务人员同意了这场仪式，护士长还请来了婚庆策划团队，科室主任主动提出做司仪，完成了这场别具意义的银婚纪念日活动。

（1）结合章节：第一章 绪论。

（2）思政元素：人文关怀、尊重生命。

（3）专业知识与思政的融合：医院是治病救人的平台，也是折射人间冷暖的舞台。在病房里，永远都不乏酸甜苦辣咸、喜怒哀乐愁。在医患关系、护患关系频频被提及的当下，我们有责任去告诉我们的学生——未来的护理人员们，在临床工作中做一个有温度的护理人员对于建设良好护患关系的重要性。

➕ 案例7-2-3

扶还是不扶？

2011年10月3日，年过六旬的颜爹爹在雨中倒地10余分钟都未被发现。这时，正在巡查纸坊大街的一名城管队员付某，发现了颜爹爹，立刻上前将其扶起，并为他遮雨。附近居民和商铺老板见状，送来了热水和毛巾。此时，颜爹爹脸色泛青，手抱胸口喊胸闷，城管队员付某意识到颜爹爹的情况危急，急需送医。他便向路过的面包车司机求助送医，不料司机摇手拒绝，还劝阻"老人倒地救不得，做了好事无好报"。遭拒后，他转身和附近居民一起将老人抱起，正准备另寻帮助时，面包车司机认出颜爹爹竟是自己的老丈人。因为自责，司机当街掌掴自己，随即羞愧地向众人致谢，并自行将老人送医。

（1）结合章节：第二章 问诊（第二节 抽搐与惊厥）。

（2）思政元素：敬畏生命、助人为乐。

（3）专业知识与思政的融合：看见有人摔倒了，你扶还是不扶？由于太多不好的情况曝光，可能大多数人给出的答案是否定的。如果自己老后摔倒了或家里老人摔倒了，希不希望别人扶？大多数人的答案是肯定的。单纯地搭把手或许对自己来说是举手之劳，但对老人来说是雪中送炭。少数人的恶劣行为，为什么要让大部分无辜的老人承担莫须有的偏见？如果因为你的援手挽救了一个人的生命，自己的自豪感或许就是最大的回报与收获，也是自己人生中无与伦比的勋章。生命是无价的，在保证自身安全的情况下（问、拍、人证），乐于助人，用善良举动诠释助人为乐的传统美德，用爱心向社会传递正能量，用智慧和坚毅的态度打破人们对"助人"的恐惧。

⊕ 案例 7-2-4

护士小发明，患者大福利

在某医院的康复病房里，有很多吞咽困难的患者无法正常进食，只能通过长期留置鼻饲管来管饲流食，非常痛苦，尤其是到期更换导管的时候。科室护士长深感患者的不易，对患者的痛苦感同身受。于是，科室护士长冥思苦想，查阅文献，结合患者的实际，创新性地将传统的橡胶管改为硅胶管，并且把底部的球形球囊改为椭圆形球囊，不仅避免了患者插管时反复置管的痛苦，还延长了一次置管的留置时间。

（1）结合章节：第二章 问诊 （第二节 吞咽困难）。

（2）思政元素：创新精神，敢为人先。

（3）专业知识与思政的融合：鼓励学生们学习同济护理"敢为人先、勇于担当"的精神，培养厚积薄发、始终如一、艰苦钻研的恒心和毅力，以及与时俱进、自我革新的创新精神和魄力。习近平总书记曾多次说过："谁牵住了科技创新这个牛鼻子，谁走好了科技创新这步先手棋，谁就能占领先机、赢得优势。"我们要学会以科技创新结合临床护理，在护理学科发展上与时俱进。

⊕ 案例 7-2-5

心心相印

一位急性心肌梗死患者，因为不适应床上排便导致便秘，尽管采取了常规的护理方法但仍然无法解除便秘。长期的便秘会加剧患者的痛苦，而用力排便将会加重心肌梗死或者诱发严重并发症。怎么办？面对患者的痛苦和可能出现的并发症，值班护士毅然戴上手套，用手细心地、一点点地为患者掏出了粪便，患者的痛苦解除了，并发症发生的危险排除了。事后患者及家属千恩万谢，值班护士只淡淡地说了句："没什么的，你舒心，就是我最大的安心……"

（1）结合章节：第二章 问诊 （第二节 便秘）。

（2）思政元素：无私奉献，大爱无疆。

（3）专业知识与思政的融合：护士在关键时刻不怕脏、不怕苦，为痛苦的患者减轻了不适，挽救了垂危患者的生命。正是我们无数护士的辛勤劳动，换取了患者的健康和生命。正是这些朴实的话语，体现了护士无私奉献、大爱无疆的精神。通过临床实例，激发学生热爱护理学专业，为护理事业无私奉献。

⊕ 案例 7-2-6

眼里看的是病，心里装的是人

　　吴孟超，中国肝胆外科之父，作为一名随新中国成立成长起来的老科学家，他始终胸怀一颗赤子之心，对党无限忠诚。吴孟超始终守得住济世苍生的医者仁心。在吴孟超看来："一个好医生，眼里看的是病，心里装的是人。"冬天查房，他会先把听诊器焐热了。曾在23年前接受过他肿瘤切除手术治疗的患者罗×至今对吴老的救命之恩念念不忘。1998年，他被诊断为肝癌晚期，体重暴跌28斤，多家医院谢绝收治，绝望之际他找到吴孟超，吴老为他切除了13厘米的肿瘤。吴老一生凭借扎实的医学功底和关心关爱患者的仁心，救治了无数的肝胆疾病患者。

（1）结合章节：第三章 体格检查 （第一节 概述［体格检查的注意事项］）。

（2）思政元素：职业素养、人文关怀、关注细节、换位思考。

（3）专业知识与思政的融合：身体评估前的环境准备要保护患者隐私，让患者有安全感；检查前向患者说明检查目的，检查结束后向患者致谢，检查前、后清洁双手，让患者感到被尊重。触诊和听诊时，要留意自己的手和听诊器胸件的温度，尤其是天气寒冷时，应暖热手和听诊器胸件，避免冰凉的手和听诊器胸件引起患者不适。身体评估过程中，要时时注意患者的反应，如腹部触诊时，患者可能因紧张而导致腹肌紧张，应耐心解释和安慰。

⊕ 案例 7-2-7

伟大的发明

　　你知道听诊器是谁发明的吗？它是法国名医勒内克发明的，这项发明让医学前进了一大步，是医学史上非常伟大的一项发明。在1816年9月13日，勒内克受孩子们玩游戏的启发，发明了最初版的听诊器。可以说，听诊器发明的瞬间，临床医学向前迈进了一大步。勒内克最先发明了听诊器，听诊器之后经过不断的改进，有了很大的变化，能够收集和放大从心脏、肺部、动脉、静脉和其他内脏器官处发出的声音。

（1）结合章节：第三章 体格检查（第七节 心脏检查）。

（2）思政元素：科学精神、创新意识。

（3）专业知识与思政的融合：医学史教育不仅可以提供一些具体的专业知识，对丰富医学生的人文知识、培养科学素养和临床思维、培养学生质疑和批判性思维、培养学生献身医学的精神有重要作用。引导学生体会科学家严谨细致、勤奋踏实、坚持不懈、探索创新的科学精神。

⊕ **案例 7-2-8**

微小处用心、细节处着手

复旦大学某附属医院充分重视心理因素在患者疾病转归中的作用，推出创新医疗服务品牌。在不断提升医疗技术水平的同时，如何促进患者心理健康？全院选拔了一批来自各科室的优秀护士，他们都拥有心理咨询师或心理护理师证书，专门负责为临床患者提供规范化的心理疏导，由此逐步建立基于患者心理健康的"心理评估—心理疏导—心理会诊"一体化服务链，力求在治疗患者躯体疾病的同时，改善他们的情绪，增强他们的正向信念。王奶奶今年80岁，患上肝肿瘤，在医院治疗时出现失眠和抑郁情绪，她的沉默寡言引起医护人员的关注，心理护理师来到老人身边，为她进行心理评估、干预和疏导，老人消除缓解恐惧、平复情绪，能够很好地遵从医嘱、配合治疗。手术后出院时，她对医护人员连连道谢，感激不已："医院不但治疗我的病，还照顾我的心！"

（1）结合章节：第四章 心理和社会评估（第一节 概述）。

（2）思政元素：细致观察、人文关怀。

（3）专业知识与思政的融合：通过分享该医院的做法，引导学生去思考如何真正做到以患者的健康为中心。大家只有在微小处用心、细节处着手，才能深入挖掘医疗护理服务内涵之所在。我们要加强自身的人文关怀意识，在治疗患者躯体疾病的同时，改善他们的情绪，增强他们的正向信念，重视临床观察，将心理干预贯穿临床治疗观察始终，身心同治，促进患者全面健康，营造和谐的医患关系。

⊕ **案例 7-2-9**

"尝百草"的号召

1935年8月21日，红军开始过草地，朱德司令向身边的同志发出了"尝百草"的号召。然而要尝出一种能吃的野草、野菜，要冒中毒的危险。张思德在"尝百草"中，总是抢在他人之前。有一回，部队在一片水草丰盛的沼泽旁宿营，离水塘不远的地方长着一丛丛野草，叶子绿，形状跟萝卜叶子差不多。张思德赶忙上去放到自己的嘴里，细细嚼了嚼，不一会儿感到有些头昏脑涨，全身无力，紧接着他肚子一阵绞痛，大口呕吐起来，更是一时失去了知觉。半个多小时以后，张思德慢慢醒来，他急忙对身边的小战士说："不要管我，快去告诉其他同志，这草有毒。"张思德就是这样把生的希望让给同志们，把牺牲的危险留给自己。

（1）结合章节：第四章 心理和社会评估 （第二节 心理评估）。

（2）思政元素：爱国主义、家国情怀。

（3）专业知识与思政的融合：爱国主义激励着一代又一代中华儿女为祖国发展繁荣而自强不息、不懈奋斗。通过故事分享，结合人的高级情感体验知识点与爱国主义教育，培养护生的民族自尊心和自豪感，帮助护生树立正确的道德观，自觉维护国家和民族的尊严与利益，自觉抵御文化入侵，提高民族凝聚力。信仰、信念让人充满力量，理想信念是精神上的"钙"，通过故事与精神信仰知识点的结合，教育学生要永远保持中国共产党人的奋斗精神、牺牲精神。

⊕ **案例7-2-10**

以毒攻毒的"药神"

我国著名的血液学专家陈竺教授及其导师王振义院士研究团队多年来一直不懈钻研一种能分辨"敌我"的药物，以期实现在不伤害"无辜"的前提下对癌细胞进行"改造"的目的。通过多年钻研，他们的研究团队首次将全反式维甲酸用于急性早幼粒细胞白血病的治疗，结果令人满意，这是世界上第一个证明白血病细胞可被"改造"成接近"正常"细胞的临床试验，用全反式维甲酸合并化疗，近半数的患者获得5年无病生存期。但是，仍然还有50%的患者复发，并产生对全反式维甲酸的抗药性，是否有新的办法来治疗复发的患者呢？中药有"以毒攻毒"的观点，于是，他们决定试一试砒霜，随后研究小组实验证明用砒霜治疗复发性早幼粒细胞白血病取得了成功。国际同行这样评价他们的成就：两位中国科学家在国际上首创应用全反式维甲酸和三氧化二砷联合靶向治疗初发急性早幼粒细胞白血病（APL）患者，5年无病生存率从约25%跃升至约95%，使其成为第一个可被治愈的APL。这种联合靶向疗法已成为国际上治疗APL的标准疗法。砷在白血病的治疗中显示了它的威力，中药也被推向国际医学界。

（1）结合章节：第五章 实验室检查（第二节 骨髓检查）。

（2）思政元素：辩证思维、科学素养。

（3）专业知识与思政的融合：几十年间，王振义院士、陈竺教授团队在白血病的研究过程中坚持辩证思维，为创新白血病治疗方案提供了理论支撑和原动力，不仅杀死癌细胞，还同时改造癌细胞，把"敌人"变"同志"。另辟蹊径利用中国传统文化以毒攻毒，辩证看待事物的两面性：砒霜对正常人来说是毒药，而对白血病患者来说是良药。终于探索出早幼粒细胞白血病的有效治疗方法，造福患者。当代科学技术突飞猛进，哲学思维和科学思维的相互结合更加重要，我们要在马克思主义的指导下，把辩证思维方法与现代科学思维方法有机地统一起来，更加自觉地运用辩证思维方法指导科学研究和社会实践，这样才能造福社会、造福人类。

⊕ **案例 7-2-11**

APTT 和 PT 的重要性

王鸿利教授是我国著名的实验诊断学和临床血液学专家，是医学检验教育的开创者之一。他在国内率先提出"检验的优化组合诊断"和"在检验检测下个体化治疗"的新观点，使血栓病和出血病的精准诊断与治疗在 20 年前就在瑞金医院得以实现。他提出"外科手术前必须检测 PLT、APTT 和 PT，以防围术期异常出血发生"的观点，得到当时卫生部采纳并下发文件全国执行，取得极大的社会效益。他在国内首先创建了 40 余种血栓与止血的检验方法，建立了血友病患者围术期凝血因子替代治疗的"中国方案"，世界血友病联盟将这一方案纳入《血友病治疗指南》。

（1）结合章节：第五章 实验室检查（第三节 出血性及血栓性疾病的实验室检查）。

（2）思政元素：创新意识、民族自豪感。

（3）专业知识与思政的融合："科学研究既要追求知识和真理，也要服务于经济社会发展和广大人民群众。广大科技工作者要把论文写在祖国的大地上，把科技成果应用在实现现代化的伟大事业中。"习近平总书记在 2016 年"科技三会"上讲的这番话，成为越来越多的科研力量追求和践行的目标，使广大科技工作者深受鼓舞。而王鸿利教授从医执教近 60 年，一直践行着这种思想和观点：在临床应用方面，结合国内诊疗实际情况，提出新观点，做出精准治疗方案，使广大患者受益，为国家卫生健康事业做出突出贡献；同时，其制定的"中国方案"被写入世界治疗指南，在基础研究领域，也在世界科技前沿为祖国争光。我们大学生也要努力学习、刻苦钻研，热爱祖国、热爱人民，做把科技论文写在祖国大地上的践行者，树立文化自信，引领时代新发展，创造更加美好的未来。

⊕ **案例 7-2-12**

神秘的"蜜尿"

人们很早以前就了解到尿液的颜色、黏稠度和尿量的变化与疾病有关。古印度医生曾将尿液倒在地上，如果这种尿液能招来蚂蚁，就说明它是患"痛"的患者排出的"蜜尿"，这可能是人们知道的最早的尿糖测定方法。1674 年，英国有一位著名的医生，他是世界上尝尿诊病第一人，他发现糖尿病患者的尿液格外甜，"极其甜美，就像被蜂蜜或糖浸透了一样"。1880 年，英国物理学家花费 60 年研究糖尿病，研究出干粉试剂测尿糖的药丸。1883 年，英国医师发明测尿糖的干化学试纸。1911 年，美国 17 岁大学生提出一种稳定、实用、方便的测尿糖的溶液——班氏试剂。1970 年，用于尿液检测的自动化分析仪开始使用。

（1）结合章节：第五章 实验室检查（第三节 尿液检查）。

（2）思政元素：甘于奉献、科研精神。

（3）专业知识与思政的融合：回顾尿糖检测发展史，从最初观察到"蜜尿"会吸引蚂蚁这种现象，到尿液中葡萄糖成分的证实，引导学生养成仔细观察、认真思考的好习惯，让学生明白从现象到本质探索的重要性。临床诊疗过程中不要遗漏任何一个可能和疾病相关的小现象，只有认真发现、仔细探索，才能得出真理、正确的诊断和鉴别诊断。另外，尿糖从发现到检测技术的不断改良，前后延续几千年，是不同国家、不同领域、不同职业、不同年龄的科学家共同努力的结果，而且，有人为了探究真相亲自品尝患者的尿液，让我们看到了在科研的道路上，科学家身上所具有的甘于奉献、脚踏实地、坚持不懈的科研精神。

⊕ 案例 7-2-13

医学"大咖"风采

杨崇礼教授在血液学研究所工作的 50 余年里获得多项国家级成果奖、卫生健康委员会科技进步奖以及中国医学科学院院校级成果奖。她在各国进行学术考察，和国际血液学界同行交流的同时，把中国在血液病研究方面取得的成就也介绍给了大家，让世界重新认识了中国。在中日血液学术会上，她代表中国做的《一种新的急性粒细胞白血病亚型（ANLL-M2b）的研究》报告，博得与会专家们的交口称赞。

此外，她还非常敬业，直到 80 岁高龄仍坚持出门诊，半天的门诊，她一看就是六七个小时，午饭往往是在忘我的工作中被遗忘了。每天门诊结束后，她要将就诊患者的病历再复习一遍，并亲自查看每个病例的骨髓片，不轻易放过任何一个疑点，仔细分析病情，生怕因为自己的疏忽误诊了患者。曾有一名患者，体征为皮肤激素性肿块，他跑遍全国 10 多家大医院，花费了数万元仍诊断不清且治疗无效，为此十分痛苦，把最后一线希望寄托在了杨教授身上。杨教授经详细查体、翻看病历、查阅文献后，终于确诊为肺吸虫病。对症下药后，患者很快恢复了健康。患者找她就诊，不论何时她从不拒绝。而当患者为表示感谢邀请她出去吃饭时，她总是会婉言谢绝。她总说："血液病患者看病花费大，要尽量减轻他们的经济负担。"

（1）结合章节：第五章 实验室检查 （第二节 骨髓检查）。

（2）思政元素：科学精神、职业素养。

（3）专业知识与思政的融合：知识渊博、成绩斐然的杨崇礼教授对工作一丝不苟，80 多岁仍坚持在一线工作，认认真真观察每个患者的骨髓细胞形态特点，成为中国血液病诊断事业的领航人。前辈的故事启发我们要坚持自主学习、终身学习的精神，不仅要具备扎实的专业能力和水平，还要有为患者服务、为临床奉献的牺牲精神，成为一名技术精湛、受人尊重的医务工作者。

⊕ 案例 7-2-14

诺贝尔奖的引领

2018 年诺贝尔奖生理学或医学奖获奖人是两位免疫学家，他们开创了全新的癌症诊疗手段。詹姆斯·艾利森所研究的是一种蛋白质，这种蛋白质对于免疫系统具有抑制作用。他意识到，如果把这个"刹车片"进行暂时性的抑制，将可能释放我们身体免疫系统对癌细胞发起攻击的潜力。在此基础上，他发展出一套全新的癌症诊疗方案。与此同时，本庶佑在免疫细胞表面发现了一种蛋白质，在对其功能进行了细致研究之后发现，这种蛋白质同样对人体免疫系统具有抑制作用，也是一块"刹车片"，只是作用的机制有所不同。基于他的发现建立的癌症疗法被证明极具效果。

2015年10月，屠呦呦获得诺贝尔生理学或医学奖，理由是她发现了青蒿素，这种药品可以有效降低疟疾患者的死亡率，她成为第一位获得科学类诺贝尔奖的中国本土科学家。该奖项是中国医学界迄今为止获得的最高奖项，也是中医药成果获得的最高奖项。

（1）结合章节：第五章 实验室检查（第五节 临床常用免疫学检查）。

（2）思政元素：开拓创新、求真务实。

（3）专业知识与思政的融合：单就诺贝尔奖全世界的获奖分布情况来看，我们距离美国、部分欧洲国家，以及日本这些科技强国还有些差距，所以我们作为医学界后辈，任重而道远，要培养爱国敬业精神，自觉把小我融入大我，更加努力学习，实事求是，刻苦钻研，不忘初心，为我们中华民族的伟大复兴尽心尽力。

➕ **案例7-2-15**

心跳的"乐符"

心电图P波、QRS波、T波起起落落，有波峰亦有波谷，就像乐符一样，有高音也有低音，如果心电图成为一条直线，生命也就到达了终点。我们的人生之路也如心电图，不是一路平坦的，有成功、有失败。战胜失败，前面会有一段平坦之路，但下一座山峰又等着我们去攀登。如果没有了攀登的高峰，如果不去面对挫折，人生就像拉直了线的心电图，生命也就没有意义。

（1）结合章节：第六章 心电图检查（第二节 正常心电图）。

（2）思政元素：乐观向上、坚定信念。

（3）专业知识与思政的融合：利用多媒体演示讲解正常心脏的传导系统、心电图各波段组成，学生跟画。引导学生感悟，在学习、生活和工作中遇到困难和挫折时，要坚持向目标前行，不要丢掉梦想，丢掉信念。

➕ **案例7-2-16**

医者初心，最美天使

2018年某天下午，某大学医学院护理学专业丁同学在火车站候车时，对突发心肌梗死的81岁旅客成功进行了紧急抢救，并一直守候到120救护人员赶来。因为救人，丁同学没有赶上回家的火车，并婉言谢绝了家属因感激而递来的一沓钱，选择默默地离开了现场……医者初心，最美天使！

（1）结合章节：第六章 心电图检查（第三节 异常心电图）。

（2）思政元素：医者精神、社会责任感。

（3）专业知识与思政的融合：丁同学用实际行动践行社会主义核心价值观，她的事迹对青年学生来说就是一堂生动的思想政治教育理论课。我们要切实增强责任感、使命感，积极教育引导广大青年学生不忘初心、牢记使命，永远跟党走，忠于祖国、忠于人民，立鸿鹄志、做奋斗者，求真学问、练真本领、知行合一，做实干家，用中国梦激扬青春梦，将青春梦融入中国梦，争做新时代的见证者、贡献者、建设者，在实现中华民族伟大复兴的青春实践中建功立业，用实际行动践行习近平总书记向广大青年提出的"要爱国、要励志、要求真、要力行"的殷切希望。

第三节　内科护理学课程思政素材

一、课程基本情况

（一）课程性质

内科护理学是护理专业学生必修的主干课程和学位课程，是研究内科疾病临床护理的一门学科，内容包括呼吸系统，循环系统，消化系统，泌尿系统，血液系统，内分泌及代谢，风湿性、神经系统疾病和传染病的常见病、多发病，危重病的病因、发病机制、临床表现及护理评估、护理诊断、护理措施等。

通过对内科护理学课程的学习，使学生能全面、系统地掌握内科常见病、多发病防治和护理的基本知识和基本技能，具备运用现代护理观对内科疾病患者实施整体护理和诊疗配合的能力、对常见急症的病情进行观察和急救的能力。

（二）课程形式

课程形式有理论讲授、视频播放、案例教学、角色扮演、翻转课堂、小组讨论、操作演练、临床见习及线上自学等，通过多种形式的教学活动，强化学生的知识、能力及医德修养。

（三）思政目标

培养学生树立"以人的健康为中心"的护理理念及"敬佑生命、救死扶伤、甘于奉献、大爱无疆"的医务工作者职业精神。让学生在专业知识、技能全面提升的同时，有创新精神和团结合作能力，成为有精湛专业知识、有情怀、有温度的临床实用型高级护理人才。

二、思政教学设计

立足内科护理学课程的教学大纲和思政目标，结合《高等学校课程思政建设指导纲要》中对医学教育的指导意见，提炼出符合医学教育的六大思政元素：核心价值观、四个自信、科学精神、职业道德、专业素养和伦理法律。通过思政素材及切入点，将思政目标贯穿于内科护理学八大系统、十章教学内容当中，构建起整门课程的思政内容体系。

通过合理的课堂设计和教学内容安排，将追求科学的精神与人文关怀等融入教学，将专业前沿文献嵌入知识点扩展，使"课程思政"和学生的职业能力培养巧妙地融入课堂教学，增加课程的厚度，挖掘思考的深度。

章节名称	思政元素	思政素材案例	思政切入点	思政目标	课外资源
第一章绪论第二节内科护理学与护理专业实践的发展	职业道德：爱岗敬业	**火种式的引路人** 湖北省某三级甲等医院护理部主任、某大学护理学专业负责人张小红，从事护理工作23年，兢兢业业，勤勤恳恳。有人说她是一个火种式的人，总是可以激活别人、影响别人；有人说，她总是精力充沛、敢说敢做、通透率真；有人说，她总是在很快乐地工作，是一个非常有情怀的护理人。 她身兼多职。作为护理部主任，在全市率先提出并实施"关爱职工十大文化"，增强护士职业成就感；基于患者的视角，率先提出并实施"服务患者十大承诺"，提升百姓就医体验；率先推进"'互联网＋'护理服务"及"安宁疗护护理服务"，让护理事业的爱与温度更深拓展；大胆改革护理岗位管理，优化护理队伍职业发展路径，促进护理学科发展。 作为该市护理学会理事长，张小红大胆革新优化学会组织结构，以社会需求为导向，增强亚专科建设；将会员代表均衡分布在襄阳各县市区的三级医院、二级医院、社区医院，包括公立医院、私立医院、护理教育院校等。同时完善各专业委员会制度与考核机制，明确各专业委员会主委职责，激活团队合力促进区域内护理专业发展。 作为该市护理质量控制中心主任，张小红在全省地市州率先成立区域内护理专科联盟12个，增强区域内护理学科建设提升的合力，在全省做出标杆；培养襄阳市急危重症、助产、糖尿病、血液净化、PICC等市级专科护士200余名。市护理质量控制中心工作在湖北省区域护理质控中心工作评比中，连续两年第一名	护士在卫生服务中发挥重要的作用	通过介绍张小红主任的事迹，引领学生热爱护理专业，树立正确的人生观和职业价值观	《襄阳市中心医院护理部主任张小红当选湖北省护理学会副理事长》（襄阳市中心医院公众号）

章节名称	思政元素	思政素材案例	思政切入点	思政目标	课外资源
第二章呼吸系统疾病病人的护理第二节呼吸系统疾病患者常见症状体征的护理	核心价值观：爱国敬业	**"共和国勋章"钟南山院士** 钟南山是"士之德才盖一国"的国士。新冠肺炎疫情发生后，他作为国家医疗及防控高级别专家组组长，与其他几位院士专家赶赴武汉，与前期派驻前方的工作组共同研判疫情形势，为中央提出决策参考。2020年1月20日，他代表专家组发出新冠肺炎"人传人""没有特殊情况不要去武汉"的警示。他在疫情不同时期的发声，对疫情防控的指导、疫情走向的研判，成为国人心中的"风向标"和"定海神针"。在面对境外少数政客和媒体别有用心地抛出所谓"瞒报论"时，他霸气回应："我们不需要向他们解释，我们用事实说话！"在央视《开学第一课》的讲台上，他掷地有声："人的命是最重要的人权。我们保住了这么多人的命，这是我们最大人权的表现！"为天地立心，为生民立命，体现了奉献国家、服务人民的院士本色	咳嗽与咳痰的护理	通过介绍"人民英雄"钟南山院士的事迹，培养学生奉献国家、服务人民的家国情怀	《新闻1＋1》白岩松现场连线钟南山；《故事里的中国》钟南山专访
第三章循环系统疾病病人的护理第五节心脏骤停与心脏性猝死	职业道德：救死扶伤专业素养、熟练的专业技能	**马路边的救人英雄** "有人晕倒了！"湖北省某高校医学部护理系外科护理学教师、湖北省某三级甲等医院护士长贾锋仟恰好下班骑车路过此地，听到声响，他立刻停车冲了上去。"我是医务人员！请大家让一下。"贾锋仟拨开人群，迅速跪下身子，只见一位50岁左右的男性晕倒在地，面色苍白、意识模糊、神志不清。他马上叫路人帮忙拨打120，并随后开展进一步救治。深秋的傍晚温度骤降至15摄氏度，贾锋仟顾不得冽冽冷风，双膝跪在患者身边施救，连续两次的心肺复苏让他满头大汗。随后120赶到，贾锋仟向120医护交接病情后，目送救护车离开	心脏骤停的紧急处理	培养学生要用过硬的专业知识去救助患者，捍卫生命，救死扶伤	《湖北文理学院教师双膝跪地抢救路人，感动群众！》（淡泊湖微信公众号）
第四章消化系统疾病病人的护理第五节消化性溃疡	科学精神：探索创新	**"幽门螺杆菌之父"——巴里·马歇尔** "古有神农尝百草，今有马歇尔灌细菌"。1984年的一天，马歇尔与沃伦博士有这样一段对话，沃伦博士："胡闹，我们并不清楚幽门螺杆菌究竟会对人体有多大伤害，贸然吞食的话，这后果没人可以预料得到。"马歇尔："在当今时代，人类固执地认为细菌不可能生存在酸性很强的胃里。如此陈旧的思想理念，会使我们的科学止步不前，唯有打破束缚，才能开创新时代，为了医学科学的进步，我必须做出牺牲。"次日早晨，他将含有数以亿计细菌的培养液一饮而尽。几天后，呕吐、口臭、冒冷汗、进食困难等症状接踵而至。10天后，马歇尔在实验室进行检查，发现自己的胃里充满了幽门螺杆菌，感染非常严重。尽管身体十分痛苦，但他的精神极为亢奋："我成功地被感染了，这证明了我的观点，胃炎、胃溃疡的主要致病因素是幽门螺杆菌。"沃伦博士配合他采集完所有数据，继而立时治疗。数月后，马歇尔身体康复。随后，世界权威医学刊《柳叶刀》刊发了他们的研究论文。这篇论文在全世界掀起了一股研究热潮。巴里·马歇尔和罗宾·沃伦被授予2005年诺贝尔生理学或医学奖	消化性溃疡的病因	介绍幽门螺杆菌的故事，培养学生的探索和创新精神；鼓励学生坚持科学研究，实事求是	《诺贝尔生理学或医学奖传奇巴里·马歇尔，喝细菌探求真相的"幽门螺杆菌之父"！》（网络资料）

章节名称	思政元素	思政素材案例	思政切入点	思政目标	课外资源
第四章 消化系统疾病病人的护理 第十三节 原发性肝癌	专业素养：护理的"关爱精神"，医者的"甘于奉献"	**南丁格尔的旗帜在绿色军营中飘扬** 秦力君，解放军总医院原护理部主任，第37届（1999年）弗洛伦斯·南丁格尔奖章获得者。 事迹一：1976年唐山大地震，200多名高位截瘫的伤员收住解放军总医院。为了避免受到余震的影响，当时的伤员都住在临时搭建的地震棚里。她每天弯着腰在地震棚里忙碌着，为患者翻身、擦洗、喂饭，看到患者生活困难，她把随身带的钱都给了患者。她总是把每个患者都安置护理好了才回家，可当自己到家后却发现，自己的孩子坐在门口饿着肚子睡着了。她的付出赢得了广大伤病员的爱戴和尊敬，伤病员们都热情地称她为"绿军营中的红花"。 事迹二：她从事护理工作40多年，哪里有患者，哪里就有她的身影。她把患者的痛苦，当成自己的痛苦，她把对患者的爱，全身心地投入到工作中。12岁小女孩肝癌晚期，病情危重，烦躁不安，拒绝一切治疗。小女孩对待家人态度也不好，谁也不见，只让秦力君接近。为了照顾好小女孩，秦力君想尽办法做好各项护理，给她讲故事，下了班就到她病房，晚上就搬把椅子陪伴在女孩身边，女孩在昏迷中不断喊着秦阿姨，临死前女孩从昏迷中醒来抓着她的手说："秦阿姨，你比我的妈妈还要好。"	肝癌心理护理	通过弗洛伦斯·南丁格尔奖章获得者事迹培养学生在工作中的人文关怀精神	《南丁格尔的旗帜在绿色军营中飘扬——记第37届弗洛伦斯·南丁格尔奖章获得者中国人民解放军总医院秦力君》（网络资料）
第四章 消化系统疾病病人的护理 第十五节 消化系统常用诊疗技术及护理	职业道德：人文关怀	**工作中的感动瞬间** 发生在湖北省某三级甲等医院内镜中心的真实的故事。在繁忙的工作日，医生、护士在给一个35岁消化道出血男性患者做肠镜检查，患者由于比较瘦弱，无法正常完成检查，为此很焦虑，医生、护士没有轻易放弃，不停安慰患者，并在检查时使用护士全程弯腰按压其腹部、耐心鼓励患者调整呼吸等技巧，终于使检查顺利完成。由于肠镜检查及时，患者很快得到治疗，病情缓解，康复出院。出院时家属为了表达感谢之情，为内镜中心送来了一面锦旗："精心护理献爱心，妙手仁心暖人间"。在日常工作中，只要我们一切以患者为中心，真正地为患者利益着想，就一定能赢得患者的尊重和认可	结肠镜检查的护理	通过内镜中心护士关爱患者的故事，教育学生一切以患者为中心，真正地为患者利益着想，关心关爱患者	
第五章 泌尿系统疾病病人的护理 第六节 尿路感染	科学精神：探索创新	**青霉素发明人——亚历山大·弗莱明** 亚历山大·弗莱明（1881年8月6日—1955年3月11日），英国细菌学家，生物化学家，微生物学家。弗莱明1923年发现溶菌酶，1928年首先发现了青霉素。后英国病理学家弗劳雷、德国生物化学家钱恩进一步研究改进，并成功地将青霉素用于医治患者的疾病，三人共获诺贝尔生理学或医学奖。青霉素的发现，使人类找到了一种具有强大杀菌作用的药物，结束了传染病几乎无法治疗的时代。寻找抗生素新药的高潮从此出现，人类进入了合成新药的新时代	尿路感染的治疗	通过介绍亚历山大·弗莱明的事迹，培养学生探索创新的科学精神	《青霉素发明人：亚历山大·弗莱明》（网络资料）

章节 名称	思政 元素	思政素材案例	思政切 入点	思政目标	课外 资源
第六章 血液系 统疾病 病人的 护理 第四节 出血性 疾病	职业道 德：爱 岗敬业、 尊重患 者、主 动服务、 高度责 任心	"血液红心 健康同行" 湖北省某三级甲等医院血液内科党支部与血液内科团支部共同组建"血液红心 健康同行"的党团共建品牌。医护人员始终坚持每两周一次线上线下相结合的病友会，解决患者住院、居家的各种疑惑和困难；始终坚持每周二开展住院患者问卷调查，切实了解患者需求，了解患者对血液科治疗以及疾病自身预防知识、对如何预防感染的掌握情况，根据访谈内容，有针对性地进行心理治疗和健康宣教知识指导，逐步提高医疗服务水平和人文关怀温度；实施全程无缝连接的健康教育模式，在患者院前、院中、院后做好患者的全程医疗护理优质服务，简化就医流程，减少患者就医困难；利用休息时间，到基层社区开展志愿活动，服务患者和群众	出血性 疾病的 健康教 育及随 访	通过介绍 血液内科 党支部的 "血液红心 健康同行" 志愿活动 的案例， 培养学生 的社会责 任感和职 业使命感	《血液红 心 健康 同行》 （湖北省 襄阳市中 心医院血 液内科公 众号）
第六章 血液系 统疾病 病人的 护理 第五节 血液系 统疾病 概述	志愿者 服务精 神：奉 献、友 爱、互 助、进 步	送你一朵小红花 湖北省某三级甲等医院成立了爱心学校，和湖北省某高校的红十字协会组建了"小红花志愿服务队"，志愿者们经过系统培训后，定期到儿科血液病房开展文化课讲解、游戏、手工、讲座等多种形式的系列活动，为患儿提供爱心帮扶与心理护理	血液系 统患者 的心理 护理	通过介绍 "小红花" 志愿服务 活动的案 例，培养 学生的社 会责任感	《湖北省 襄阳市中 心医院病 房里开设 爱心学 校》（湖 北日报 网）
第九章 传染病 病人的 护理 第三节 病毒性 感染	科学精 神、探 索创新	乙肝斗士 骆抗先，我国著名传染病学专家。他把降低国人乙肝发病率作为自己的毕生追求，矢志摘掉中国"乙肝大国"的帽子。为了攻克乙肝，骆抗先一手创办了南方医院肝炎基础实验室。他带领团队在国内最早将分子生物技术引入乙肝研究，发现了中国乙型肝炎病毒表面抗原阴性感染者的病毒变异；率先进行了病毒性肝炎细胞凋亡的发病机制研究；提出了"无症状慢性活动性肝炎"新论点，为乙肝防治工作提供了重要理论依据……即使已经90岁高龄，骆抗先仍坚持每周3次门诊。不少乙肝患者心理压力大，针对这样的患者，他会采用自己独特的方法——开"爱心处方"，认真倾听并给予真诚鼓励，消除患者对乙肝的恐惧心理。从医70载，骆抗先树立了医者典范，将毕生精力奉献给了我国的肝病防治事业	病毒性 肝炎的 治疗	通过介绍 "乙肝斗 士"骆抗 先的先进 事迹，培 养学生的 探索创新 精神	《"乙肝 斗士"骆 抗先》 （学习强 国）

续表

章节 名称	思政 元素	思政素材案例	思政切 入点	思政目标	课外 资源
第九章 传染病 病人的 护理 第三节 艾滋病	南丁格 尔精神： 用爱心、 耐心、 细心和 责任心 去好好 对待、 照顾每 一名患 者，爱 护弱小 事物的 精神	艾滋病患者知心大姐姐 "与艾滋病患者相处20多年，我已从当年的小护士，成长为国家艾滋病专家组成员。"第44届弗洛伦斯·南丁格尔奖章获得者、北京地坛医院红丝带之家护士长王克荣向记者回顾了她的护理成长史。她在护理工作的岗位上除了尽心尽力之外，也时常面对着突如其来的风险。她记得有一次，一名艾滋病患者突发癫痫，咬破了自己舌头，满嘴是血，被送到了医院。在抢救时，她在给患者塞牙垫的瞬间，患者癫痫再次发作，一下子咬住了她的手指。她当时感觉到钻心的痛，双层手套也被咬破了，上面全是血……幸好，那一次虽然手指上有两个深深的牙印，但没有破皮，她立即进行冲洗消毒之后，继续抢救患者。为了缓解艾滋病患者的心理压力，他们成立了北京红丝带之家，通过各种活动帮助患者。那位当年癫痫发作的患者后来也成为他们红丝带之家的志愿者。就这样，一个又一个他们曾经帮助过的患者纷纷加入志愿者行列，和他们医护人员一起为艾滋病患者和家属提供关怀和支持，传递爱的温暖	艾滋病的护理	通过介绍弗洛伦斯·南丁格尔奖章获得者王克荣的先进事迹，教导学生关爱患者，传递温暖	《艾滋病患者的守护天使——王克荣》（网络资料）
第十章 神经系 统疾病 病人的 护理 第二节 神经系 统疾病 患者常 见症状 体征的 护理	专业素 养： 热爱护 理工作、 人文关 怀能力	护理"服务之星"风采 湖北省某三级甲等医院护理"服务之星"，神经内科李红霞，穿上护士服已经29年了。她回想当初刚刚上班的时候，想得更多的是如何提升自己的专业知识及技术水平，而随着自己的成长，她越来越重视患者的心理需求，更加明白护理必须是专业与温度并行，否则便不能称作一名合格的护士。随着医院护理服务改善工作的不断推进，护士们已经慢慢将服务理念内化于心，从基础护理服务延伸到专科护理服务。每天早晨面带微笑脱口而出"您好""昨晚睡得怎么样""饭吃了吗"等，已成了常态。神经内科繁忙琐碎，但是护士们在给患者量完血压后会轻轻放下患者的衣袖，随手帮患者盖好被子，被服脏了立马更换……从洼田饮水试验到偏瘫患者的翻身叩背、功能锻炼，每一样都要一遍遍地教，一遍遍地演示，事无巨细地指导。当微笑常挂脸上，当制度变成了习惯，当习惯变成了自然，收获的就不仅仅是那一面面锦旗，一封封感谢信，更多的是那一张张满意的笑脸	运动障碍的护理	通过介绍护理"服务之星"李红霞的事迹，培养学生良好的职业行为和习惯	《襄阳中心护理之窗——为他们点赞！》（湖北省襄阳市中心医院护理"服务之星"风采展示[三]）

章节名称	思政元素	思政素材案例	思政切入点	思政目标	课外资源
第十章神经系统疾病病人的护理第五节脑血管疾病概述	职业道德：服务社会	医心向党，"红手环"志愿服务 党团共建品牌——湖北省某三级甲等医院神经内科党支部与神经内科团支部共同组建脑卒中红手环志愿者服务团，医护人员利用休息时间，到基层社区开展志愿活动，为百姓测血压、血糖，发放宣传手册，讲解宣传脑卒中的防治相关知识，使百姓认识到卒中的高危因素，做到积极预防，从而促进全民健康	脑血管疾病的三级预防	通过介绍脑卒中红手环志愿者服务团的活动，培养学生的社会责任感和职业使命感	《全民科学素质行动：襄阳市中心医院红手环志愿者服务团定期走进乡村开展健康科普志愿活动》（湖北省襄阳市中心医院神经内科公众号）
第十章神经系统疾病病人的护理第五节脑梗死	专业素养：团结协作、精益求精、敬业精神	与死神赛跑 脑卒中（中风）是老年人三大死因之一，全国每年新发脑卒中约200万例，三分之二致死或致残。卒中中心开展的溶栓和取栓治疗使堵塞的脑血管得到开通，每年挽救了数以百计患者的生命，避免了残疾。但这两项治疗技术的应用有严格的时间窗限制，越早、越快、越好。DNT时间，即卒中患者从入院到注射静脉溶栓药物的时间，最能体现急救效率，国家标准为60分钟。60分钟、40分钟、30分钟，2018年至2020年，湖北省某三级甲等医院DNT时间一降再降，救治效率快速攀升。同时，溶栓数量也从一年80余例，增至500多例。2021年以来，湖北省某三级甲等医院神经内科DNT平均时间甚至降至22分钟，还在不断刷新纪录。医护人员曾仅用11分钟，就成功为一名急性脑梗患者进行了溶栓治疗，为患者赢得了宝贵的救治时间	脑梗死静脉溶栓治疗的护理	护理人员是诊疗和救治过程中的重要成员，通过介绍神经内科静脉溶栓治疗的进步，培养学生团结协作的精神	《襄阳市中心医院卒中中心溶栓治疗成绩斐然——记卒中中心2021年溶栓超过500例》（湖北省襄阳市中心医院神经内科公众号）
第二章呼吸系统实验课：叩背排痰法	专业素养：弘扬南丁格尔精神，爱岗敬业、积极进取、勇于奉献	铁血柔情提灯人 中日友好医院护理部名誉主任李秀华是抗击"非典"的铁血巾帼。2003年春，"非典"病毒肆虐横行，中日友好医院被确定为"非典"专病医院，时任中日友好医院护理部主任的李秀华带着她的同伴连续奋战100多个日夜，精心护理近200名"非典"危急重患者。为提高护理工作质量，李秀华提出"注重危重患者的基础护理工作，提高基础护理质量，降低死亡率"的口号，并亲自指导护士给危重患者做生活护理：处理大小便、擦身、洗脸、修剪指甲。她还推行护理部主任查房制度，平均每3天1次到一线查房，检查指导护理工作。夜以继日地工作，让李秀华的体力严重透支，腿肿得厉害，她却忙着总结实践经验，十几天内组织团队编写完成了两本护理专著，成为国内关于"非典"护理的最早、最及时的专著	叩背排痰法的目的	通过介绍李秀华主任的先进事迹，培养学生观察分析问题、总结经验的能力和奉献精神	《铁血柔情提灯人》（网络资料）

章节名称	思政元素	思政素材案例	思政切入点	思政目标	课外资源
第二章呼吸系统实训课：机械通气	专业素养：团结协作、奉献精神	300公里返岗走单骑 "90后"女孩甘如意，是武汉市江夏区金口街社区卫生服务中心技士。疫情初期，她从荆州市公安县老家骑行返岗，用共享单车骑行300多公里，花了4天3夜从家乡荆州赶到武汉，只为尽快赶回医院上班，好让在一线防疫的疲惫同事休息	无创呼吸机的使用	通过介绍甘如意的先进事迹，培养学生团结协作、乐于奉献的精神	《抗疫故事——甘如意：300公里返岗走单骑》（网络资料）
第四章消化系统实验课：留置胃管及胃肠减压技术	职业道德：大爱无疆、尚德精术	我为群众办实事 为解决患者来院护理不方便、无法自我护理、自我护理不到位等现实问题，湖北省某三级甲等医院开展了"居家护理服务"活动。2021年11月20日，医院总值班接到朱爷爷家属的求助，称朱爷爷在家中自行拔除胃管，护理部得到消息后立即联系更换胃管居家护理项目组，项目组充分了解情况后，安排了护理人员紧急赶往朱爷爷的家中，为其更换了胃管，并详细交代了相关注意事项。朱爷爷家属为医院送来了锦旗以表感谢。湖北省某三级甲等医院开展的"'互联网＋'居家护理服务"，满足了人民群众多样化、多层次的护理服务需求，只需动动手指在网上预约，资深护理人员组成的居家护理团队就将利用休息时间，开展上门护理工作。让患者少跑路，为患者提供连续、便捷、优质的医疗服务	留置胃管的护理	通过介绍湖北省襄阳市中心医院的"居家护理服务"，培养学生热爱护理专业，增强学生的社会责任感和职业使命感	《下基层察民情解民忧暖民心"网约护士"，为患者"护理到家"》（湖北省襄阳市中心医院公众号）

第四节 外科护理学课程思政教学设计

一、课程基本情况

外科护理学是护理学专业的必修核心课程，是执业护考的必考课程。课程既包含外科学、护理学基础理论及技术，还包含护理心理学、护理伦理学和社会学等人文科学知识。其主要任务是使学生树立"以人的健康为中心"的现代护理理念，能运用科学的护理程序和方法，对外科各系统疾病患者实施整体护理，为护理对象提供减轻痛苦、促进健康、保持健康的服务。

二、思政教学设计

（一）构建课程思政教学模式

作为护理专业核心课程，将思想政治教育融入课程教学的各环节、各方面，使教学活动肩负起立德树人的任务，潜移默化地提升学生思想政治境界和医学人文素养，促进学生全面发展，将学生培养成品德高尚且具有良好职业素养的医护工作者。

依托课程育人双大纲，将外科护理学课程的专业知识与课程思政的人文因素等进行有机地整合，以润物无声的形式渗入到教学过程中，使学生的知识、能力、素质在各领域中得以关联和优化，在渗入爱国、辩证思维、法律意识的基础上，着力加强学生"人民群众生命安全和身体健康至上"的教育。加强"医德医风"教育、"医者仁心"教育等，以提升学生的综合素养和人文修养，把护生培养为"有温度的护士"。

（二）思政教学元素

外科护理学课程组始终坚持知识传授与价值引领同向同行，经过多次备课及研讨，最终确定课程思政教学元素主要包含以下几方面。

元素1：以社会主义核心价值观为指导，引导学生树立爱国意识、科学意识、创新意识、奉献意识。

元素2：培养学生"敬佑生命、救死扶伤、甘于奉献、大爱无疆"的医者精神。

元素3：推进健康中国建设，提高人民健康水平。

元素4：尊重患者，培养爱伤观念、沟通能力，加强人文关怀，弘扬白衣天使的责任担当。

元素5：科学思维方法的训练和科学精神的培养。

元素6：挖掘祖国医学文化宝藏，继承和发扬中国传统文化，增强专业自信、文化自信、民族自豪感及爱国主义情怀。

三、课程思政资源具体设计

⊕ **案例7-4-1**

提灯女神

1820年5月12日，弗洛伦斯·南丁格尔生于佛罗伦萨市的一个英国上流社会家庭，她作为护士一直照顾着众多病人。19世纪50年代，克里米亚战争爆发，英国的参战士兵死亡率高达42%。南丁格尔主动申请担任战地护士，率领38名护士抵达前线，服务于战地医院，为伤员准备必需的生活用品和食品，对他们进行认真的护理。仅仅半年左右的时间里，伤病员的死亡率就下降到2.2%。每个夜晚，她都手执风灯巡视，伤病员们亲切地称她为"提灯女神"。战争结束后，南丁格尔回到英国，1860年，南丁格尔用政府奖励的4000多英镑创建了世界上第一所正规的护士学校。随后，她又创办了助产士及经济贫困的医院护士学校，被人们誉为现代护理教育的奠基人。

（1）结合章节：第一章 绪论。

（2）思政元素：人生观、使命担当、职业道德。

（3）专业知识与思政的融合："护理工作是平凡的工作，然而护理人员用真诚的爱去抚平患者心灵的创伤，用火一样的热情点燃患者战胜疾病的勇气。"要做好护理工作，必须树立良好的职业道德，在全心全意全面为患者服务的指导思想下，明确学习目标，将知识用于实践，奉献爱心，实现护理工作的价值。

⊕ **案例7-4-2**

同舟共济 共克时艰

汶川大地震后，在废墟掩埋下，很多同胞因发生高渗性脱水而丧生。震后第一时间，党中央果断作出抗震救灾部署，10多万的救援部队火速挺进灾区，全力抢救废墟中的同胞；数万名白衣战士紧急行动，展开了与死神的争夺战。灾区战场上，各界人士同舟共济、共克时艰的伟大民族精神，广大医护人员恪尽职守、救死扶伤的职业操守，这些都有利于激发医学生的社会责任感和使命感。

（1）结合章节：第二章 水、电解质、酸碱平衡失调患者的护理。

（2）思政元素：医者精神、责任担当。

（3）专业知识与思政的融合：五千年的辉煌文明和发展成果告诉我们，凭借不屈的民族信仰、顽强拼搏的斗争精神，我们团结一心、众志成城、同舟共济、不弃不离，最终战胜苦难、超越苦难，让民族精神得到了发展和升华。中国人民经受住了灾难的考验，体现了民族精神、中国精神、中国力量。

⊕ **案例7-4-3**

白求恩精神

白求恩，加拿大共产党员，国际共产主义战士，著名胸外科医师。中国抗日战争爆发后，为了援助中国人民的解放事业，1938年3月，他受加拿大共产党和美国共产党派遣，率领一支由加拿大人和美国人组成的医疗队来到延安。他任八路军晋察冀军区的卫生顾问，积极投身组织战地流动医疗队的工作，出入火线，救助伤员，把手术台搭在离战场最近的地方，大大降低了伤员的死亡率和残废率。4个月中，他行程1500余里，做手术315台，建立医务室13所，救治的伤员有1000多人次。

有一次，一下送来56名伤员，其中一名伤员股骨骨折，失血多，面色苍白，脉搏细而快，前额湿冷，昏迷不醒。白求恩指示马上从自己的静脉抽血抢救这名伤员，他将自己的血输给中国战士，是抗战期间最美的国际友人。

（1）结合章节：第三章 外科休克患者的护理。

（2）思政元素：使命担当、无私奉献。

（3）专业知识与思政的融合：在新时期，我们应赋予白求恩精神新的时代内涵。忠于职守、献身医学的爱岗敬业精神；毫不利己、专门利人的无私奉献精神；救死扶伤、极端负责的人道主义精神；钻研医术、精益求精的开拓创新精神；团结互助、密切协作的集体主义精神；严守医德、不谋私利的廉洁自律精神；尊重科学、坚持真理的严谨求实精神。这种精神已经成为我国医学界的一条准绳，在认真履行救死扶伤、治病救人的光荣使命方面，在深入推动医德医风建设方面，在发展医疗卫生事业、构建和谐社会方面发挥着不可或缺的作用。

⊕ **案例7-4-4**

驼背奶奶做手术

70多岁的沙奶奶需要做白内障手术，由于驼背，脊柱前弯，无法仰卧实施手术，为确保手术顺利进行，手术护士小明二话不说，双膝跪地，双手托举、支撑着不能平卧的驼背奶奶，整个手术过程中，她不曾移动半步，目的是让患者舒适，好好地配合手术，直至手术结束。她的双膝、她的双手支撑的不仅仅是患者的重量，更是生命的重托，也正是这一颗玲珑心、两只温柔手，守护了患者的生命与健康。

（1）结合章节：第五章 手术室的管理和工作。

（2）思政元素：科学精神、责任担当。

（3）专业知识与思政的融合：培育学生严谨求实、认真负责的工作态度和尊重、关爱患者的职业素养，培养学生的同理心，启发学生对人文关怀的深入思考，强化对舒适护理的理解和认同，强化学生坚定从事护理学专业的信心。

⊕ **案例7-4-5**

术前禁食宣教　保障手术安全

某科室患者手术前一日外出，责任护士没有认真按术前准备流程进行宣教告知，也没有和夜班护士做好交班工作。夜班护士在接班过程中发现患者不在，没有进一步询问，而是想当然地认为白班护士已经告知患者术前禁食等相关注意事项，便未关注该患者。手术当日8：00患者返回病房，责任护士经询问发现患者7：00进食早餐。责任护士与医生沟通，手术由9：00改为16：00进行。

（1）结合章节：第六章 麻醉患者的护理。

（2）思政元素：职业素养、责任担当。

（3）专业知识与思政的融合：医学是严谨的，医疗事故要时刻杜绝。在课堂中引入护理职业规范教育，内化职业道德。强化完整规范、科学严谨的护理操作的同时，渗透和强化实事求是的科学作风，使学生从理论知识学习伊始就养成科学严谨的工作态度。

⊕ 案例 7-4-6

烧伤救治的"奇迹"

1958年，上海瑞金医院（原广慈医院）成功治愈一名全身烧伤面积达89%、三度烧伤23%的烧伤患者邱某。此举打破了当时国内外医学界宣称的"烧伤面积超过80%无法治愈"的定论，改写了世界烧伤治疗的历史，也成为我国烧伤外科的开端，奠定我国烧伤外科治疗跃居国际领先地位的基础。

这次成功治疗成为"20世纪新中国医学对世界医学的八大贡献之一"。也正是在这次成功治疗的基础上，瑞金医院烧伤科总结出了瑞金休克补液公式、冬眠疗法、皮肤混合移植三大危重烧伤救治的核心技术，奠定了现代中国烧伤治疗基础。

（1）结合章节：第九章 损伤患者的护理。

（2）思政元素：职业素养、创新意识、团队协作。

（3）专业知识与思政的融合：治病救人、救死扶伤是医务人员的神圣职责，与生命相关是医学护理专业的鲜明特征。通过讲述这些医学功臣名将的开拓精神和医学故事，让学生产生情感共鸣，有利于学生产生崇尚医学、敬畏生命、爱护生命的职业责任感和高尚使命感，强化学生的创新和担当精神，培养学生科学严谨、改革创新的医学作风。

⊕ 案例 7-4-7

全民医保"灵魂砍价" 不放弃每一个小群体

2018年7月，《我不是药神》上映，电影还原了贫困癌症患者用不起救命药的残酷现实。1个月后，国家医保局与国家卫生健康委员会联合发布《关于开展抗癌药省级专项集中采购工作的通知》。截至2022年2月，我国已经组织开展了6批药品带量采购，共采购234种药品，药价平均降幅53%。3年改革累计成果显示，国家组织集采节约费用2600亿元以上。以抗癌药索拉非尼为例，单片价格从95元下降至30元，按每天2片的服用量计算，每个月为患者节约药费3900元。

（1）结合章节：第十章 肿瘤患者的护理。

（2）思政元素：爱国情怀、民族自豪。

（3）专业知识与思政的融合：2018年5月31日，国家医保局在北京市西城区挂牌成立，我国医保领域的各项重大改革就此拉开序幕。药品集中采购、高值医用耗材集中采购、住院费用跨省直接结算等举措，保障了人民的医疗安全。以此深入拓展教学内容，分析中国特色社会主义制度的优越性，给予学生心灵感悟、情感共鸣，加深学生职业使命感和荣辱感，激发学生的爱国主义、医者仁心精神。

⊕ 案例 7-4-8

万颅之魂

北京天坛医院新院忠诚楼一层大厅，一座雕像激励着这里的所有医务工作者开拓创新、团结协作、严谨求实、艰苦奋斗、患者第一。他是中国神经外科的开拓者和创始人之一、国家最高科学技术奖获得者、中国工程院院士、天坛医院名誉院长、北京市神经外科研究所所长王忠诚。

"我一生最大的心愿，就是发展神经外科事业，为患者多做一点事情。"生前，这位中国医学泰斗，用生命践行着人生诺言。

从医60年来，王忠诚成为世界上唯一一位完成逾万例开颅手术的医生；成功治疗世界上最大的脑干血管母细胞瘤；一次次成功完成脊髓内多发血管母细胞瘤等"国内首例""世界首创"的手术；发表学术论文290余篇，出版专著20余部，荣获66项科研成果奖，其中包括国家最高科学技术奖等国家级奖项8项。

（1）结合章节：第十五章 脑血管性疾病患者的护理。

（2）思政元素：爱国情怀、使命担当、职业价值、科学精神。

（3）专业知识与思政的融合：王忠诚院士一生致力于医疗、教学和科研工作，他将毕生心血投入到自己深爱的神经外科事业中，为中国神经外科事业的发展壮大、走向世界，作出了卓越贡献。他的一生，是奉献的一生，是推动神经外科事业发展的一生，是真心服务患者的一生，是悉心培养人才的一生。我们要激发学生学习王忠诚院士锲而不舍、敢于挑战、勇于创新的精神，培养学生的钻研精神及奉献精神。

⊕ **案例7-4-9**

真情关爱，助你康复

患者小林，26岁，家在外省，到某市上班不久。无意中发现颈部包块，她怕父母担心，没有和父母讲就独自一人在医院就诊，完成手术。主管护士对这个孝顺的姑娘多了一些关注。甲状腺手术大多采用气管插管全身麻醉，手术后，小林咽部又干又肿，伴有疼痛压迫感，主管护士认真观察病情，及时为她进行雾化吸入治疗，教她正确的咳痰方法，缓解不适症状。同时，主管护士利用下班时间陪她聊天，为她准备合适的饮食，指导她进行伤口康复锻炼，顺利度过了手术后最艰难的时间。

（1）结合章节：第十七章 颈部疾病患者的护理。

（2）思政元素：人文关怀。

（3）专业知识与思政的融合：职业责任感的培养是医德教育的重要内容。医学生是救死扶伤的白衣天使，承担着治病救人的神圣使命，不仅要掌握扎实的基础知识、精湛的医疗技术，更需要高尚的医德医风。加强职业道德感的培养，提高与患者交流的意识，对于构建和谐医患关系、维护人民生命健康具有重要意义。

⊕ **案例7-4-10**

心灵"熨烫师"

患者小王，30岁，有一个3岁的可爱的小女儿，还有一位疼爱她的丈夫。生活是如此青睐她，幸福就在每天的日子里。可是，不幸却突然而至，小王在单位的一次体检中，发现了乳腺包块。第一次手术，是简单的包块切除，她坦然地面对，一切都非常顺利。可是术后的病理报告提示为乳头状癌二期。得知这个结果，她好大一会儿没有说话，默默听从了医生的安排，再次进行乳腺改良根治术。术后，她话少了许多，常常低声哭泣。责任护士观察到这个情况，在日常护理中，和她讲述乳腺癌患者战胜疾病的故事，讲解术后佩戴义乳也可以保持乳房的正常形态，尽可能消除她的顾虑，增加她战胜疾病的信心。同时责任护士和他的家人沟通交流，鼓励家人给予她更多的理解、支持，更好地了解她的心理状态。住院期间，责任护士的关注，使她恢复了往日的乐观，敢于面对自己的状况，积极地配合治疗。是的，护士不只是操作技能的执行者，也是心灵的"熨烫师"。对待患者，护士要常常去帮助，总是去安慰。

（1）结合章节：第十八章 乳房疾病患者的护理。

（2）思政元素：职业素养、人文关怀。

（3）专业知识与思政的融合：乳腺癌是女性发病率最高的恶性肿瘤，对患者不仅是身体上的摧残，也是对心理和家庭的考验。不仅需要患者本人的积极面对，更需要家人的理解、关爱、支持。通过真实病例的讲述，让学生持有一颗仁者爱人之心，用自身专业特长为病患尽绵薄之力。

⊕ **案例7-4-11**

不忘为民服务初心，牢记弘扬正义使命

一名10岁的小男孩在广州市番禺吉泽雨百果园游玩时跌落水中，一名热心市民见义勇为上前搭救。为了顺利救起小男孩，这位热心市民自己摔成重伤：脾脏破裂出血，两根肋骨骨折。这位热心市民是广州市海珠区赤岗街社区卫生服务中心工作人员。

好心救人却对自己的身体造成了重大伤害，热心市民很坦然："我是一名医护人员，救人就是我的信条，我当时的念头只有拉那个孩子。"她见义勇为、舍身忘我的精神值得每位医学生学习。

（1）结合章节：第十九章 胸部损伤患者的护理。

（2）思政元素：核心价值观、社会责任感。

（3）专业知识与思政的融合：医者的初心是敬佑生命、救死扶伤，无论是在工作还是在生活中，都是如此。通过讲述救人英雄的事迹，培养学生舍己为人的道德素养。同时引导学生讨论，在护理工作中如何体现"敬佑生命、救死扶伤、甘于奉献、大爱无疆"的医者精神。

⊕ **案例 7-4-12**

食管癌防治先驱：沈琼

　　沈琼教授是国内外著名的病理学家、我国食管癌防治研究的先驱。20世纪50年代末期，沈琼教授响应国务院周恩来总理"要征服癌症"的号召，放弃了舒适的城市生活，几十年如一日，深入河南省北部太行山林县（今林州市），在食管癌高发区现场，从事食管癌的早期诊断和预防研究工作。他发明了食管细胞采取器，即著名的"沈氏拉网法"，并创立了食管细胞诊断学，解决了食管癌早期诊断的重大难题，为食管癌的防治及科研开拓了新途径，促进了我国食管癌研究的全面发展，使我国的食管癌研究水平在国际上达到领先地位。他热爱祖国的教育和医疗卫生事业，始终秉持报效祖国、服务社会、一心为民的坚定信念，赢得了国内外同行的推崇和赞誉。

　　（1）结合章节：第二十二章　食管疾病患者的护理。

　　（2）思政元素：医者精神、严谨治学。

　　（3）专业知识与思政的融合：通过讲述食管癌防治先驱沈琼教授的事迹，引导出食管癌的诊断方法，同时引导学生养成科学思维习惯，坚持自主学习、终身学习的精神。前辈的事迹告诉我们：作为医护人员，就要学无止境。只有不断地学习和探索，才能更好地服务患者。优秀的医务工作者，不仅要具备扎实的专业能力，还要有为患者服务、为临床奉献的牺牲精神。

⊕ **案例 7-4-13**

打开心脏

　　心脏是人体血管的源头，它紧紧把握着人的命脉。这个世界上不是所有人生来都有健全的器官，存在着很多心脏发育不正常的人。19世纪末，外科学快速发展，在大量的手术实践中，医生提出了两个手术前提：一是器官需要静止，二是视野需要清晰。这样医生才能从容地进行手术，70年前，人们还没有办法完成心脏手术，因为有一个巨大的障碍，那就是心脏的跳动无从停止。人们在不断地探索实践后，通过体外循环，让心脏暂时停止跳动，以满足医生手术的需要。由此可见，思维的发展、科技的进步对人类命运的推进是何等重要。

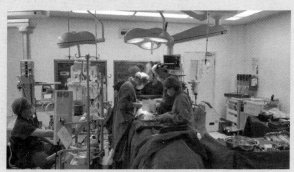

（1）结合章节：第二十三章 心脏疾病患者的护理。

（2）思政元素：科学思维、严谨治学、创新精神。

（3）专业知识与思政的融合：体外循环的建立是心脏手术安全开展的有力保障，通过了解心脏手术的发展进程，激发学生勇于突破、攻坚克难的科学精神，同时引导出体外循环的原理和意义。

⊕ 案例7-4-14

一碗小米粥，护士大爱心

那是一个冬天，急性胃穿孔的年轻男孩小张做了急诊手术。术后禁食水，待肠道通气后可少量多餐清淡饮食。等到小张可以吃些东西时，吃什么却让小张犯了难。吃不惯医院食堂的伙食的他，十分怀念家中的饮食。护士长看在眼里，记在心里。第二天，护士长带来了自己熬的小米粥，小张吃得津津有味，直说有妈妈的味道。香香的金黄色的小米粥，是护士长对患者的爱心、关心，是一个护士的崇高职业精神所在。

（1）结合章节：第二十六章 腹部损伤患者的护理。

（2）思政元素：职业精神、人文关怀。

（3）专业知识与思政的融合：胃肠道患者的饮食护理非常重要，在康复过程中不可或缺。从护理患者的细节入手，一个小小的举动，一句温暖的关怀，就能换来患者大大的感动。通过临床真实案例的分享，培养学生的仁爱之心，不断强化学生的职业操守。

⊕ 案例7-4-15

护理巡视，责任重大

某男性患者，70岁，间断性便秘15年，时有腹部胀痛，便后缓解。该患者一日夜间排便时突发腹部剧痛、腹胀、恶心未呕吐，停止排气排便。正巧护士巡视病房，予以告知，但护士未予重视，并以值班医生手术为由，未采取任何治疗护理措施。第二日管床医生查体：P112次/分，BP80/60mmHg，全腹膨隆，以左侧明显；全腹压痛，以左下腹为重，伴肌紧张，反跳痛，移动性浊音阳性，肠鸣音消失。立即给予患者胃肠减压治疗，患者不适逐渐减轻。事后，值班医生和护士对巡视病房时病情观察不仔细，未及时处置患者的不适而深感内疚。

（1）结合章节：第二十九章 小肠疾病患者的护理。

（2）思政元素：职业素养、慎独精神。

（3）专业知识与思政的融合：胃肠外科患者的病情是不断变化的，我们要秉持严谨求学的态度，重视护理安全，强化严谨、细心的工作作风。在临床工作中护士要认真落实各项核心制度，按照护理级别进行巡视病房，严密观察患者病情，询问患者有何不适，从而提高护理巡视的有效性，为患者病情的诊断和治疗提供依据。

⊕ **案例 7-4-16**

人民公仆焦裕禄

1962 年 12 月，焦裕禄调到河南省兰考县，先后任县委第二书记、书记。1962 年 12 月至 1964 年间，时值该县遭受严重的内涝、风沙、盐碱三害，他坚持实事求是、群众路线的领导工作方法，同全县干部和群众一起，与深重的自然灾害进行顽强斗争，努力改变兰考面貌。他身患肝癌，依旧忍着剧痛坚持工作，用自己的实际行动，铸就了"亲民爱民、艰苦奋斗、科学求实、迎难而上、无私奉献"的精神，被后人称为"焦裕禄精神"。1964 年 5 月 14 日，焦裕禄因肝癌病逝于郑州。他临终前对组织唯一的要求，就是他死后"把我运回兰考，埋在沙堆上。活着我没有治好沙丘，死了也要看着你们把沙丘治好"。

（1）结合章节：第三十二章 肝脏患者的护理。

（2）思政元素：奉献精神、责任担当。

（3）专业知识与思政的融合：精神丰碑永恒，榜样激励后人。焦裕禄虽然身患肝癌，依旧忍着剧痛坚持工作，用自己的实际行动，铸就了"焦裕禄精神"。通过讲述，引导学生继承和发扬"焦裕禄精神"，坚定理想信念，立足本职，坚守岗位，扎实工作，热情为民服务，自觉纠正行业不正之风，带头维护医德医风，争做新时代优秀医务工作者。

⊕ **案例 7-4-17**

披肝沥胆，医者仁心

中国科学院院士吴孟超被誉为"中国肝胆外科之父"，他是我国肝脏外科事业的重要推动者，成功完成我国第一例肝脏外科手术，还研究出符合中国人体质的肝脏外科手术技术体系，使我国肝癌手术成功率从不到 50% 提高到 90% 以上。

1959 年，吴孟超团队创立中国人肝脏"五叶四段"的经典解剖学理论，奠定了我国肝脏外科的理论基础；1960 年，他主刀成功完成第一例肝癌切除手术，发明"常温下间歇肝门阻断法"，开创我国肝脏外科手术止血方法先河；1963 年，吴孟超成功完成世界首例中肝叶切除术，使我国迈进国际肝胆外科的前列。吴老常说"只要患者需要，我随时可以投入战斗"，在他的职业生涯里，他将手术、治病救人当作至高的事业，一生为祖国、为人民付出，在医学领域里作出了卓越贡献。

（1）结合章节：第三十四章 胆道疾病患者的护理。

（2）思政元素：科学精神、创新意识、民族自信。

（3）专业知识与思政的融合：聚焦医疗健康领域，推进医学创新与成果转化已成为医疗机构转型发展的重要方向。医学创新决定着医疗技术水平和服务品质，更代表着医学未来。我们要秉持严谨求学的态度，勇于探索、不断创新，不断巩固和提升自身专业能力，为患者的健康保驾护航。

⊕ **案例7-4-18**

德艺双馨，追求卓越

湖北省某三级甲等医院血管外科主任陈德杰，在工作的十几年的时间里，刻苦钻研，不断追求进步，以忘我的精神工作学习。他在周围血管外科领域，不畏困难，大胆求证，谨慎操作实践，为襄阳市的周围血管专科发展贡献力量。

患者钮某，患有腹主动脉瘤，由于主动脉血管歪曲紧挨着肾，去武汉、广州治疗未能做成手术，慕名来到湖北省某三级甲等医院找到陈德杰医生。陈主任仔细查阅病历，参考北京某医院会诊意见，凭着丰富的手术经验、严谨的工作态度，亲自主刀，经过9个多小时完成相应手术。手术非常成功，在医务人员的帮助和照料下，患者恢复良好。

（1）结合章节：第三十六章 周围血管疾病患者的护理。

（2）思政元素：医者精神、专业自信。

（3）专业知识与思政的融合：周围血管外科是近年来新兴发展的专业，业务从小到大，从大到精，浸透了专家的汗水，展示了专家团队奋斗的足迹。护理专业培养的是综合性技能型人才，所以要培养学生的工匠精神，向培养大国工匠的目标奋进。这是一种职业精神，是职业道德、职业能力、职业品质的体现，是医务工作者的职业价值取向和行为表现。

⊕ **案例7-4-19**

"大医"臧美孚，解脱患者苦难为己任

有这样一位"大医"，他曾任北京协和医院泌尿外科主任，耄耋之年仍坚持一线坐诊，浸淫泌尿外科生涯近60年，引进与独创多种手术办法，令数不清的患者转危为安，他就是北京协和医院知名教授臧美孚。

臧美孚教授在泌尿外科界享有极高声誉。他擅长腹腔镜微创技术、男性泌尿疾病诊治，已成功完成万例前列腺增生（肥大）美国等离子微创手术，为难治性前列腺炎、性功能障碍等泌尿疾病创立了速效体外3D导融技术，并开展了阳痿假体植入术，使阳痿治疗的有效率提高到98％。有3000例以上的经尿道前列腺微创手术经验，完成了数百例库欣综合征的手术治疗，对醛固酮增多症、嗜铬细胞瘤有丰富的手术经验。

而今的臧美孚，90多岁高龄仍活跃在医疗一线。他说："手术台就是医生不见硝烟的战场，要像打好战斗一样做好每一台手术。"在他眼里，为患者解脱苦难是责任，自己只不过用了一辈子去坚持履行这份责任而已。

（1）结合章节：第三十七章 泌尿、男性生殖系统外科疾病的主要症状与检查。

（2）思政元素：医者精神、使命担当。

（3）专业知识与思政的融合：引导学生树立职业使命感，培养学生甘于奉献、大爱无疆

的职业精神。医务工作者的付出，能给人民带来身心健康，减轻或消除病痛，提高生命质量或生命存活的时间。

⊕ 案例 7-4-20

医德高尚的吴阶平教授

吴阶平（1917.1.22—2011.3.2），江苏常州人，著名的医学科学家，医学教育家，社会活动家，九三学社的杰出领导人，中国科学院、中国工程院资深院士。1937年毕业于北平燕京大学，获理学士学位；1942年毕业于北平协和医学院，获医学博士学位；1948年吴阶平为报效祖国，谢绝美国导师的挽留，毅然回国。吴阶平1960年以后专门从事泌尿外科工作，对肾结核对侧肾积水问题、输精管结扎并用远端精道灌注、肾上腺髓质增生问题，在泌尿外科、男性计划生育等方面有突出贡献。他建立了泌尿外科研究所，创办《中华泌尿外科》杂志，建立泌尿外科学会。他发表学术论文150余篇，编著医学书籍21部。

吴阶平院士一生行医治学秉承"精湛医术、高尚医德、艺术服务"的精神。所谓"精湛医术"是指作为医生，必须在医术上精益求精，为患者作出正确的诊断和治疗。"高尚医德"是指医生要无私奉献，全心全意为患者着想、为患者服务。而"艺术服务"则是对不同的患者要采用不同的交流沟通方式，设身处地从患者角度考虑，用患者能够理解的方式进行艺术性医疗服务。

（1）结合章节：第四十二章 泌尿、男性生殖系统肿瘤患者的护理。

（2）思政元素：爱国精神、文化自信、责任担当。

（3）专业知识与思政的融合："健康所系、性命相托"，护理工作关系着患者的安危，作为护士不能有半点疏忽，在护理工作中，要养成严谨细致、一丝不苟的工作态度以及全心全意为患者服务的精神。学习"艺术服务"，对不同的患者要采用不同的交流沟通方式，设身处地从患者角度考虑，用患者能够理解的方式服务。

⊕ 案例 7-4-21

人命至贵 有贵千金

（1）2019年5月9日中午，襄阳市襄城区南街十字街公交站台，一名10岁孩子被公交车碾压受伤，当场休克。正在接儿子放学的湖北省某三级甲等医院骨二科大夫郑建平闻讯后，将自家儿子独自留在马路边，立马冲上站台，一边解下自己的腰带给受伤孩子大腿包扎止血，一边大声呼救："有没有车，帮忙送到医院！"这时美团骑手黄大哥听到呼救声，毫不犹豫冲过去，说"用我的电动车将就一下"。郑建平立即将男孩抱在怀中，并打电话到医院手术室开启绿色通道准备急诊手术。黄大哥骑着电动车载着二人，一路飞奔，仅用了5分钟就将人送到医院。到医院后，直接进入手术室后，多位医生早已到位，郑建平亲自主刀，经过4个多小时的抢救，孩子当晚就苏醒了。

（2）62岁的刘女士被家人紧急送入湖北省某三级甲等医院急诊科。卒中中心值班医生接诊后得知，30分钟前，刘女士出现右侧肢体麻木、言语不清的症状，高度怀疑是急性脑卒中疾病，立即启动"卒中绿色通道"。医护人员陪同刘女士紧急进行初步评估、心电图、检验、头部CT检查等，进而实施静脉溶栓。此时，距离刘女士进入医院大门，仅仅过去了15分钟。

挽救刘女士的这15分钟，又被称为"DNT时间"，即卒中患者从入院到注射静脉溶栓药物的时间，最能体现急救效率。2021年以来，该医院卒中中心DNT平均时间甚至降至22分钟。该医院卒中中心被评为"2020年度四星高级卒中中心"。

（1）结合章节：第四十五章 骨折患者的护理。

（2）思政元素：使命担当、职业价值、专业自信。

（3）专业知识与思政的融合：打通生命通道，最大限度守护人民群众生命安全和身体健康。急救工作讲求黄金时间，是与时间赛跑，与伤病竞速，必须分秒必争，来不得半点敷衍。一次失误，一次拖延，面临的就是无可挽回的后果。所以做好外科急救工作，必须始终不忘初衷、担当使命，发扬敬佑生命、救死扶伤、甘于奉献、大爱无疆的崇高精神，以担当尽责的行动为患者托举生命和希望。

⊕ 案例7-4-22

着眼中华文明历史传承，激发融合创新动力

我国早在公元前14世纪的甲骨文上就有皮肤病相关内容的记载。现存最早的医学论著《黄帝内经》首次提及"皮肤"一词，并多次提到与皮肤及皮肤附属器等有关的解剖、生理、病理术语；孙思邈在其著作《千金方》中记载了大量的皮肤性病类疾病、病因、用药和研究创新。纵观历史，在皮肤性病的治疗中，中医发挥重要而独特的作用，而随着西医的传入和发展，经过历代医家的努力实践与探索，皮肤性病的治疗更是呈现出中西医相辅相成、双管齐下的特有优势。

（1）结合章节：第五十一章 皮肤性病学总论。

（2）思政元素：爱国精神、科学精神、文化自信。

（3）专业知识与思政的融合：中医是我国劳动人民集体智慧的结晶，是值得我们后代骄傲并接力传承下去的事业。医务工作者要以客观的态度认识了解中医的精髓，同时以开放包容的心态吸取其他医疗手段的长处、去除糟粕，继而结合时代特点创新中医的发展，最终将中医药发扬光大，让中医药传播得更广、更久远。我们要秉持严谨求学、学无止境的态度，继承优良传统的守正意识和永不停歇的创新精神，大胆探索、敢于创造、勇于创新，在守正道里找到新天地。

⊕ **案例7-4-23**

换药到家　为爱出发

郭萍是湖北省某三级甲等医院伤口造口护理专家。2013年，高奶奶不小心摔倒，导致左髋部骨折，由于老人年近80岁，又患有高血压、心脏病，医生便使用外支架进行了保守治疗。患者出院后由于长期卧床不起，骶尾部患上了压力性损伤。郭萍得知后每隔3天义务上门为老人换药、清理伤口。经过9次清创换药，老人骶尾部压力性损伤得到很好的控制和恢复。

面对记者，郭萍直说："我是护士，为他们换药、进行健康教育，只是做了分内的工作。老年人的压力性损伤如果不及时治疗就会感染，严重的甚至会导致死亡。如果能够及时治疗，基本都能痊愈。能够帮助到这些需要帮助的人，也是我的使命所在。"

（1）结合章节：实训一 伤口换药。

（2）思政元素：职业素养、使命担当。

（3）专业知识与思政的融合："爱在左，同情在右，走在生命的两旁，随时撒种，随时开花，将这一径长途，点缀得花香弥漫，使得穿花拂叶的行人，踏着荆棘，不觉得痛苦，有泪可落，却不悲凉。"冰心老人说的这一段话是对护士工作的最好诠释。把真情、仁爱的种子随时播种，用自己的满腔热忱去温暖每名患者的心灵，用片片真情去呵护每个家庭的幸福，使患者的康复之路处处充满着爱的温馨与芬芳。

⊕ **案例7-4-24**

"互联网＋"护理服务，服务到家了！

对于行动不便的患者而言，去医院做护理，不仅费时，还格外费力。襄阳已有一群"网约护士"。只需在手机上点一点，就能预约新生儿沐浴、测黄疸、更换胃管、伤口造口护理等多种上门护理项目。随着失能老人以及慢性病患者数量的增加，越来越多的患者希望专业的服务能从院内延伸到院外，患者只需手机下单，便可得到服务。医院正式推出"'互联网＋'护理服务"，有了居家护理服务平台，通过线上预约线下服务的方式，为患者提供专业服务，同时借助智能化的设备，还可以对护理服务进行全流程监管。网约护士省时省力，患者连连点赞。

（1）结合章节：实训七 造口患者的护理操作技术。

（2）思政元素：职业素养、使命担当。

（3）专业知识与思政的融合：将门诊造口治疗师上门居家护理实际与学生的实操课相关联，讲述造口人士一天的日常，将造口人的衣食住行体现出来，让学生体验造口护理对造口患者的意义。

⊕ 案例 7-4-25

髋关节的"私人订制"

56岁的彭大娘，40多年前因外伤导致右髋关节脱位，当时彭大娘没有重视，留下后遗症：右髋关节时常疼痛，走路也一跛一跛的。后来，彭大娘的右髋关节疼痛加重，行走困难，严重影响了日常生活。彭大娘慕名向湖北省某三级甲等医院骨科2病区主任梅荣成求助。梅荣成仔细评估，针对她的病情组织科室进行了详细分析和讨论。想要纠正患者40余年髋关节脱位状态，并恢复双下肢长度，手术难度极大，精准度要求极高。为了更精确地实施手术，梅荣成创新性提出借助3D打印技术辅助实施髋关节置换手术。

方案决定后，彭大娘的手术如期进行，团队立刻化身"灵魂画手"，为患者3D打印髋关节，来了一次髋关节的"私人订制"。手术非常顺利。在骨科医护团队的悉心照顾下，彭大娘术后复查显示假体植入情况非常理想，疼痛感完全消失，髋关节各个方向被动活动基本达到要求。

（1）结合章节：实训九 骨折患者的护理技能（多发伤患者的转运）。

（2）思政元素：责任担当、团队协作、创新意识、科学精神。

（3）专业知识与思政的融合："人命至重，贵于千金"，医护是人民生命健康的"守护神"，必须具有敬佑生命、仁心仁术的品格，还要有追求卓越的创新精神，这就要求医护人员无论在什么情况下都应该救治患者、关爱患者，用精湛的医术、优质的护理诠释医者仁心。

第五节　妇产科护理学课程思政教学设计

一、课程基本情况

（一）课程性质

妇产科护理学是高等院校护理本科专业设置的专业必修课程，是研究女性生命各阶段及特殊时期生理和心理变化及妇产科疾病患者护理的一门学科，其主要内容包括女性生殖系统解剖与生理、妊娠期妇女生理变化与常见并发症、分娩期及产褥期妇女常见并发症、妇科常见病与多发病、计划生育与妇女保健等。

通过对妇产科护理学课程的学习，学生要掌握妇产科护理学的基本理论、基本技能，还应具备对全生命周期的女性进行健康教育和预防保健的能力；并树立责任制整体护理观念和临床评判性思维能力，最终拥有良好的职业道德和职业情感，履行护理人员"促进健康、预防疾病、恢复健康和减轻痛苦"的重要职责。

（二）课程形式

课程形式包括讲授、示教、讨论、实训、见习及自学等，旨在通过多种形式的教学活动，培养学生的综合能力。

（三）思政目标

提炼出符合本课程的思政元素：初心使命、社会责任、团队协作、传统文化、医者精神、社会担当、创新意识、职业素养。通过思政素材及切入点，将思政目标贯穿课程始终，培养学生"以人的健康为中心"的护理理念，在日常工作和生活中，做到尊重生命、关爱母婴及女性群体，并能够把正确的孕育观念传播给周围的人，达到传播、促进生育健康的目标。

二、思政教学设计

围绕知识目标和技能目标，通过梳理的思政素材案例，在教学过程中，对应课程章节知识点，将思政目标贯穿教学内容，讲好思政故事，加强学生对知识目标和技能目标的掌握，树立专业自信，坚持专业的信心和明确专业的方向，达到育人效果。

三、课程思政资源具体设计

⊕ 案例 7-5-1

万婴之母

林巧稚院士，是北京协和医院妇产科主任及新中国第一位女学部委员。林巧稚院士不仅医术高明，她的医德、医风、奉献精神更是有口皆碑。

同事们都觉得林巧稚院士身上有种神奇的魔力，不论患者多么惊慌失措，只要她一现身，她们就能平静下来。这种魔力，在她的一言一语、举手投足之间。作为专家，她会把耳朵贴在病人的肚皮上，她还总是摸摸病人的头，掖掖病人的被角，擦擦她们额头上的汗，拉拉她们的手。她出门诊，从不会三言两语打发病人。

林巧稚院士有一句名言："妊娠保健不是病，妊娠要防病。"多年的从医经历让她深刻意识到，中国妇女的疾病和痛苦很多是贫穷、多子女和缺乏起码的卫生常识所致。根据湘阴农村基层的实际情况，作为最高专家，林巧稚亲手编写了最通俗的科普读物《农村妇幼卫生常识问答》。

林巧稚院士一生没有孩子，但她知道，做了母亲的人，总要花很多心思在孩子身上。平日里，她对妇产科那些有了孩子的年轻同事，总是格外多一些关心和体贴。冰心的三个孩子，都是林巧稚接生的，据冰心回忆，林巧稚会在每个孩子的出生证上留下流利的英文签名："Lin Qiaozhi's Baby"（林巧稚的孩子）。从医近60年，接生了5万多名婴儿，去世的前一天，她还接生了6名婴儿。作为中国妇产科学的主要开拓者、奠基人之一，林巧稚院士一生未婚未育，却获得了"万婴之母"的尊称。

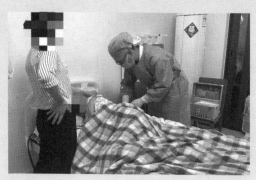

（1）结合章节：第一章 绪论。

（2）思政元素：奉献精神、职业素养。

（3）专业知识与思政的融合：教导学生医者仁心，奉献敬业，用心关爱患者，真正成为一名优秀的医务工作者。

⊕ **案例7-5-2**

暖心服务、孕期无忧

湖北省某三级甲等医院是"全国示范孕妇学校"，每周由经验丰富的医生、护理专家，利用业余时间传播科学孕育知识，使准妈妈们了解和认识孕产期保健的重要性和必要性，提高自我保健意识，让她们更好地孕育和抚养下一代。该院每年开展50余期形式多样的理论、实践课程，陪伴每一位妈妈度过生命中最美丽的孕育旅程。医院还创建了母婴健康QQ群和微信群，医护人员在线给予准妈妈及新手妈妈孕期、产褥期及新生儿护理等全方位指导，受到了广大孕产妇的欢迎和赞誉。

王女士是孕妇学校的"毕业生"，出院时，专门抱着宝宝，找到孕妇学校负责人——产科护士长沈老师，开心地说："在孕妇学校学到很多保健和育儿知识，感觉回家自己带孩子也没有什么问题了……感谢医生、护士的辛苦付出，用自己私人时间免费教我们这些准妈妈……"

（1）结合章节：第四章 妊娠期妇女的护理。

（2）思政元素：初心使命、社会担当。

（3）专业知识与思政的融合：培养学生的社会责任感和奉献精神，利用专业知识开展科普讲座，为保护妇幼健康奉献一份爱心。

⊕ **案例7-5-3**

艰难时刻的"亲密伙伴"

"深呼吸、加油、大口呼气，快看到宝宝的头发了，特别棒！"10：40，湖北省某三级甲等医院产房内，45岁的助产士张老师正在指导一名产妇分娩，产床上的产妇经过几轮努力已经有些力不从心了，对她说："求求你让我剖吧，我实在受不了了！"张老师鼓励、安慰着她："不要放弃！我们再坚持一会儿，宝宝马上就要和妈妈见面了！"2个小时之后，一个新生命降临人世。"这是一个充满希望的职业，虽然辛苦但绝大多数时候我们都忙并快乐着。"张老师这样评价她的工作。

助产士工作关系着母婴两条生命，更多的是观察和协助。她们的经验来自临床实践和细微的观察，了解产程进展中的每一种变化，熟悉并能应对产程中的各种情况，甚至熟悉产妇的每一个表情和反应。除此之外，她们还要经常在下班后接受各种培训，以锻炼自己应对复杂情况的能力。在产房、分娩室里，她们既是医生，也是护士，处理着多变复杂的情况。她们是女人一生中艰难时刻的亲密伙伴，是迎接新生命诞生的天使。在这个普通、平凡的岗位上，多少个日夜，多少次抢救，助产士团队肩并着肩，多少的泪水与欢笑数也数不清……

（1）结合章节：第五章 分娩期妇女的护理。

（2）思政元素：科学思维、社会责任。

（3）专业知识与思政的融合：通过案例分享，激发学生乐于奉献、勤于思考的服务意识。

⊕ **案例7-5-4**

母爱10平方

为了宝宝的健康，很多年轻的妈妈都选择母乳喂养，而最令她们尴尬的问题就是公共场所没有哺乳室，当宝宝需要吃奶和更换尿不湿时，妈妈们会很尴尬。

一名"宝妈"在微博上发布消息："带孩子在湖北省襄阳市某医院看病时，发现门诊增设一间独立私密、干净整洁的哺乳室，这真是一块温馨的小天地！医院为宝宝和妈妈们想得真周到！""宝妈"说的"温馨的小天地"就是该院为方便带着哺乳期宝宝出门的妈妈们搭建的"母爱10平方"爱心哺乳室。

"母爱10平方"活动由联合国儿童基金会和中国疾病预防控制中心妇幼保健中心共同发起倡议，响应这一倡议不仅体现了医院支持母乳喂养和实施母婴人文关怀，也是一个地区文明的标志之一。

（1）结合章节：第六章 产褥期护理。

（2）思政元素：社会责任、职业素养。

（3）专业知识与思政的融合：通过了解国家政策和医院践行国家政策的行动，使学生明确母乳喂养及实施人文关怀的重要性，鼓励学生从细节入手，从身边的小事入手，关心、关爱母婴健康。

⊕ **案例7-5-5**

"我们也曾有过两个孩子"

敬爱的周恩来总理在西花厅工作时，所有工作人员都知道周总理和邓大姐特别喜欢孩子。他们休息时常和工作人员的孩子一起玩耍聊天。邓大姐第一次怀孕是在1925年10月，当时她刚结婚不久，周总理率领东征军去了汕头，她留在广州工作。"那阵儿我上班总恶心呕吐，刚结婚也不知为什么，就去医院检查，结果医生说是怀孕了。"听到自己怀孕的消息，邓大姐心里很慌乱，丈夫东征走了，母亲也不在身边，她自己协助何香凝做妇女工作，才打开一点局面，哪有时间带孩子呀。想来想去，邓大姐就自作主张去街头上买了一些打胎的中成药吃了，想悄悄把胎儿打下。

"我第二次怀孕快生产时恩来又不在。"邓大姐讲述了她第二次失去孩子的经过。她是1927年3月的预产期，在这之前，周总理已于前一年的12月调到上海工作，邓大姐因为要分娩，就暂留在广州，她母亲也特意赶来照顾她。邓大姐还清楚地记得，她是在1927年的3月21日生产的，那一天正好是周总理在上海领导工人进行第三次武装起义成功的日子。因为胎儿过大又是难产，三天三夜也没生出来。当时还没有剖宫产一说，医生同杨妈妈商量后用了产钳，结果孩子的头颅受到伤害，刚生下就夭折了。

因产后过度疲劳，子宫没有收缩好，今后可能不会再怀孕了。果然，从那以后，邓大姐就再也没有受过孕，战争年代使她永远失去了做母亲的机会。

（1）结合章节：第八章 妊娠期并发症妇女的护理。

（2）思政元素：科学思维、职业素养。

（3）专业知识与思政的融合：从这个故事的课前预习引出学习的内容——流产，启迪同学们的心灵，培养学生爱党爱国情怀。

⊕ **案例7-5-6**

托起生命的天使

湖北省某三级甲等医院年轻的助产士小杜清楚地记得，自己在为一名产妇接生时的惊心动魄。一名孕41周的产妇，胎膜自然破裂，胎心突然出现异常，原本稳定在130次/分钟的心跳突然骤降至60次/分钟，并且还在迅速下降。在帮产妇检查时，她摸到胎儿的头前，有一条锁状的东西，探触有"一扑一扑一扑"的搏动。她立即判断：可能是脐带脱垂。来不及片刻犹豫，立刻半跪在地，将手探入产妇阴道，托住胎儿头部缓解压迫。与此同时，产妇被紧急送往手术室，她跟随着产妇，保持着托举姿势，穿过长长的病房走廊，进电梯、出电梯，跟着推车一路小跑直到手术室。将近30分钟，她的双手始终没有离开，牢牢托住孩子的头，直到孩子顺利分娩。当她站起来时，她感觉四肢已经僵硬了，手腕和膝盖已经疼得不能直接回位，全身已经没有一点力气。但她看到母亲幸福的神态和新生儿红润的脸蛋时，所有的辛苦都烟消云散了，在她心里更多的是成就感。

（1）结合章节：第九章 胎儿及其附属物异常。

（2）思政元素：科学思维、职业素养。

（3）专业知识与思政的融合：通过亲身故事的分享，培养学生的爱岗敬业精神、敏锐观察能力和准确判断能力。

⊕ **案例 7-5-7**

造福临床的实用新型专利

产妇阴道分娩时，出血 1000 毫升内无明显临床症状和体征，难以觉察。产后出血评估方法不准确会导致产后出血量的估计低于实际出血量，错误低估将会丧失抢救时机。广州医科大学附属第三医院广州危重症孕产妇救治中心团队在常年抢救产后出血患者的过程中创新思维，立足临床，发明了一种"产科出血及容量复苏快速估算转盘"，该转盘简单易学，清晰明了，可保障医务人员短时间内准确评估出血量及进行有效的液体复苏，以减少患者并发症，降低孕产妇死亡率。

（1）结合章节：第十二章 分娩期并发症妇女的护理。

（2）思政元素：科学思维、社会责任。

（3）专业知识与思政的融合：通过案例，激发学生勤于思考、敢于创新的科研精神。

⊕ **案例 7-5-8**

多面"男神"李家福

李家福是武汉大学中南医院产科主任，55 岁，咸宁人，有 30 多年的妇产科经验，被患者誉为最有人格魅力的产科医生，人送外号"中南第一刀"。

李家福是纪录片《生门》中的男主人公，行医 20 多年共完成 3 万余例产科手术。他不仅医术精湛，而且对贫困的产妇家庭抱有深深的同情。行医生涯中，他始终把"合理治疗、合理用药、不过度检查"作为对待患者的基本准则，凡是有求于自己的患者，无论家境贫富，从来不往外推。在面对妊娠合并凶险性前置胎盘产妇保住子宫的请求时，他带领医护团队开始了一场惊心动魄的"子宫保卫战"。心脏 2 次停跳，换血 2 万毫升，命悬一线的生死时速下，成功让产妇转危为安。

（1）结合章节：第十二章 分娩期并发症妇女的护理。

（2）思政元素：科学思维、社会责任、职业素养、团队协作。

（3）专业知识与思政的融合：培养学生的医者仁心、奉献敬业精神，教育学生利用专业知识和职业素养，确保母婴安全。

➕ **案例 7-5-9**

普及健康科普，保障女性生殖健康，我们在行动

湖北省某三级甲等医院妇产党支部"关爱她、呵护家"志愿服务队成立于2018年，由党员及共青团员组成，每年多次开展各类大型义诊、科普讲座、免费体检、送药等公益活动。向广大女性宣讲生殖系统的自然防御功能及各种生殖系统炎症的防治。旨在关爱女性生理健康，帮助广大女性朋友掌握生殖健康相关知识，避免病急乱投医，增强女性预防妇科疾病的能力，提高女性的健康水平和生活质量。受益人群遍及襄阳城区及枣阳、宜城、老河口、保康、南漳等周边县市地区。

（1）结合章节：第十四章 女性生殖系统炎症患者的护理。

（2）思政元素：人文精神、职业素养。

（3）专业知识与思政的融合：教育学生利用专业知识引导女性学会健康的生活方式、养成良好的卫生习惯，能够主动关心患者，教会患者和家属对生殖系统的炎症进行预防、促进康复并防止复发。

➕ **案例 7-5-10**

医术精湛、妙手仁医

湖北省某三级甲等医院院长邢博士，不但医术精良，而且医德高尚。很多患者因为她医术高超，慕名求医。82岁的陈老太太，几年来一直觉得腹部胀痛，严重影响食欲，甚至连小便都变得困难，当地医院检查发现其盆腔长了一个巨大的肿瘤，直径达15 cm，辗转多家医院，无人敢为她进行手术。邢医生得知陈老太太的病情后，一边对其进行心理疏导，一边分析评估病情：陈老太太的腹部肿块巨大，82岁高龄，还合并高血压、脑梗死等多种基础疾病，手术风险高、难度大。她带领医护团队积极完善术前检查，商议治疗方案，多学科协助下完整切除了盆腔肿瘤。术后第一天，陈老太太便可下床走路，恢复得非常好。邢医生的专业技术、敬业精神给患者带来安全，在病友中口口相传。

（1）结合章节：第十六章 妊娠滋养细胞肿瘤患者护理。

（2）思政元素：科学精神、创新意识、奉献精神、职业素养。

（3）专业知识与思政的融合：培养学生的医者仁心、职业素养、科学严谨的治学态度。

➕ **案例 7-5-11**

宫颈癌疫苗的联合研发者

2016年7月18日，中国首个用于预防宫颈癌的HPV（人乳头状瘤病毒）疫苗获批，而这种疫苗的共同发明者中就有一位是中国人——周健博士。周健博士从本科到博士后，作为我国本土培养的科学家，应邀与弗雷泽教授合作发明了世界上第

一支预防宫颈癌疫苗，使全世界千百万妇女得以受益。他"出国10多年没有请过一天病假，经常每周工作7天"，更重要的是，他指导和鼓励了在澳大利亚的一代中国科学家们，激励他们投身科研事业，为国家的发展贡献自己的力量。

（1）结合章节：第十七章 腹部手术患者的护理。

（2）思政元素：科学精神、奉献精神、创新意识。

（3）专业知识与思政的融合：通过介绍案例培养学生热爱科学、认真严谨的态度，也鼓励学生树立团队协作的精神。

⊕ **案例7-5-12**
中国第一例试管婴儿诞生

中国第一例试管婴儿诞生：张丽珠，中国著名妇产科医学专家、北京大学第三医院妇产科创始人、生殖医学中心名誉主任、中国大陆首例试管婴儿缔造者，被誉为神州试管婴儿之母。国外奋斗数年已是造诣较深的张丽珠，在而立之年，她放弃优异的生活环境和先进的工作条件回归祖国，全身心地投入祖国的医学事业中。在极其艰苦的条件下，第一个开展了试管婴儿技术的应用研究。

北医三院的病案室里，记录着20年前第一个试管婴儿妈妈的整个孕育过程：1987年6月24日，张丽珠给来自甘肃的不孕患者郑大姐做了开腹手术，共取了4个卵子，6月25日，卵子体外受精成功。6月26日，张丽珠给郑大姐做胚胎移植手术。7月10日，郑大姐出现早孕反应。经历了此前的艰辛以后，此后仿佛变得格外顺利。送进郑大姐身体里的四个胚胎，有一个存活了下来。8月3日，通过B超，看见了原始的心脏搏动，一个小生命正在形成。在三院附近再观察了一段时间，张教授肯定她是怀孕了，且情况稳定，允许郑大姐回到了甘肃老家养胎。1988年3月，郑大姐又回到了北医院，进行剖宫产手术。3月10日，诞生了中国第一例试管婴儿，这个体重7斤8两、身长52厘米、身体健康、哭声响亮的女婴，凝聚着张丽珠和她的生殖研究小组所有人的心血和期望。郑大姐家人喜极而泣，给孩子取名中有一个"珠"字，感谢赋予女儿生命的张丽珠教授。她的诞生，标明中国内地首例试管婴儿的培育成功，从此，中国的生殖医学史翻开了新的一页。不久，中国内地首例"配子输卵管内移植婴儿"、中国内地第二例试管婴儿，分别于1988年3月18日和1988年5月27日，在北医三院相继诞生了。张丽珠教授的一生是不懈奋斗的一生，是全心全意为患者服务的一生。她白手起家，勇攀高峰，创造多个中国"第一"；她把患者当亲人，一切从患者利益出发，为无数家庭带来了福音。

（1）结合章节：第二十章 不孕症妇女的护理。

（2）思政元素：科学精神、创新意识、职业素养、奉献精神。

（3）专业知识与思政的融合：通过人物介绍，培养学生开拓创新、全心全意为患者服务的精神。

⊕ 案例 7-5-13

栓剂的由来

张仲景的师傅叫张伯祖，也是位名医。一日，医馆里抬进一名唇焦口燥、高烧不退又精神萎靡的病人。张伯祖诊断后认为是热邪伤津、体虚便秘所致，需要即刻用泻药帮病人排便去除热毒，可病人身体极虚弱，无法用药，张伯祖一时没了办法。正在医馆内学习的张仲景，在学医期间就旁学杂收，记下了许多奇门偏方。此时看到老师没了主意，思考了一下，走上前附在老师耳边说了几句，张伯祖顿时眉开眼笑，让张仲景快快去办。于是，张仲景取来一个铜碗，放入一勺新鲜蜂蜜，以药匙慢慢搅动，并放在微火上熬制，待蜂蜜慢慢黏稠结团后熄火放凉，再将蜂蜜团捏成一头粗一头细的圆锥形。张仲景让人扶起病人，以蜂蜜团尖端为头塞入病人肛门内，略等片刻，病人即排便，热邪也随之排出，顿时病就好了大半。张伯祖再佐以几副汤药辅助，不几日病人就痊愈了。张伯祖对自己这位聪明的徒弟大加赞赏，张仲景所做的蜂蜜锥团应该算是世界上最早的肠道栓剂了。

（1）结合章节：第二十二章 妇科常用护理技术。

（2）思政元素：传统文化、医者精神、创新意识。

（3）专业知识与思政的融合：通过分享张仲景切身体会劳苦大众疾苦的一颗仁心，体会"医圣"的行医精神，教导学生勤于思考，刻苦钻研。

⊕ 案例 7-5-14

"警察妈妈"为震区婴儿敞开胸怀

2008年，一场突如其来的地震席卷了汶川。大地震发生后，一张"年轻女警坐在一堆床铺中间，解开衣襟为婴儿喂奶"的照片，在网络上争相流传，网友们纷纷跟帖，盛赞她是地震中最美丽的妈妈。

她就是四川省绵阳市江油市公安局的一名普通女民警——蒋晓娟。那时候，她才刚生下儿子，休完产假回到工作岗位。接到救援的命令时，蒋晓娟没有一丝犹豫，前脚叮嘱母亲带儿子回老家，熬粥给儿子喝；后脚就简单收拾了几件衣服，跟着救援队伍，前往了北川。在救援的路上，母亲给蒋晓娟打了电话，说儿子豆豆不肯喝粥，只哭着要找妈妈。蒋晓娟闻言，心如刀割，儿子自从出生以来，就一直喝母乳，自己如今跟着队伍出去救援，只能狠心断了儿子的母乳。这个时候，必须舍小家为大家。

在灾难刚发生时，随着受灾群众人数的增加，安置点的物资一天比一天紧张，饮用水开始限量，食品也日渐短缺。大人节衣缩食还勉强过得去，可是孩子们饿得不行，年纪大的孩子勉强能喝进去两口米粥，襁褓中的婴儿饿得哇哇直哭。大人们既心急，又没有办法——安置点没有奶粉。这些婴儿的母亲呢？有的人受了重伤正在接受治疗，无法哺乳孩子；有的人在哺乳期间受到了惊吓，无法分泌出奶水。那天，蒋晓娟刚进安置点，就听见一阵弱小的哭声，转头一看，一个大姐抱着一个在哭的婴儿。大姐很着急：这孩子现在才两个月大，地震时，孩子的母亲为了保护她受了重伤，刚被送去治疗；这里没有奶粉，两个月大的孩子哪里喝得进米粥。孩子已经好久没喝奶了，哭声也一天比一天弱，这样下去，只怕还没等到他妈妈出来，孩子就会先走一步，饿死了。蒋晓娟心里冒出了一个想法：自己正在哺乳期，可以给孩子们喂奶，但蒋晓娟多少有些抹不开脸，以前，蒋晓娟在家中给孩子喂奶时，也是会避开家人去房间里喂的。在这大庭广众之下，给别人的孩子喂奶，蒋晓娟更加难为情了。婴儿的哭声一直牵动着蒋晓娟的心，身为母亲，她知道孩子对母亲的重要性，她决定放弃那些想法，救孩子。她从大姐手中接过孩子，找了个人少的地方，解开衣襟，给孩子喂奶。很快孩子就止住了哭声，喝得很是香甜，仿佛蒋晓娟就是她的妈妈。蒋晓娟给孩子喂奶的消息一经传出，有不少大姐抱着婴儿来找她。蒋晓娟也没有厚此薄彼，尽量让每个婴儿都有几口奶水喝。有人还特意数了数，有9个孩子。

　　面对社会和同事对她的褒奖，蒋晓娟很谦虚，她表示：自己做的不算什么，这些都是一个母亲该做的，自己做的只是一些小事，真正应该受到褒奖的是那些冒着生命危险抢救伤员的战友。

（1）结合章节：母乳喂养（实验课）。

（2）思政元素：科学思维、人文精神、社会责任。

（3）专业知识与思政的融合：通过讲解，激发学生"幼吾幼以及人之幼"的爱婴情感和愿意承担社会责任的高尚情怀。

⊕ **案例7-5-15**

孕妇突然分娩，众人转身围成人墙

　　遵义市凤冈县街头上出现暖心一幕，一名临产孕妇突然生产，巡逻女民警发现后立即上前扶住她，同时让同事带上派出所床单赶到现场。到场的男民警则主动背过身去，用身体给产妇围成"人墙"，让韩女士安心生产。同时，几位路过的妇女也赶来帮忙，一场警民参与的"爱心产房"迅速搭建。10分钟后，120急救车赶到现场，医务人员将急救毯铺在地面上，又用帷布罩住临时产房。在助产医生和大家的帮助下，半小时后，一名女婴顺利降临到这个世界上。随后，母女二人被送到医院。

（1）结合章节：正常分娩助产技术（实验课）。

（2）思政元素：职业素养、社会责任。

（3）专业知识与思政的融合：通过讲解案例，培养学生树立敬畏生命、敢于担当、敢于奉献的专业价值观，提高职业素养，关爱产妇。

⊕ **案例 7-5-16**

绿色通道畅通孕产妇生命通道

11月25日11：40，湖北省某三级甲等医院妇产科突然接到一位家属的求助电话："我老婆现在33周臀位，在医院附近的一家宾馆突发破水，想请求你们的帮助。"接到电话的病区护士长一边对家属进行安抚，一边汇报妇产科住院医师张医生，同时准备好平车，立即前往宾馆，接产妇入院。到达宾馆，护士长详细了解产妇的情况后，判断产妇臀位胎膜早破，容易发生脐带脱垂，一旦脐带受压，很有可能导致胎儿窘迫甚至死亡。转运途中，他们始终保持将孕妇的臀部抬高位，以防脐带脱垂。同时，医院内值班的吕医生，启动产科急危重孕产妇急救流程，汇报上级医生，联系相关科室准备进行急查核酸、胎儿超声、抽血化验、胎心监护等相关检查，并开启绿色通道，快速将产妇转至住院部。一切准备就绪，产妇完善各项检查和治疗后被送往手术室。产科主任、主治医生、护理团队早已严阵以待。只听见"哇"的一声啼哭，一名健康的女婴顺利娩出。经过产科、手术麻醉科医护团队通力协作，11月29日，产妇和婴儿康复出院。

（1）结合章节：病例讨论产后出血患者的护理（实验课）。

（2）思政元素：社会责任、践行使命、职业素养。

（3）专业知识与思政的融合：结合临床案例，引导学生不仅要业务精湛，更要有团队协作精神，不畏困难。

第六节　儿科护理学课程思政素材

一、课程基本情况

（一）课程性质

儿科护理学是一门研究从胎儿期至青少年阶段小儿生长发育规律、健康保健、疾病预防和疾病临床护理的学科。其目的是认识不同年龄阶段儿童的生长发育、生理特点，以及各种疾病在不同年龄阶段儿童中所表现的形式特点，从而准确认识疾病在儿童群体的表现规律，为疾病观察和护理提供依据。儿科护理学是专业主干课程也是学位课程，同时也是一门专科性特别强的护理课程，与各个学科有着紧密的联系，学生不仅要掌握儿科护理学相关知识和技能，还要与以前所学基础知识有机结合，与成人护理相区分，提高知识的综合应用能力。

（二）课程形式

通过理论讲授、视频演示、示教、实训及见习等多种形式开展教学活动，提高学生理论联系实际的能力，以及发现问题和解决问题的能力。

（三）思政目标

在传授知识的同时潜移默化培养学生的家国情怀，树立强烈的国家意识和民族自豪感；培养学生具有良好的职业道德，敬畏生命、人文关怀、全心全意护佑患儿的健康；最终培养素质、能力、知识全面发展的护理人员，满足社会需要，促进人民健康。

二、思政教学设计及内容

本课程的思政是以《高等学校课程思政建设指导纲要》为指导，梳理了专业素养、责任担当、爱国情怀、政治认同、家国情怀、文化自信、公民品格、尊重生命、医者仁心、科学精神、专业自信等思政元素。立足于课程教学大纲的要求，通过名人故事、社会热点、政策文件、临床案例、影视书籍、科学前沿等思政素材，将课程知识点与思政元素紧密结合，力求实现知识与价值引领、教书与育人的统一。

章节名称	思政元素	思政素材案例	思政切入点	思政目标	课外资源
第一章绪论第一节儿科护理学的任务和范围	爱国情怀、责任使命	少年智则国智，少年强则国强 清朝政治家、思想家、文学家梁启超在《少年中国说》中写道："少年智则国智，少年富则国富，少年强则国强，少年独立则国独立……红日初升，其道大光……前途似海，来日方长。"文章气势磅礴地表达了国之未来是少年，对少年寄予了厚望，而其中"少年智则国智，少年强则国强"的基础是少年儿童要有强健的体魄，为少年儿童的健康保驾护航是儿科护士的责任和使命	儿科护理学的任务	激发学生职业崇高感和责任感	《青年变革者》（图书）
第一章绪论第三节儿科特点及儿科护理的一般原则	医者仁心、创新意识	钱乙与六味地黄丸的故事 北宋的钱乙是"儿科之圣、幼科鼻祖"。一日，钱乙和弟子正在为患者治病，有位大夫带了一个钱乙开的儿科方子来"讨教"。他略带嘲讽地问："钱太医，按张仲景《金匮要略》所配的八味丸，有地黄、山药、山茱萸、茯苓、泽泻、丹皮、制附子、肉桂。你这方子好像少开了两味药，大概是忘了吧？"钱乙笑了笑，说："没有忘。张仲景这个方子是给大人用的。小孩子阳气足，我认为可以减去肉桂、制附子这两味益火的药，制成六味地黄丸，免得孩子吃了过于暴热而流鼻血，你看对吗？"这位大夫听了很是佩服。弟子赶紧把老师的话记下来，后来又编入《小儿药证直诀》一书	儿科临床特点	培养学生辩证思维方式和个体化治疗护理的思想	《小儿药证直诀》

章节 名称	思政 元素	思政素材案例	思政 切入 点	思政目标	课外资源
第三章 儿童保健 第一节 各年龄期儿童特点及保健	专业自信、大爱无疆、责任担当	**我国第一位弗洛伦斯·南丁格尔 奖章获得者王琇瑛** 中国首位弗洛伦斯·南丁格尔奖章获得者王琇瑛认为,要让人民掌握保健知识,就应该从小学开始,将卫生保健课程纳入小学、中学以至大学的教育计划,卫生工作者应与家庭、社会共同对学生进行健康教育。从1937年开始,她利用业余时间,着手编写《小学卫生试用教材》,并与北平西观音寺小学合作,由一年级开始每周讲授一课。同时,她还为教师编写了《小学卫生试用教材教学法》。教材内容包括人体解剖部位、个人卫生、环境卫生、营养、常见传染病预防知识等。该书图文并茂、深入浅出、切合实用。教学方法包括用显微镜观察细菌的形状;用不同营养物质喂养小白兔进行实验,观察并对比其生长发育情况;组织大型卫生图片、食品展览等,激发小学生及大众的学习兴趣	儿童保健的概念	通过介绍王琇瑛的事迹,培养学生认真学习、严谨治学的精神	《护理专家王琇瑛,中国首位弗洛伦斯·南丁格尔奖章得主》(学习强国)
第三章 儿童保健 第五节 计划免疫	家国情怀、专业自信	**中国疫苗之父顾方舟** "我的一生只做了一件事,就是做了一颗小小的糖丸。"顾方舟觉得,要在中国消灭脊髓灰质炎,就只能走活疫苗路线。他选择自己第一个试用,冒着瘫痪的危险,义无反顾地喝下了一小瓶疫苗。一周后,他的生命体征平稳,没有出现异常。要想进行下一个阶段,必须证明这个疫苗对儿童也安全才行,可谁又愿意把孩子给顾方舟做试验?无奈之下,顾方舟做出了一个艰难的决定,瞒着妻子,给刚满月的儿子喂下了疫苗。1960年底,首批500万人份疫苗在全国11个城市推广开来;1990年,全国消灭脊髓灰质炎规划开始实施;2000年,"中国消灭脊髓灰质炎证实报告签字仪式"举行,74岁的顾方舟作为代表,郑重签下了自己的名字。从无疫苗可用到消灭脊髓灰质炎,顾方舟用40多年的研究护佑中国儿童远离小儿麻痹症	脊髓灰质炎疫苗预防接种	通过学习顾方舟的故事培养学生强烈的职业自豪感,勇于实践、积极创新的精神	感动中国2019年度人物(央视新闻)

章节名称	思政元素	思政素材案例	思政切入点	思政目标	课外资源
第六章 患病儿童护理及其家庭支持 第八节 儿童用药特点及护理	专业素养、责任担当、尊重生命	孩子不是你的缩小版，儿童要用儿童药 一段央视播出的儿童安全用药公益宣传片——"因药致聋女孩的无声诉说"——让无数网友看罢泪崩。片中的主人公浠诺，原本是个爱笑的小姑娘，一听到音乐就手舞足蹈。然而，她在三年前却因为一次发烧后用药不当，听力越来越弱，后来，她再也听不到这个世界的声音……事实上，浠诺，只是我国每年因用药不当致聋的30000个孩子中的一个。据中国聋儿康复研究中心统计：因为用药不当，我国每年有约30000个儿童，陷入无声世界。30000个"浠诺"故事，折射儿童安全用药盲区。家长对儿童药概念的理解模糊，是儿童用药不当的一个重要原因。据调查，很多家长都没有成人药和儿童药的概念，在给孩子用药时经常存在习惯性误区，比如经常将成人吃的片剂直接让孩子服用，掰药片、随意加量……凭感觉、经验随意给孩子用药的现象屡见不鲜。"孩子不是你的缩小版，儿童要用儿童药。"无数"浠诺"的故事告诉我们，在儿童用药问题上，多谨慎都不为过	儿童用药特点	培养学生对生命的敬畏心和对护理工作的高度责任感	《孩子不是你的缩小版，儿童要用儿童药》（网络资料）
第七章 儿科常用护理技术 第五节 静脉输液（静脉留置管术）	创新精神、责任担当、职业自豪感	省内骨髓输液技术第一人——张晓红 "在单独值班的时候，你们最害怕遇到什么情况？"对新入职的年轻护士，湖北省某三级甲等医院儿科护士长张晓红经常这样问。"打不上针，尤其是小孩需要抢救时打不上针。"打不上针的问题不仅仅是刚刚参加工作的护士会面临的问题。即使是经验丰富的资深护士在遇到循环差、血管塌陷的危重患者抢救时，也同样束手无策。由此引发了一系列因抢救时静脉通路建立延迟而投诉的医疗纠纷。为了解决这个难题，作为儿科重症的护士长，张晓红通过查阅大量国内外文献资料，深入临床，反复进行实践摸索，终于突破瓶颈，掌握了这项至关重要的技术，填补了这项技术在省内的空白，解决了各种患者抢救时打针难的问题。同时为了推广这一技术，让临床护士都熟练掌握该技术，她在各种会议上，利用各种机会进行传播培训，先后开展了近20期的培训班，旨在普及这项急救技术，挽救更多生命	对输液技术进行介绍	通过对张晓红个人事迹的介绍，激发学生热爱学习，培养学生努力钻研的学习精神及强烈的职业自豪感	《三分钟打通"生命线"》（襄阳中心医院公众号）

章节名称	思政元素	思政素材案例	思政切入点	思政目标	课外资源
第七章 儿科常用护理技术 第八节 温箱使用法	科学精神、责任担当、文化自信	"孵化"宝宝——保温箱的发明 　　早产是19世纪婴儿高死亡率的重要原因，那时的早产儿死亡率高达75%，早产儿几乎没有生存的机会，婴儿死亡的直接原因常常是体温过低、饥饿等。婴儿保温箱的出现，被誉为"重新发明了子宫"。保温箱的发明者斯蒂芬·塔尼，是巴黎一家医院的产科医生。一天，塔尼值班时，遇到一名早产儿，由于体温过低只能在棉被中取暖，这名婴儿只存活了7天便离开了这个世界。塔尼陷入痛苦，他希望能找到好的办法，救治来之不易的生命。有一天，塔尼的一个养鸡的朋友马丁，邀请他到自己的饲养场参观。马丁很兴奋地向塔尼介绍自己引进的孵化器："把鸡蛋放进去，过些天毛茸茸的小鸡就会出来了。"塔尼马上想到，如果将这个设备的原理用在早产儿保温上会怎么样呢？在马丁的帮助下，塔尼做出了现代保温箱的雏形，成为早产儿的避风港。保温箱很快传到英国、美国，并不断改进。这个机械子宫的出现，使得早产儿的死亡率降低了一半	保温箱的使用目的	通过对第一台保温箱的发明进行介绍，培养学生善于思考、勇于创新的科学精神	《一个挽救无数婴儿的发明，灵感居然来自养鸡场》（网络资料）
第七章 儿科常用护理技术 第十节 换血疗法	责任担当、尊重生命、医者仁心	林巧稚与5胎妈妈 　　1962年，林巧稚收到一名孕妇的求助信：她称自己是一名怀了第5胎的妈妈，前4胎都没活成，其中后3胎都是出生后发黄夭折的。根据信中所说的症状，林巧稚判断她的孩子可能患新生儿溶血病。新生儿溶血病，做出诊断并不难，但问题是，这种病当时全国都没有治愈的先例，林巧稚本可以拒绝，但婴儿一个接一个死去的惨状，刺痛着她的心。她遍查全世界最新的医学期刊，搜寻有关治疗新生儿溶血病的有关资料，最后决定用婴儿脐带换血的方法，来挽救新生儿的生命。果然，孩子出生不到3小时，就出现了全身黄疸，生理指标也越来越差。林巧稚决定，即刻进行换血手术。最终，中国第一例新生儿溶血病手术成功了	换血疗法的目的	通过介绍我国第一例新生儿成功换血的案例引导学生敬畏生命、勇于担当，以及培养学生强烈的职业自豪感	《1962年林巧稚为抢救溶血病新生儿，大胆进行3次换血》（网络视频）

章节名称	思政元素	思政素材案例	思政切入点	思政目标	课外资源
第八章 新生儿及新生儿疾病患儿的护理 第二节 正常足月儿和早产儿的特点和护理	专业素养、敬业奉献	"一切为了孩子" 　　我国新生儿医学主要奠基人之一、复旦大学附属儿科医院终身教授、博士生导师金汉珍当年因为院长一句话"现在新生儿的病患多起来，新生儿情况又比较特别，所以要建立一间单独的新生儿病房，我希望你负责那里的工作"就干起来，科室建立之初，仅有5张床位，1名医生和1名护士，起早贪黑自然是家常便饭。每天7：00不到，金汉珍来到病房，察看患儿病情，8：00准时出现在门诊，直到暮色降临，金汉珍再次回到病房，开始一天中的夜查房。她总是反复嘱咐护士注意患儿病情变化。有的患儿病情过于复杂或严重，她会搬把椅子在病房外守护。工作中遇到的难点疑点她总是拿笔认真记录，再到图书馆查阅资料，问题解决后做好总结，以便日后查找。到20世纪60年代初，该医院新生儿病区已经有3个病区，250张床位。在一次记者招待会上，记者问金教授为何如此费心劳力，金老深情地道出了自己的心声："一切为了孩子。"	新生儿护理	培养学生不怕吃苦、乐于奉献的精神，教导学生面对儿童这一特殊的群体，更要敬业、用心，为患儿的康复保驾护航	儿科先驱医者楷模——金汉珍教授诞辰100周年纪念会（复旦大学附属儿科医院党建学习平台）
第八章 新生儿及新生儿疾病患儿的护理 第五节 新生儿窒息	爱岗敬业、责任担当、专业自信	无数患儿的"李妈妈" 　　湖北省某三级甲等医院儿科新生儿重症监护室护士李阳，对于无数患儿而言，她还是亲切的"李妈妈"。 　　1981年，李阳高考失利，"无奈"选择了护理专业。她笑言，这是命运跟她开的第一个玩笑，选择了当时并不喜欢的专业。1983年，李阳进入医院。彼时，命运又跟她开了个玩笑，她被分配到最不想去的儿科。李阳说，让她意想不到的是，越干越喜欢这个科室、这个行业。儿科新生儿重症监护室急缺人手，李阳听从安排，开始了新工作。此时，她所面对的是一群更小的患儿。 　　在李阳的印象里，科室救治的早产患儿太多了。科室组建的早产儿随访群也从1个，慢慢递增到现在的八九个。让她感到自豪的是，她带头开展实施了"早产儿经口喂养准备评估量表"等新技术，吸引了多家外地医院前来取经。	新生儿窒息	树立学生职业认同感，培养学生有责任、勇担当、乐奉献的职业精神	《无数患儿的"李妈妈"》（襄阳中心护理之窗微信公众号）

章节名称	思政元素	思政素材案例	思政切入点	思政目标	课外资源
第八章 新生儿及新生儿疾病患儿的护理 第五节 新生儿窒息	爱岗敬业、责任担当、专业自信	"面对这些患儿，我越来越觉得这份工作有意义。"她说，能坚持下来除了有家人的理解支持，最重要的还是内心的坚定——穿上护士服就有了责任感和神圣感	新生儿窒息	树立学生职业认同感，培养学生有责任、勇担当、乐奉献的职业精神	《无数患儿的"李妈妈"》（襄阳中心护理之窗微信公众号）
第九章 营养障碍疾病患儿的护理 第二节 维生素营养障碍性疾病	爱国情怀、公民品格	"小萝卜头的故事" 1941年，宋振中出生于江苏邳州，8个月的时候，就随父母被带进监狱，由于常年住在阴暗、潮湿的牢房里，八九岁却只有四五岁的孩子那么高，成了一个大头细身子、面黄肌瘦的孩子，难友们都疼爱地叫他"小萝卜头"。在狱中"小萝卜头"不仅坚持学习文化知识，还利用自己的年龄优势成为狱中党组织的交通员，为党组织做了不少工作。1949年9月6日，宋振中被国民党特务杀害于重庆歌乐山下的松林坡，年仅8岁，为中国最小的烈士。同父母一起并称"一门三烈"	佝偻病营养不良的护理	引导学生不忘历史，培养学生的爱国情怀	《红岩》（图书）
第十三章 泌尿系统疾病患儿的护理 第二节 急性肾小球肾炎	爱国情怀、责任使命	"预防肾病，从儿童抓起" 世界肾脏日（World Kidney Day），由国际肾脏病学会和国际肾脏基金联盟于2006年联合提议创建，每年3月的第2个周四为"世界肾脏日"。2016年3月10日为第11个"肾脏日"，主题是"肾脏病与儿童"，首次聚焦儿童肾脏病，宣传口号是："早期行动，预防肾病，从儿童抓起。"儿童的急性肾损伤或慢性肾脏病，均有可能影响其一生，严重影响成年后的生活质量，因此，早期发现、有效治疗非常重要。人们希望通过肾脏病日的宣传，普及"许多成年肾脏病实际从儿童时期就开始"的观念，呼吁人们重视肾脏病在儿童时期的高危因素及高危人群的识别和预防	本课开场引入	通过"世界肾脏日"的介绍，引导学生了解国家为此做出的努力及相关政策，强化学生学好专业、服务社会、热爱国家的意识	《"预防肾病，从儿童抓起"》（学习强国）

章节名称	思政元素	思政素材案例	思政切入点	思政目标	课外资源
第十四章 血液系统疾病患儿的护理 第三节 出血性疾病	文化自信、尊重生命、责任担当	**不幸获血友病，求学之路中断** "妈妈，请别拦着我，让我去跑，让我去随意玩耍吧！我想奔跑，我要尽情地和伙伴们玩耍，我想要体验奔跑时酣畅淋漓的快感！"这是血友病儿童贝贝的呼喊。她因患有血友病，左膝关节肿得像成年人的关节，已不能正常行走。她是个喜欢画画和唱歌的活泼孩子，6岁上一年级，总共在学校时间为36天，二年级还没能回到课堂。发病的绝大部分日子里，她在家中的床上度过。辗转之间，父母带她找到北总三院血液科，接受血液病专家海文琪的治疗建议，采用"五联一体滋髓疗法"治疗了两个疗程。血肿和关节出血等症状都消失了，没落下残疾。看着贝贝一天天康复，真的远离疼痛，妈妈的脸上露出了笑容，心里充满对医务人员的无限感激	血友病健康教育	让学生树立专业自信，明确为人民健康服务的职业使命	《海文琪救治小天使——感人故事》（网络资料）
第十五章 神经系统患儿疾病的护理 第三节 病毒性脑炎	公民品格、尊重生命	**霍金的故事** 1963年，霍金被确诊患上了肌萎缩侧索硬化症，这种病会使他的身体越来越不听使唤，只剩下心脏、肺和大脑还能运转，最后连心肺功能也会丧失，当时医生预言他只能再活两年。这一致命的打击几乎使霍金放弃了学业，但他克服身患残疾的种种困难，于1965年取得博士学位，并留在剑桥大学进行研究，推动了物理学的发展	病毒性脑炎缓解期的康复治疗	通过霍金的事迹培养学生坚持学习、永不放弃、善于思考的科学精神	《霍金传》（影片）
第十八章 遗传代谢性疾病患儿的护理 第二节 21-三体综合征	公民品格、尊重生命	**天生我材必有用** 天才指挥家舟舟，他是个先天性愚型儿，智力只相当于几岁的小孩子。这种疾病在我国的发生概率为500万分之一（学名为21-三体综合征），从智障者到指挥者，从生活不能自理到可以与人基本正常交流，舟舟在父母、亲人和社会的关爱中渐渐地长大，作为"名人"的舟舟不懂得名利为何物，只陶醉于音乐的快乐和激动、兴奋之中。我们从舟舟那富有传奇色彩的经历中感悟到爱的力量，那些有着和舟舟父母一样痛苦的家长看到希望："爱，是可以改变命运的！"	我国遗传代谢性疾病的防治成就	使学生正确认识遗传代谢性疾病，不歧视生理功能障碍的患儿，利用专业知识给予该类患儿和家属专业指导和帮助	《走进舟舟的世界》（纪录片）

章节名称	思政元素	思政素材案例	思政切入点	思政目标	课外资源
第二十二章 常见肿瘤患儿的护理 第一节 急性白血病	人文关怀	医院里的爱心学校 我国每年有1.5万名新发急性白血病患儿，70%为急性淋巴细胞白血病，有近90%的急淋患儿和70%的急非淋患儿最终被治愈，回归社会。但是由于白血病患儿治疗周期为2—3年，白血病患儿在治疗期间无法像普通的孩子一样上学，更不能像正常的小朋友一样玩耍。为了让白血病患儿在治疗期间不落下正常的学业，保持社会交往能力，并在治疗结束后能够顺利回归学校，湖北省某三级甲等医院医务社工部联合儿童血液肾病遗传代谢科、机关第一党支部、行管后勤团支部，在病房组建"爱心学校"，设立以兴趣为导向的课程，将知识教育、兴趣培养和心理情绪治疗结合起来，确保治学两不误，让患儿享受最美的童年时光。它的出现给了孩子们、父母们坚持对抗病魔的动力，让生命在爱心和善意中得到延续	肿瘤患儿的心理护理	通过介绍临床医院对小患者的关心关怀，以言传身教的方式树立学生尊重生命、关怀患者的正确职业观	《你看他们的眼睛里有星星！》（襄阳市中心医院微信公众号）

第七节　急危重症护理学课程思政素材

一、课程基本情况

（一）课程性质

急危重症护理学是高等院校护理本科专业必修课之一，先修课程有内科护理学、外科护理学、基础护理学、药理学等。

课程主要内容包括急危重患者生命监测及生命支持技术，急危重症的病情评估、救治原则、护理及常用急救技术，同时也涵盖国内外急危重症护理理论和技术的新进展。通过本课程的学习，使学生系统掌握急危重症护理的基础理论，常用急救护理技术，熟悉急危重症护理工作范围与特点，为开展临床急危重症护理工作打牢基础。

（二）课程形式

急危重症护理学采用多种教学方法，包括理论讲授、视频播放、案例教学、角色扮演、翻转课堂、小组讨论、操作演练、临床见习及线上自学等，旨在培养学生的专业护理能力，提升综合素质。

（三）思政目标

（1）以社会主义核心价值观为引导，培养学生树立爱国、敬业、担当、奉献的精神。

（2）培养学生"敬佑生命、救死扶伤、甘于奉献、大爱无疆"的医者精神。

（3）激发学生的社会责任感和爱国情怀，为实现健康中国而努力奋斗。

（4）培养学生善于沟通及团队协作精神。

（5）培养学生一切以患者为中心，尊重患者，实施人文关怀。

（6）培养学生勇于钻研、创新的科学精神和思维方法。

二、思政教学设计及内容

急危重症护理学根据课程思政目标对教学内容进行梳理，围绕教学大纲将思政元素融入专业课的日常教学过程。在教学设计中找准切入点，春风化雨般将家国情怀、社会责任、奉献精神、救死扶伤、科学精神等思政元素在课程中自然呈现，有意识、有深度地将思政元素融入教学内容，进而达到思政育人与专业教学完美融合的教学目标。

章节名称	思政元素	思政素材案例	思政切入点	思政目标	课外资源
第一章 急危重症护理学概述	家国情怀、使命担当、勇于创新	战地中的监护病房 19世纪50年代，英国、法国、土耳其和俄国进行了克里米亚战争，英国的战地战士死亡率高达42%。南丁格尔主动申请，自愿担任战地护士。她率领38名护士抵达前线，在战地医院服务。有一次，南丁格尔一边给伤员换药，一边安慰他，伤员感动得流下了泪水。这时候，一位少校军官进来把南丁格尔叫了出去，带着满脸不屑说："小姐，你还是回伦敦去吧！你就是治好了伤员，他们也不可能再上战场了。""为什么？"南丁格尔不解地问。"你想，一个动不动就流泪的人，能冲锋陷阵吗？你和你的同伴把他们娇宠坏了！""不！"南丁格尔说，"在我眼中，他们是人，是兄弟，他们受伤了，应该得到护理和安慰。"她竭尽全力排除各种困难，为伤员准备必需的生活用品和食品，对他们进行认真护理。在仅仅半年左右的时间内，伤病员的死亡率就下降到2.2%。每个夜晚，她都手执风灯巡视，伤病员们亲切地称她为"提灯女神"	建立监护病房的意义	培养学生社会责任感和职业使命感，爱岗敬业，勇于奉献	《南丁格尔传》（视频）

章节名称	思政元素	思政素材案例	思政切入点	思政目标	课外资源
第二章 急救医疗服务体系的组成与管理院前急救	家国情怀、救死扶伤、科学精神	**直升机救援,助力北京冬奥会** 2022年的冬奥会上,我国使用直升机实现伤员快速转运救治,助力北京冬奥会。2月7日上午,北京冬奥会张家口赛区1名运动员受伤,在张家口崇礼赛区999救援直升机保障组及地面保障人员协同配合下,实现了5分钟内从崇礼赛场到赛区定点医院——北医三院崇礼院区——的快速空中救援转运,救援工作有条不紊,顺利进行。2月10日中午,北京冬奥会延庆赛区的国家高山滑雪中心,1名运动员在高山滑雪男子全能速滑项目中受伤,左前臂开放性骨折。经过场馆医疗官研判,决定启用北京999医疗转运型直升机参与救援,仅用8分钟就将受伤运动员转运到了赛区定点医院——北京市延庆区医院,比用地面救护车节约了20多分钟,为抢救运动员争取了宝贵时间	院前急救与转运的意义	通过播放视频使学生了解国内现代化院前急救能力与水平,培养学生树立急救意识、爱国情怀,教导学生利用科学精神提高救治水平与能力	《2022年北京冬奥会直升机转运运动员》(视频)
第三章 医院急症科救护	职业自豪感、专业服务精神	**与时间赛跑的"急诊天使"** 急诊科,向来是分秒必争之地。1983年出生的田晓雯,身着绿色护士服,是湖北省某三级甲等医院一名急诊护士。自2003年工作后,她一直在急诊科。急诊科"急"字当头,能否及时、精准护理病人至关重要。要做到这些,需要护士熟练掌握护理技能,不容有失。"我们每天都在跟时间赛跑,分秒必争!"田晓雯说。 该医院的急诊科,是国家化学中毒救治基地。这里接诊了大量中毒的患者。让田晓雯印象深刻的是,她曾帮一名喝农药的患者洗胃。当时,这名患者情绪激动,一直张嘴试图咬伤周围的医护人员。当时,田晓雯站了出来,帮这名患者洗胃。可是,她拔管时发现,患者竟然咬断了管子,一节管子卡在喉咙处。"就在一瞬间,我立马伸手从患者喉咙处'抠'出剩余的胃管。"田晓雯说,事后许多同事都担心她被咬伤,但她当时来不及多想。这么多年来,她已记不清抢救了多少患者。多年来,田晓雯练就了一身过硬的急救本领。事实上,在她看来,想要成为一名优秀的护士,这远远不够,还要有一颗温暖他人的心	急诊分诊护士的资质要求	通过高年资急诊护士的事迹分享,激发同学们的使命感和自豪感	《听!五位护士讲述不同年代的"天使之路"》(襄阳中心医院护理之窗公众号)

续表

章节名称	思政元素	思政素材案例	思政切入点	思政目标	课外资源
第五章心搏骤停与心肺脑复苏	敬佑生命、救死扶伤、使命担当	**生死边缘，职业担当** 　　湖北省某县某中医院护士小李在石头村附近游玩时，发现一名男子不慎溺水，男子被救上岸后心跳呼吸已经停止，危急关头，她迅速对其开展急救。经过3轮心肺复苏抢救，最终帮助溺水者转危为安，确定其情况稳定后，她才默默地离开，这暖心的一幕也让周围群众纷纷点赞	心肺复苏技术要点	通过讲述"争分夺秒，与死神赛跑"的争夺战，树立学生责任意识与急救意识	《咸宁红十字会——好样的！通城"90后"护士勇救溺水男子教科书式心肺复苏挽救生命》（网络资料）
第六章急性中毒第一节概论	敬业爱岗、甘于奉献、科学精神、职业素养	**授人玫瑰，手有余香** 　　谢毓元，国内著名药物化学家和有机化学家，一生以国家需求为己任，多次辗转研究方向并取得卓越成绩。解决了阿托品、后马托品、普鲁卡因等药品自给问题；为解决治疗血吸虫病特效药酒石酸锑钾毒性；和合作团队成功研发了二巯基丁二酸，这是第一个被国外公司仿制的中国新药。谢毓元先生一生热爱科学事业，在药海求索。他曾说："研究的工作总归是漫长而枯燥的，但别人看来辛苦的事情，只要自己乐在其中，苦是完全不觉得的。"他也曾如此勉励年轻科研人员："我总结了一些经验体会，与年轻的学生们分享。对科研工作要有锲而不舍的精神。从大处讲，是对任何工作都锲而不舍；从小处讲，就是对每一个实验的锲而不舍。化学是一门实验科学，任何一个实验，假如设计路线事先经过充分的调研和周密的思考，应该有较大的成功把握。遇到失败，在所有可能的原因被排除前，不要轻易放弃原有设计。这样，大多数情况下，取得成功的可能性就大得多。我的很多实验，都是在多次失败和不懈坚持之下，才取得好结果的。信心、耐心、细心的缺乏往往是成功的绊脚石。"	特效解毒剂的应用	科研工作要有锲而不舍的精神，要相信科学。做任何事情都要有刻苦钻研、勇于创新的精神，最后一定会取得成功	《97岁药物化学家谢毓元走了，曾告诫年轻人独立思考不迷信权威》（中国青年报客户端）

章节名称	思政元素	思政素材案例	思政切入点	思政目标	课外资源
第七章常见内外科急症第六节严重心律失常第七节急性胸痛	急救意识、团队协作、职业素养、科学精神	"含金量"超满的急救课 M老师（化名）是四川省120急救专家，不仅抢救过很多人的生命，而且培训出了很多急救医护人员。但没有想到的是，2月27日，他突然遭遇心肌梗死。医院接到M老师的120求救电话，还以为他在搞演练抽查。 成都市某三级甲等医院和M老师及其家属配合，实力上演教科书式"真实演练"。医院急救团队争分夺秒，成功救回心脏骤停20分钟的M老师。恢复后的M老师骄傲地说："抢救我的都是我培训过的学生，是他们让我获得重生。我用生命考核了我曾经培训过的急救医护人员，证明他们确实是急救技术过硬的团队。"	急性胸痛和严重心律失常的急救要点、急救时机和护理要点	通过介绍这个典型案例，使学生明白"与时间赛跑，为生命护航"的应急处理能力的重要性，同时明白急救过程中独木不成林的寓意	《120急救中心专家心肌梗死，用生命上了一堂"含金量"超满的急救课》（健康成都官方微博，2021年3月7日）
第七章常见内外科急症第九节急性腹痛	大医精诚、使命担当、医者仁心、科学精神	不断钻研技艺，做人民群众生命健康的守护者 2020年11月24日，廖晓锋赴北京参加全国劳动模范和先进工作者表彰大会，并荣获"全国先进工作者"称号。廖晓锋现场聆听了习近平总书记的重要讲话，这让他感到激动和自豪。回到襄阳后，廖晓锋把更多精力投入到"廖晓锋劳模创新工作室"的发展中。2021年至今，"廖晓锋劳模创新工作室"实施了以腹腔镜下保留十二指肠胰头切除术为代表的一系列高难度微创手术，研发了"腹腔镜肝脏支撑器"，并获得专利。 54岁的马先生来到市中心医院就诊，他的肝部有一个肿瘤，正好长在肝静脉、下腔静脉、肝门静脉之间，手术难度很大。为了在术中更加精准切除肿瘤，廖晓锋团队为患者进行了ICG荧光染色，谨慎处理肝内每一条血管和胆管，整个过程出血量不到20毫升，不到4小时就将肝尾状叶成功切除。患者术后6小时即进食流食，第5天拔除腹腔引流管痊愈出院。这次手术成功，标志着市中心医院可实现腹腔镜下所有肝段、肝叶解剖性手术切除，目前国内仅有少数知名肝胆中心具备同等手术能力。 "广大医务工作者要恪守医德医风医道，修医德、行仁术，怀救苦之心、做苍生大医，努力为人民群众提供更加优质高效的健康服务。"习近平总书记的话，廖晓锋谨记在心。他说："我会在手术台上继续坚持下去，不断钻研技艺，做人民群众生命健康的守护者。"	急性腹痛的救治原则和护理措施	通过学习廖晓锋主任的故事，培养学生"急患者之所急、急患者之所需"的职业素养，教导学生解决问题时要有锲而不舍的探索精神	《医者仁心皆为民》（湖北文理学院"校园新闻"2021年1月3日）

续表

章节名称	思政元素	思政素材案例	思政切入点	思政目标	课外资源
第八章 灾害护理	爱国情怀、社会责任、职业道德	**义不容辞勇担当** 习近平总书记在中央政治局常委会会议研究应对新型冠状病毒肺炎疫情工作时强调，各级党委和政府及有关部门要把人民群众生命安全和身体健康放在第一位，制定周密方案，组织各方力量开展防控，坚决遏制疫情蔓延势头。要求全力救治患者，尽快查明病毒感染和传播原因，加强病例监测，规范处置流程。党中央统一领导、统一指挥、统一调度建立了全国一盘棋机制，7000人酣战9天火速建成火神山医院，紧接着相继建成雷神山医院、方舱医院等，做到了新冠肺炎患者的应收尽收、应治尽治，有效遏制了疫情	灾难医学救援组织管理、灾难医学救援中护士的角色及素质要求	一方有难，八方支援。新冠肺炎疫情期间，全国各地支援武汉。培养学生树立责任意识，明白强大的祖国是每一个中国人民坚强的后盾，产生强烈的民族自豪感	《习近平对新型冠状病毒感染的肺炎疫情作出重要指示》（《人民日报》，2020年1月21日）
第九章 严重创伤	敬佑生命、救死扶伤、科学精神、职业信念	**小伙遇车祸休克，4名武大医学生出手了！** 2022年6月16日凌晨，在武汉长江大桥下，20岁的小李不幸遭遇车祸，倒在血泊里。当时，武汉大学人民医院（武汉大学第一临床学院）的2021级医学研究生吴志丰、张烨、熊威、朱子敬正相约在此跑步。听闻人群中的哭喊声，迅速跑了过去。现场让人不寒而栗：一名小伙子左大腿到小腿的肌肉，被直接划开，膝关节处肌肉断离，髌骨、股骨暴露在外，伤口长达40厘米。"我们是武汉大学医学生，让我们看看！"4人扒开围观人群，立即俯身查看。"患者大量失血，很可能是伤了腿部大动脉，如不尽快送到医院很可能有生命危险。"他们火速判断，"最重要的是把出血止住，只有这样才能争取到医院救治的时间。"朱子敬立即抽出腰间的皮带，同吴志丰一起将皮带紧紧扎在患者大腿上方三分之一处，并不顾自己感染的风险，找到伤者大腿股动脉搏动处，徒手压迫血管止血。一系列紧急处理后，患者伤口出血明显减少。此时，120救护车也及时赶到。4名同学帮助120工作人员将患者抬上救护车。到医院时，伤者血压已低至60/30mmHg。"再晚几分钟，救回希望渺茫。"急诊科医护人员感慨。事后，4名同学受到大家的褒奖，他们说："救死扶伤是医者天职，我们医院很多老师，也经常见义勇为。我们应该将前辈医者敬佑生命、大爱无疆的精神更好地传承下去。"	创伤的特点，科学的救治方法	培养学生增强"第一目击者，现场急救"的社会责任意识，明白急危重症患者救治中团队协作的重要性	《小伙遇车祸休克，4名武大医学生出手了！》（人民网）

章节名称	思政元素	思政素材案例	思政切入点	思政目标	课外资源
第十章 环境及理化因素损伤 第七节 高原病	无私奉献、责任意识、大爱精神、职业素养	马背上的好"曼巴"（医生） 吴天一，高原医学事业的开拓者，中国工程院院士，中国医学科学院学部委员。 20世纪50年代末，大量有志青年从东部一路西进，来到这片广袤的土地，擎起建设西部的大旗。然而，许多初到青海的建设者出现了不同程度的高原反应。一位从枪林弹雨中走出的战士，不幸被高原病带走了生命，临终前，他说："飞机大炮都没有把我打倒，却被这高原病要了命……"在对高原疾病知之甚少的年代，鲜活的生命总是这样带着无限的遗憾陨落。那位战士的话深深地刺痛了吴天一，也使他下定决心：一定要攻克高原病！只有从根本上认清高原病的致病机制，总结出一套行之有效的治疗方法，才能让临床治疗有章可循——认定了这一点后，除了每日的临床工作，积累资料、探索高原病病因，便成了这位军旅医者全部的生活内容。青藏高原是三江的源头，夜晚气温能达到零下30多摄氏度。吴天一和队员们住在单薄的帐房里，数日不能洗脸；煮熟的羊肉被冻成冰坨子，用刀割下来就着冰碴吃；渴了，就到牧民家讨碗茶喝。好几次，吴天一骑马过河都差点被湍急的河水冲走，有惊无险的车祸在他看来也成了平常事。雪莲花开了又落，在坚持高原病领域基础理论研究的几十年里，吴天一走遍了青海、西藏、甘肃、四川的大部分高海拔地区，诊治过5万多名牧民群众，整理了大量的临床资料。青海藏族牧民大部分都知道吴天一的名字，并亲切地称他为"马背上的好'曼巴'（'曼巴'，藏语意为'医生'）"	高原病的病因及发病机制	通过介绍吴天一院士的故事，使学生明白一个道理：缺氧气，不缺志气；海拔高，志气更高。医学的意义在于创新，鼓励学生突破自我，迎难而上	《马背上的好"曼巴"》（《人民日报》[2019年9月10日06版]）

章节名称	思政元素	思政素材案例	思政切入点	思政目标	课外资源
第十一章 常见急症危重症患者功能监测与评估 第一节 呼吸功能监测与评估	责任意识、尊重生命、科学精神	打造国家医学战略科技力量——王辰 王辰在国内建立符合国际标准ICU格局、最早具有防气溶胶污染功能的呼吸危重症治疗病房（RICU），并以呼吸衰竭的救治作为主攻方向，是中国呼吸衰竭与呼吸支持技术、肺栓塞与肺动脉高压、新发呼吸道传染病、慢性阻塞性肺疾病、烟草学等领域的领军者与推动者之一。建立了系统、规范的呼吸支持和呼吸监测技术系统。2020年，王辰提出建设"方舱医院"的建议被采纳实施，迅速扭转抗疫战局，成为"关键时刻的关键之举"	呼吸困难与窒息的救治原则和护理措施，以及呼吸医学发展现状	通过介绍王辰院士提出建立"方舱医院"的关键之举，培养学生"尊重患者，关爱生命"的爱伤观念，教导学生同时具备科学的思维能力	《打造国家医学战略科技力量——王辰》（中华名人库官网）
第十二章 危重症患者功能支持 第五节 营养支持护理	爱国情怀、勇于创新、科学精神	从盲插到磁导航 由中国航天科工三院35所自主研发的国内首台鼻饲营养管电磁定位设备在厦门大学第一医院用于辅助治疗新冠肺炎患者，治疗效果良好，受到医生患者一致肯定。该设备填补了我国该领域技术空白，打破了国外产品垄断，为高端医疗设备的应用和普及贡献了航天智慧	肠内营养喂养方式	培养学生明白急危重症护理用具改革创新精神的重要性	《国产化鼻饲营养管电磁定位设备打破国外垄断》（学习强国）
第十二章 危重症患者功能支持 第四节 镇静镇痛	职业素养、人文关怀	免除疼痛是患者的基本权利 近年来，由于我国和世界各国医学界对疼痛医学的认识已经升到一个全新的水平，临床医师、患者都对疼痛的认识更加深刻和接近本质。2001年国际疼痛研究会提出了最新概念：疼痛本身就是一种疾病，治疗疼痛就是治疗疾病。疼痛已被世界疼痛大会确定为继呼吸、脉搏、体温和血压之后的人类第5大生命体征。回顾我国疼痛医学发展史，反映了党和政府对医学事业的支持和对人民的关怀	疼痛治疗及管理的重要性	使学生明白人文关怀是临床护理中的重要部分。医学首先是人文关怀，只有以人为本，才能让医护服务更暖	《疼痛管理》（科普中国）

章节名称	思政元素	思政素材案例	思政切入点	思政目标	课外资源
第十二章 危重症患者功能支持 第一节 机械通气	坚强不屈、勇于挑战、勇于创新、科学精神、人文关怀	**世界上最后一个"铁肺"人** 20世纪50年代，一场前所未有的瘟疫席卷美国。无数孩童感染脊髓灰质炎病毒，出现四肢瘫痪、发热呕吐、呼吸困难等症状，生命岌岌可危。 1952年深秋，6岁的保罗也被确诊为小儿麻痹症，紧接着多器官功能衰竭，无法呼吸，开始了69年的"铁肺"生活。凭借艰苦卓绝的毅力和家人无私的支持与关怀，"铁肺"的保罗取得了3所大学的本科文凭，40岁那年更是成功通过了律师资格考试，成为一名光荣的律师。他花8年时间在2020年完成了20万字的自传。 此案例中的"铁肺"就是呼吸机的雏形，在呼吸机的发展中发挥了巨大的作用	呼吸机的原理与作用	通过观看视频加阅读课外资料，使学生认识到呼吸机辅助呼吸的原理及重要性，同时培养学生遇到困难勇于挑战、有坚强的毅力、不轻易向命运屈服的精神	《最后一个"铁肺"人，他被"铁皮棺材"困了69年》（ins生活[公众号]，2021年4月15日）

参考文献

［1］ 白海霞.高等中医院校大学生素质教育现状与思考[J].中医药管理杂志，2010，18
　　　（4）：318-320.

［2］ 卢佼佼.论新形势下医学生职业素质的培养[J].中医药管理杂志，2011,19（3）：
　　　244-247.

［3］ 张亚斌，刘小薇.国外医学院校人文素质教育的几点启示[J].医学教育探索，2010，
　　　9（12）：1615-1617.

［4］ 李治中，张桥，刘晓岚.闽台医学生人文素质教育的比较研究[J].中华医学教育杂
　　　志，2014,34（3）：388-397.

［5］ 周亮，文平，郭佳，等.国内临床医学研究生人文素质教育现状的文献分析[J].中
　　　国循证医学杂志，2015，15（3）：358-361.

［6］ 鲍臻,伍静,董晓建,等.PBL教学模式在八年制医学导论教学中的应用[J].现代生物
　　　医学进展，2011，11（7）：1363.

［7］ 陈默.医学伦理学课程教育教学创新模式探索[J].医学教育研究与实践，2016，24
　　　（6）：884-887.

［8］ Core Committee. Institute for International Medical Education.Global minimum essen-
　　　tial requirements in medical education[J].Medical Teacher,2002,24(2)：130-135.

［9］ 希波克拉底.希波克拉底誓言：警诫人类的古希腊职业道德圣典[M].綦彦臣，编
　　　译.北京：世界图书出版公司，2004：2-150.

［10］ 南丁格尔.南丁格尔誓言[J].国际外科学杂志，2008，35（1）：72.

［11］ 李零.丧家狗——我读《论语》[M].太原：山西人民出版社，2007：51-33113.

［12］ 诸葛亮.诸葛亮集[M].段熙仲，闻旭初，编校.北京：中华书局，2009：2-243.

［13］ 刘琦.历代小品文名篇赏析[M].长春：吉林文艺出版社，2011：88-89.

附　录

关键词（中英文对照）一览表

中文	英文	备注
医学生	medical students	
医学人文	Medical Humanities	
医学	medical	
人文	humanity	
医学人文素质·案例版	Medical Humanistic Quality , Case Edition	
医学人文素质	Medical humanistic quality	
希波克拉底誓言	The Hippocratic Oath	
中国医学生誓言	Chinese Medical Oath	
南丁格尔誓言	The Nightingale Pledge	
论语	The Analects	
诫子书	The Book of Admonitions	
行医	Medical Action	
医德	Medical Ethics	
医德规范	Medical Moral Standards	
医学道德修养	Medical Moral Cultivation	
医学道德教育	Medical Ethics Education	
医疗卫生行风建设"九不准"	Medical Profession Climate Construction "Nine Forbiddances"	
医疗卫生机构	Medical and Health institutions	
人际关系	Interpersonal Relationships	
现代医院人际关系	Modern Hospital Interpersonal Relationships	
现代医学模式	Modern Mode of Medical Science	
医患关系	The Relationship between Medical Staff and Patients	

中文	英文	备注
医际关系	The Relationship between Doctors and Doctors	
护际关系	The Relationship between Nurses and Nurses	
医护关系	The Relationship between Doctors and Nurses	
患际关系	The Relationship between Patients and Patients	
中华人民共和国执业医师法	Medical Practitioners Law of PRC	
护士条例	Nurses Regulation	
医疗质量管理办法	Measures for the Management of Medical Quality	
首诊负责制度	First Diagnosis Responsibility System	
三级医师查房制度	Three-Level Physician Ward Round System	
会诊制度	Consultation System	
分级护理制度	Grading Nursing Care System	
值班和交接班制度	Shift and Shift System	
死亡病例讨论制度	Death Case Discussion System	
查对制度	Check and Check System	
手术安全核查制度	Surgical Safety Verification System	
手术分级管理制度	Operation Rank Management System	
危急值报告制度	Clinical "Critical Value" Reporting System	
病历管理制度	Medical Record Management System	
抗菌药物分级管理制度	System of Classified Management of Antibiotics	
临床用血审核制度	Clinical Blood Use Review System	
急危重患者抢救制度	Emergency and Critical Patient Treatment System	
疑难病例讨论制度	Difficult Cases Discussion System	
术前讨论制度	Preoperative Discussion System	
新技术和新项目准入制度	Admittance system of New Technologies and New Projects	
医院信息安全管理制度	Information Security Management System in a Hospital	
医疗事故处理条例	The Handling of Medical Accidents Ordinance	

中文	英文	备注
一级医疗事故	Grade Ⅰ Medical Accident	
二级医疗事故	Grade Ⅱ Medical Accident	
三级医疗事故	Grade Ⅲ Medical Accident	
四级医疗事故	Grade Ⅳ Medical Accident	
护理评估制度	Nursing Evaluation System	
身份识别制度	Identity Recognition System	
护理告知制度	Nursing Notification System	
护理查对制度	Nursing Check System	
执行医嘱制度	Implement the Doctor's Order System	
分级护理制度	Regulations for Classification of Nursing Levels（Levels of Nursing）	
护理交接班制度	Nursing Shift Over System	
护理查房制度	Nursing Ward Round System	
护理疑难危重病例讨论制度	Nursing Discussion System for Difficult and Critical Cases	
护理会诊制度	Nursing Consultation System	
危重患者抢救管理制度	Rescue and Management System for Critically Ill Patients	
危重症患者院内转运制度	Hospital Transport System for Critically Ill Patients	
护理安全（不良）事件管理制度	Nursing Safety （Adverse） Event Management System	
护理文书书写管理制度	Nursing Document Writing Management System	
消毒隔离制度	Disinfection and Isolation System	
人文大讲堂	Humanities Lecture Hall	
口才大讲堂	Eloquence Lecture Hall	
导医	Hospital Guide	
健康宣教	Health Propaganda	
健康教育	Health Education	
医疗安全	Medical Safety	
医疗安全大讲堂	Medical Safety Lecture Hall	

中文	英文	备注
义工	volunteer	
人际关系大讲堂	Interpersonal Lecture Hall	
情景剧	sitcom	
医学术语	Medical Terminology	
医院无小事	No Small Matter in Hospital	
医学人文情景剧	Medical Humanities Sitcom	
学术论文	Academic Paper	
选题	Topic Selection	
学术论文交流会议	Academic Exchange Meeting	